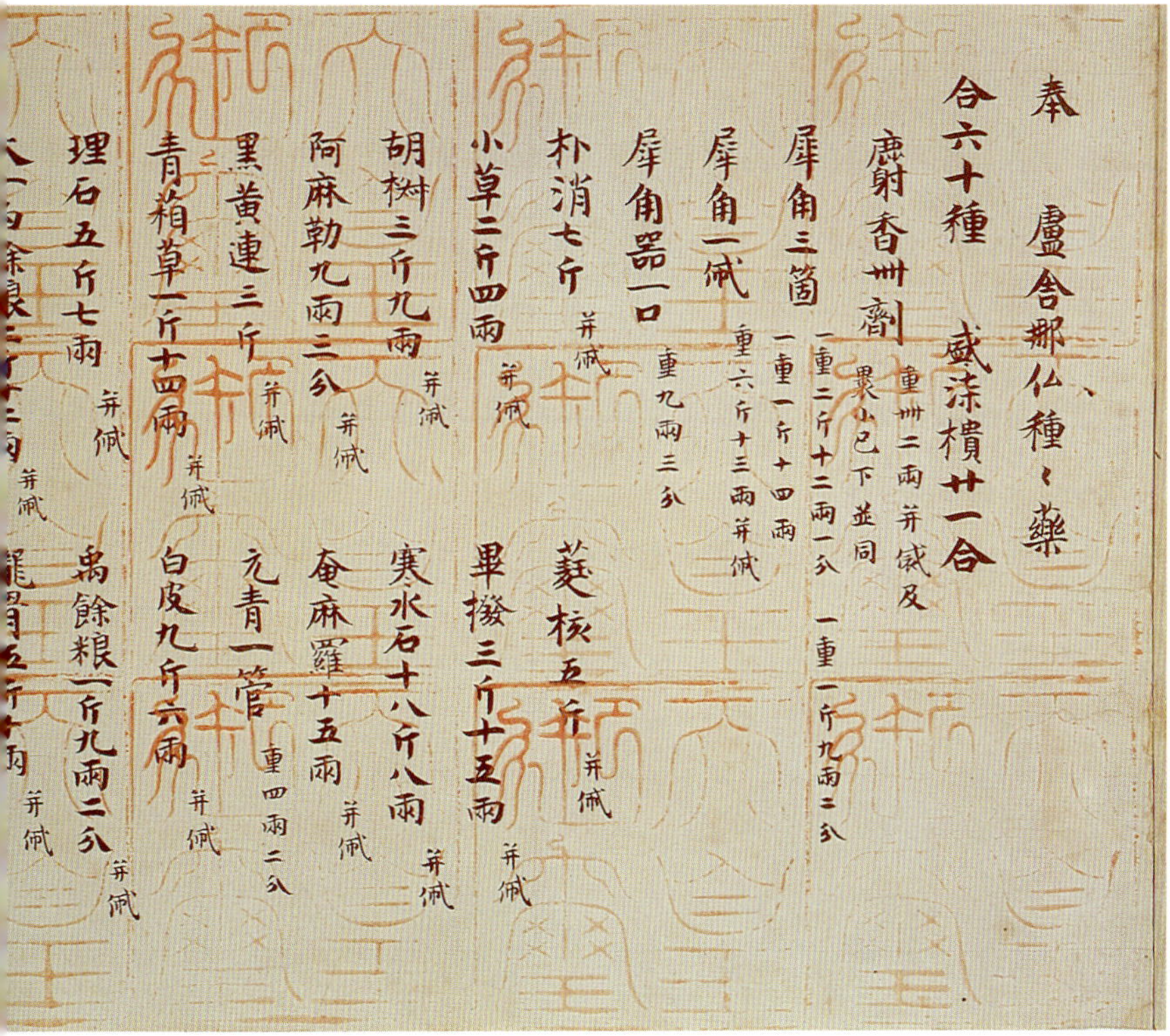
奉　盧舍那仏種々藥
合六十種　盛漆櫃廿一合
麝香卅劑　重卅二兩并帒及裹紙已下並同
犀角三箇　一重二斤十二兩一分　一重一斤九兩二分　一重一斤十四兩
犀角一帒　重六斤十三兩并帒
犀角器一口　重九兩三分
朴消七斤　并帒
小草二斤四兩　并帒
胡椒三斤九兩　并帒
阿麻勒九兩三分　并帒
黒黄連三斤　并帒
青葙草一斤十四兩　并帒
理石五斤七兩　并帒
蕤核五斤　并帒
畢撥三斤十五兩　并帒
寒水石十八斤八兩　并帒
菴麻羅十五兩　并帒
无青一管　重四兩二分
白皮九斤六兩　并帒
禹餘粮一斤九兩二分　并帒

1　種々薬帳

756年(天平勝宝《てんぴょうしょうほう》7)，聖武《しょうむ》太上天皇七七忌に際して東大寺《とうだいじ》に奉献された遺愛の品の中の，薬物60種についての目録．薬物は動物性10，植物性27，鉱物性13などで，その産地はペルシャ・インド・ベトナムにまで及んでいる．巻末の願文には，薬種を堂内に安置して仏に供養《くよう》するとともに，病苦にある者には施与し，その苦しみを救うために用いよとあり，実際，施薬院《やくいん》からの要請で大黄《だいおう》・人参《にんじん》・桂心《けいしん》・甘草《かんぞう》などが出庫されている．

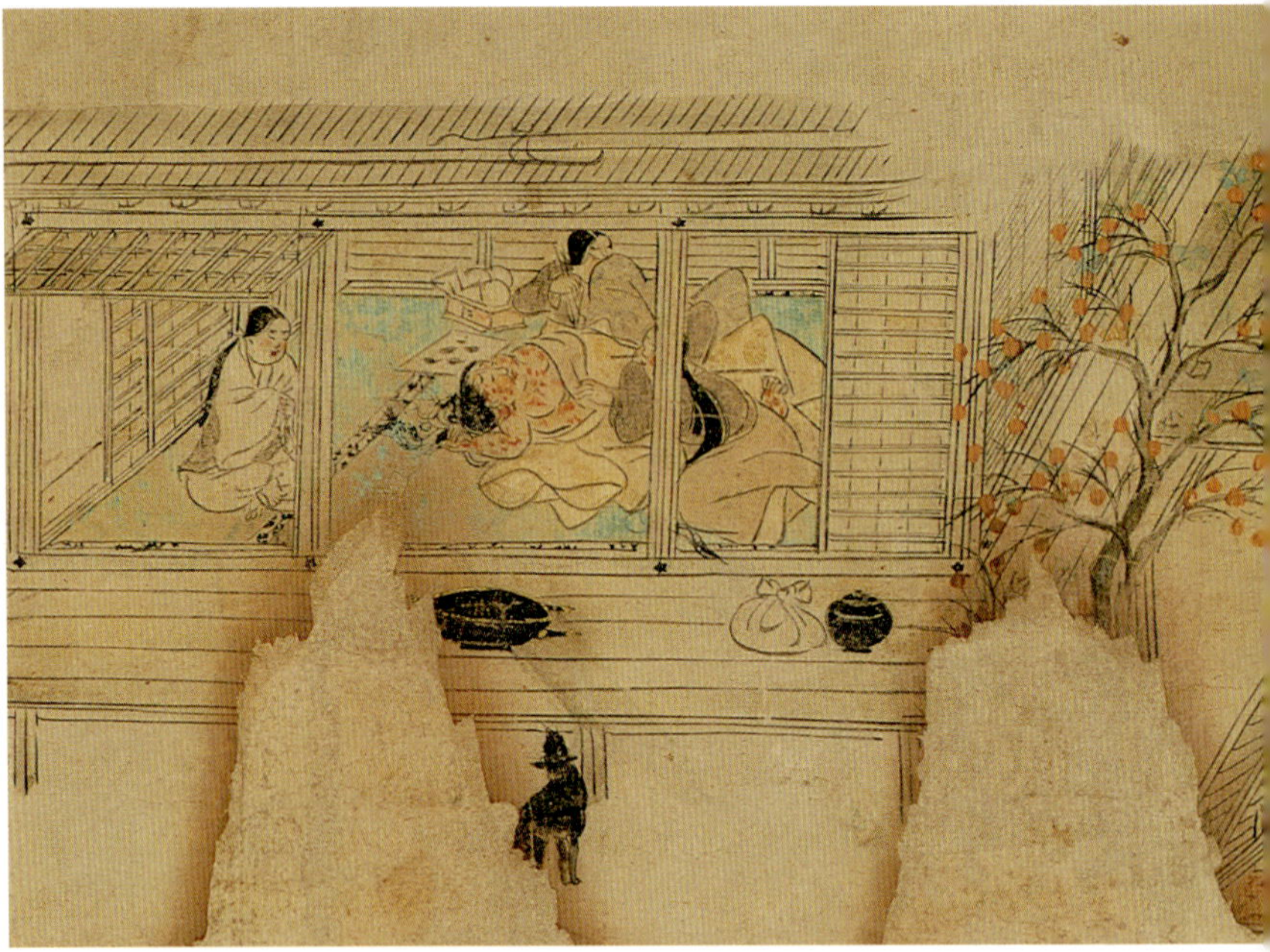

2　粉河寺縁起

紀伊《きい》国粉河寺《こかわでら》の本尊である千手観音《せんじゅかんのん》の霊験譚《れいげんたん》を描いた鎌倉初期の絵巻．図は河《か》内《わち》国讃良《さらら》郡の長者の娘が3年にも及ぶ「世にいみじき病」（悪性の皮膚病）に罹《かか》り，看病をしている婢女《はしため》も膿汁の臭気に耐えられず，鼻を押さえながら箸《はし》のような物を使って処置している場面である．このあと奥座敷の病室に寝かされていた娘のところに小童（観音の化身《けしん》）が現れ，7日にわたる祈禱をうけて，娘は立ち上がれるまでに回復する．

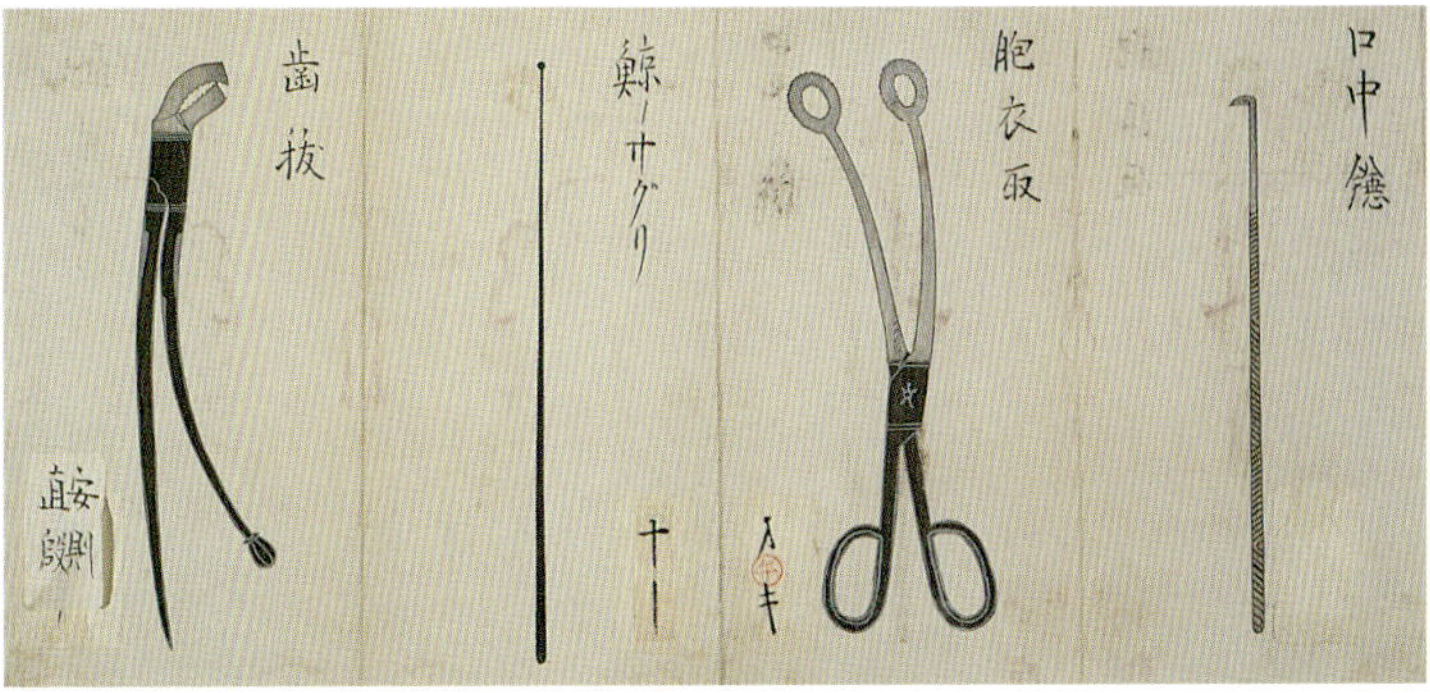

3　外療道具絵見本帳

金沢の鉄商鶴屋和作《つるやわさく》が1811年(文化《ぶんか》8)に作成した彩色の外科道具の見本帳. スポイト・はさみ・針・ピンセット・カテイテル・ランセットなど43種の道具の名称・寸法・値段が記されている. 鶴屋は大坂・京都の職人が作った華岡《はなおか》青洲《せいしゅう》の外科道具を見本に自作していた.

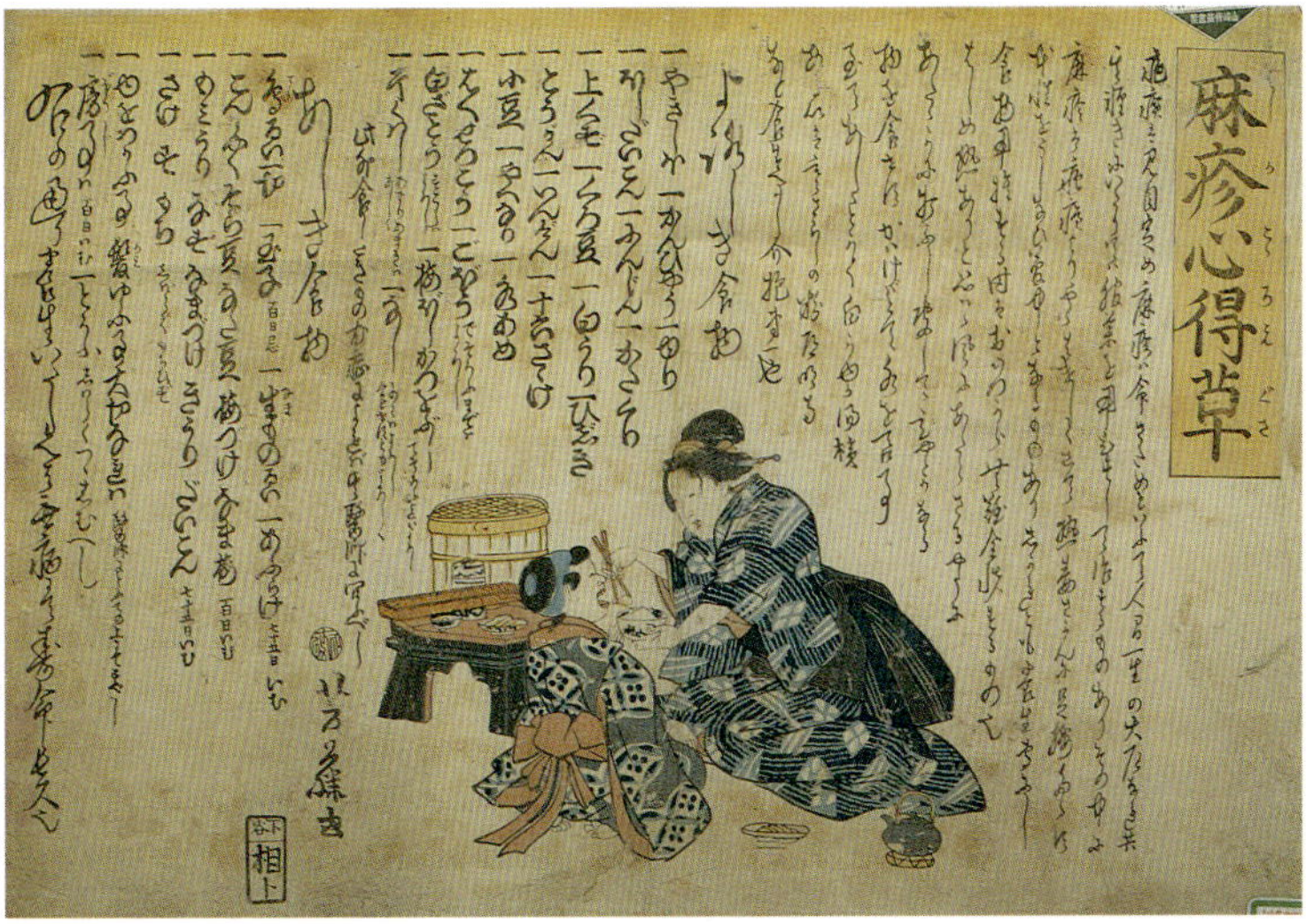

4　麻疹心得草

「疱瘡《ほうそう》(天然痘《てんねんとう》)は見目定《みめさだ》め, 麻疹《はしか》は命定め」といわれているが, 麻疹は小児だけでなく免疫のない大人にとっても恐ろしい大厄であった. 幕末には防疫養生《ぼうえきようじょう》法を記した錦絵《にしきえ》「はしか絵」が数多く出回ったが, 図は「よろしき食物」「あしき食物」を列挙したもの.

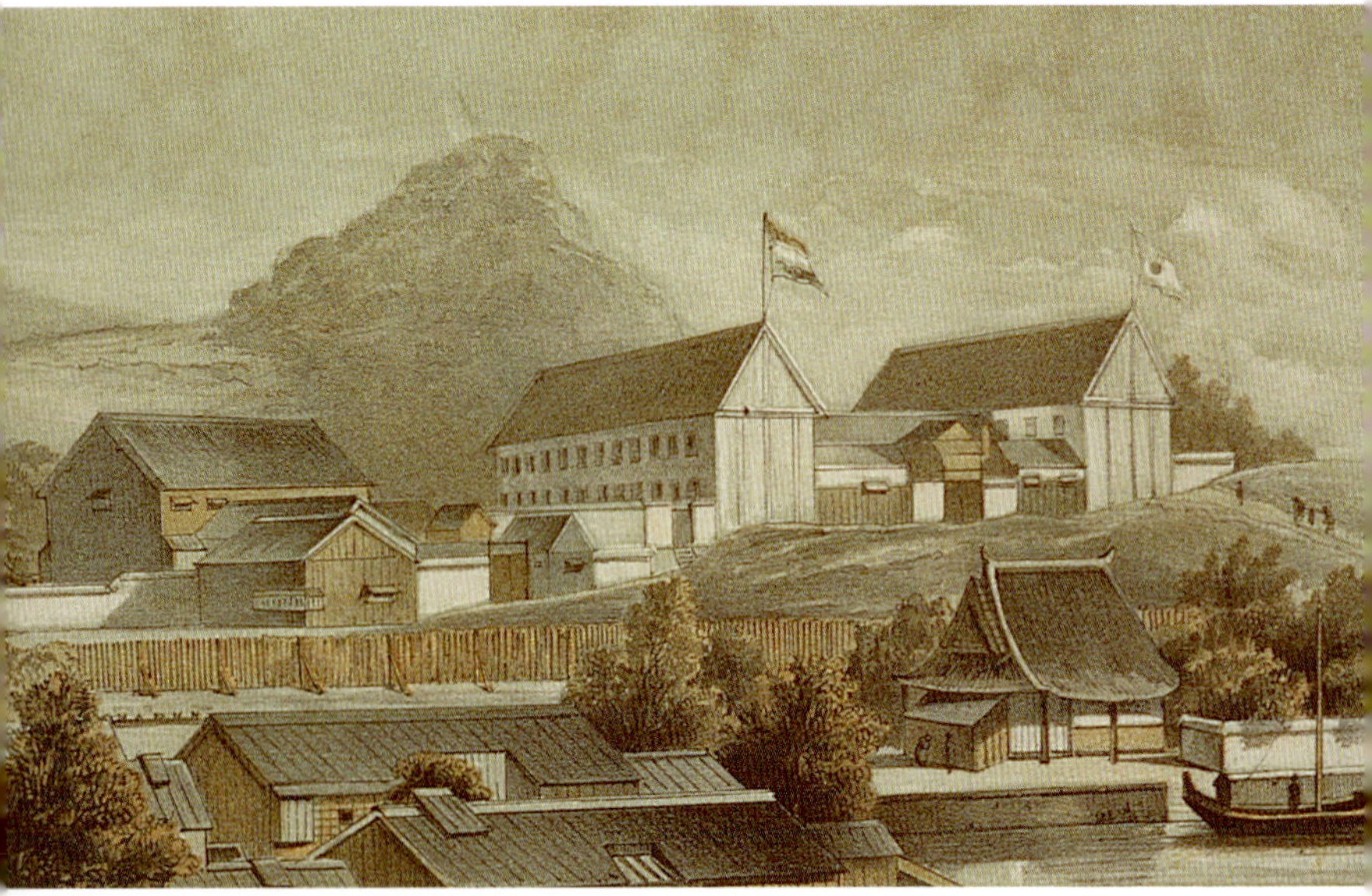

5　長崎養生所

第２次海軍伝習派遣教官ポンペの建白《けんぱく》によって 1861 年（文久《ぶんきゅう》元），長崎小島郷に完成をみたわが国最初の洋式病院．『ポンペ日本滞在見聞録《けんぶんろく》』に詳しいが，病棟は２棟（病室８室，各室 15 病床），ほかに隔離室，手術室，機械類・図書等備付室，料理室，事務室，当直室，浴室，運動室を備えており，西隣に医学所が設けられていた．誰でも受診ができ，寄宿病人（入院患者）の賄料《まかないりょう》（入院費）は１日６文，付添いの看病人６文となっていた．

日本医療史

新村　拓［編］

吉川弘文館

目次

死と病と医

1　理想の死に方

長寿　謡曲『現在敦盛《げんざいあつもり》』の中で熊谷次郎直実《くまがいじろうなおざね》が「人間五十年、下天《げてん》の内をくらぶれば（下天の一昼夜は人間界の五〇年に相当）、夢まぼろしのごとくなり」と詠んだ人生五〇年の時代は遠くに去り、今日では八〇年を超えて長寿を嘆く声さえ聞かれる状況となっている。国民の栄養状態や衛生環境を改善させた戦後の高度経済成長、一九六一（昭和三六）年に始まった国民皆保険体制と国民皆年金体制という日常の健康と老後の生活保障を請負う安心のシステムの成立、それに医学・医療の進歩が長寿化に拍車をかけることになったのである。どこまで寿命が伸びていくのか。再生医療の行方を見ていると人間の限界寿命が分からなくなってくるが、現況はむかし貝原益軒《かいばらえっけん》が言っていた「人の身は百年を以て期とす。上寿《じょうじゅ》は百歳、中寿《ちゅうじゅ》は八十歳、下寿《かじゅ》は六十なり」（『養生訓《ようじょうくん》』巻一）の、その中寿に達したところである。益軒が説く養生術を行い、厚生労働省が推進する国民健康づくり運動「健康日本21」が掲げる健康科学・予防医学を実践すれば、上寿に限りなく近づき死を先延ばしにさせることができるかもしれない。

平安期には不老長寿を願い、神仙に憧《あこが》れて丹薬《たんやく》を服した公家貴顕もいたが、その願いが叶《かな》って生き続けている者はいない。死は不可避なのである。室町期の御伽《おとぎ》草子『浦島太郎』や『さざれ石』が説くように、命は限りがあってこそ輝くのである。薬の力を得て長生きしたところで、親しい友人や子、孫までも故人となり、見知らぬ世界の中にただ一人残されて孤独や悲哀を感じるだけのことである。天子であっても叶わなかった不老不死を願うことはまちがいであり、長寿を願うのは老いの苦しみを知らない者のたわごと、と八十余歳となった杉田玄白《すぎたげんぱく》は述懐する（『耄耋独語《ぼうてつどくご》』一八一六年）。「年の積もりの悩み」「惚《ほ》け痴《し》る」（『源氏物語』若菜・行幸）と言われた老病・痴呆《ちほう》となり、「狂《たぶ》れたる翁」（『万葉集《まんようしゅう》』巻一七）などと人から指差されるのを避けようと思えば、長寿もほどほどにして適当な時期に「お迎え」に来てもらわなければならない。

「老少不定」　だが、この世に踏ん切りをつけるための「お迎え」がいつ、どのようなかたちで来るのか、分からないところが問題である。こちらが考える適当な時期であればよいが、「若きにもよらず、強きにもよらず、思ひかけぬは死期なり」（『徒然草《つれづれぐさ》』一三七段）と言われているように、年齢や体力のいかんにかかわらず、死は思いがけないときに来て、こちらの予想を裏切ることがある。鎌倉期の禅僧無住《むじゅう》は言う。古い墓を訪ねてみよ。その多くは若くして死んだ人のもの、この世は「老少不《ふ》定《じょう》」の世界である。若いからといって安心はできない。年寄りよりも先に逝《ゆ》くこともあると（『沙石《しゃせき》集《しゅう》』巻五）。この世は「老少不定」が習いであると分かっていても（『薩戒記《さつかいき》』応永《おうえい》三二〈一四二五〉年二月）、鎌倉末期の公卿洞院公賢《とういんきんかた》が日記に書き残しているように、その事態に直面すればおろおろしてしまう（『園太暦《えんたいりやく》』延文《えんぶん》五〈一三六〇〉年三月）。たとえその死に方が「穏便、六字名号《みようごう》を数百反唱へ、正念《しようねん》に住し、眠るがごとくに息絶」えたものであっても、息子の死は父にとって耐え難く悲しい。南北朝期の公卿三条公忠《きんただ》は働き盛りの四五、六歳という年齢の三条公時《きんとき》を亡くした父実継《さねつぐ》について、「前内府《だいふ》（実継）七十一歳、なお無病にして存命、老少不定の境、哀しきかな」と言い、「世間の無常」は今に始まったことではないと日記に記している（『後愚昧記《ごぐまいき》』永徳《えいとく》三〈一三八三〉年三月）。

現在、年間の死亡者はおよそ一〇〇万人を数え、その死亡者に占める六五歳以上の割合は八〇パーセントとなっている（二〇〇二年）。年をとるまでほとんど死が来ないと言ってもよい状況である。この割合を一九三五（昭和一〇）年の時点でみると二三パーセントとなっており（「人口動態統計」）、死があらゆる年齢層に広がっていたことが知られる。「夭折《ようせつ》」といわれる若死も多く、医療の場は生きようともがく患者、それを看取《みと》る家族、そして医師らが一緒になって死に抵抗し、死への憎しみや恐れを増幅させていた。

ところが、現在は「間延びした生」を恨《うら》めしく思う高齢者もいれば、早くあの世へ送り出して介護地獄から抜け出したいと考える家族もいる。また高齢者の多くは死を恐ろしいとも考えない。恐れはむしろ死に至る過程のほうに移動してきている。ガン末期の痛み、チューブにつながれたままでの病院死、疎外《そがい》された死、痴呆や寝たきりとなった自分の姿、看護に疲れ果てた家族、医療費や介護費の重圧。それらに対する恐れと不安が延命よりも尊厳死《そんげんし》、安楽死《あんらくし》を好ましいものと思わせる心性を育《はぐく》んでいる。生きる長さに固執していた時代から、生の質を重視しようとする時代への転換である。

健康寿命　最近は平均寿命よりも、健康に暮らせる期間がどれだけあるのか、という健康寿命が言われている。寝たきりにならず、最期まで生き生きと自己実現に努めることが目標とされているが、これは今に限ったことではない。貝原益軒も「如此（老耄《ろうもう》）にては、たとひ百年のよはひをたもつとも、楽なくして苦み多し。長生も益なし」と言う（『養生訓』巻二）。元気に働いて、死ぬときはポックリと逝《ゆ》く、「ほつくりわうじやう」「頓死往生《とんしおうじょう》」を讃《たた》える近世の川柳《せんりゅう》もある（『誹風柳多留《はいふうやなぎだる》』一三、一〇六篇ほか）。近世中期の医師香月牛山《かつきぎゅうざん》は「老て何の病もなく苦しむことなくて、終をとる事」「願はくは、ほつくり往生とげ給へ」を理想の死に方であると説き（『老人必用養草《ろうじんひつようやしないぐさ》』巻五）、同時期の医師伊藤玄恕《いとうげんじょ》も「町人なれば頓死は長病にまされるなるべし」と言い、老いて長病となり、しかも死にかねて愛妾や孝子にさえも飽かれ、そうした状況において「人を恨み、身をかこつは何の益ぞや」と述べている（『病家示訓《びょうかじくん》』巻下）。

中世においても頓死を仏神に祈る人がいたり（『多聞院日記《たもんいんにっき》』天正《てんしょう》一七〈一五八九〉年七月）、奈良興福寺《こうふくじ》の僧が「無病息災にて頓煩死はうらやましき事なり」と言っているように（同、天正三年八月）、あるいは「煩ひに及ばずしてにわかに入滅」（『岡屋関白記《おかのやかんぱくき》』建長《けんちょう》三〈一二五一〉年七月）、「病気聊《いささ》かもなし、およそ頓死といふべし」（『二水記《にすいき》』大永《だいえい》七〈一五二七〉年八月）といったことが特記されているように、「頓死往生」は理想的な死に方となっている。しかし、あまりにもあっけない死、病むという状態を経ないで突然にやってくる死は、その死を受容することのできない遺族にとって、それは大きな悲しみと混乱をもたらすことになる。室町期の地下《じげ》官人中原師郷《もろさと》は、中風《ちゅうふう》（中気）を発した宰相中将の滋野井実益《しげのいさねます》が「寝る人のごとく、いびきのごとくなる声ある」ままに過ぎて、わずか一日にて死去した事実と、それにともなう周囲の混乱を伝えている。師郷も中風発作の直前まで実益と話をしていた関係から、「無常転変の理」に今さらながら驚いている（『師郷記』文安四〈一四四七〉年四月）。

理想の死　中世の人びとに希求された「頓死往生」「極楽往生」も（『平戸記《へいこき》』寛元《かんげん》二〈一二四四〉年二月）、その前提には「臨終正念《りんじゅうしょうねん》」という、心安らかに念仏できる命終《みょうじゅう》の時を得ることが不可欠とされる。そのため死亡を伝える記事には、「臨終正念」が得られたかどうかに大きな関心が払われており、将軍足利義量《よしかず》の死を記す中山定親《さだちか》も、伝聞として義量は弥陀三尊《みださんぞん》画像を枕上に懸け、名号を唱え、「臨終正念」した旨を特記している（『薩戒記』応永三二〈一四二五〉年二月）。同じく室町期の公卿鷲尾隆康も八四歳となっていた中御門宣胤《なかみかどのぶたね》の死に接して、次のごとく日記に記している。宣胤の死は「平生称名の功徳空《くどくむな》しからず、臨命終正念」を得たというから往生は疑いないであろう。実に「羨《うらや》むべき仁」であると（『二水記』大永五〈一五二五〉年一一月）。

苦しむことのない安らかな死、それは仏への信仰によって支えられる死であったが、一方、加齢にともなう臓器の生理的な機能低下による死、いわゆる天寿を全うしたと言われるような老衰死も古来から理想とされる死となっていた。しかし、老衰に至るにはそれなりに長生きすることが必要となる。吉田兼好《よしだけんこう》は「命長ければ辱《はじ》多し、長くとも四十に足らぬほどにて死なんこそ、めやすかるべけれ」と、四〇歳に足らないくらいで死ぬのがよく、その歳を超えてしまえば「ひたすら世をむさぼる心」のみが深くなって、「もののあはれみも知」らない浅ましいものになってしまうと述べているが（『徒然草』七段）、これは兼好独特の考え方である。一般には、古代中世の公家貴顕の間で読まれていた訓戒書の『顔氏家訓《がんしかくん》』を持ち出すまでもなく、できるだけ長く生きることが求められている。それは長生きできなければ、忠孝の務めもできないとされていたからであった。

香月牛山によれば、「父母はその病のみこれ憂ふ」ものであるから、「人の子となりては、常に其身持をよく慎み保養し、病のなきやうにして、父母の心をやすんぜしむ」こと、これが孝の道であると言う。そしてさらに、「父母より受得たる所の虚実にして、上中下の寿命」、すなわち、親から受け継いだ素因にもとづいて定められた寿命、「天年」を尽くして人は死ななければならない。「寿命短ければ何の益あらん」と言う。なぜなら、未熟な若さに対比されるところの老いにおける「人道の成就」、これこそが人間の理想、生きる目的となっているからと述べる（『老人必用養草』巻一）。この趣旨は貝原益軒が『養生訓』巻一において論じているそれと同じである。益軒は言う。人は「天年」を尽くさなければ、人格の完成という目的が得られないだけでなく、親不孝ともなる。さらには生命を与えてくれた天に対しても不孝となる。それゆえに人は養生に努めなければならないと。つまりは老衰による死を迎える必要があるということである。

現在、全死因に占める老衰の順位は悪性新生物《しんせいぶつ》、心疾患、脳血管疾患、肺炎、不慮の事故、自殺の次の第七位となっている。年間の老衰死はおよそ二万三〇〇〇人、死亡割合二・三パーセントである（二〇〇二年）。老衰死がいいと言っても、その死に方を陰で支えている人たちの苦労を目にするとき、むかしのようにそれを手放しで讃えるわけにはいかない。となれば、ほどほどの寿命を得て、無病息災にて頓死往生というのが、むかしも今も変わらない理想的な死に方と言うことになろうか。

2　病と求められる医療

病と憂苦　医療は病や障害に苦しむ人びとの自己実現を支えるためにあると言われているが、医学・医療の進歩は皮肉にも理想とされていた老衰死を遠くへ追いやり、何らかの病名の付いた死を増やすことに貢献している。病名が付けば、死ぬまで医療のお世話になる。これが現代人に共通した意識である。そうした意識や行動が生まれたのは戦後の高度経済成長期のことで、それまではたとえ体調が悪くても、経済的な余裕がないために医療と関わりの持てない人も多くいたのである。国民皆保険体制はそうした状況に変化をもたらしたが、今度は増大する医療需要に財政が追いつけないでいる。

むかしから人は「病の器」（『病家須知《びようかすち》』第六）、「病の納《い》れ物」（『民家要術《みんかようじゆつ》』下）とも言われてきているが、病は死ぬまで人につきまとい離れようとしない。近世の本居宣長《もとおりのりなが》も「そもそも人は病ならで死ぬるは、百千の中に、まれに一人二人」（『玉勝間《たまかつま》』）と言っている。実際、現在の死因では九二、三パーセントが病死であり、残りは不慮の事故や自殺などの外因死となっている。

死を招く病に対して、人はどうみてきたのか。たとえば、紫式部は「うちなやみて、やせやせになりたまへるほどに、いとをかしげなり」（『源氏物語』賢木）と、煩《わずら》ってやつれている病人の姿を美しいと言う。また清少納言は、虫歯の痛みをじっとこらえている姿に風情があると言い、物を吐くといって起き上がっている病人をとらえて、ひどくいじらしく可憐にみえるとも述べている（『枕草子』三〇五段）。病人を包み込んでいる雰囲気に情趣を感じて、そのように述べているのであるが、一般には吉田兼好が「人皆病あり。病にをかされぬれば、その愁忍びがたし」（『徒然草《つれづれぐさ》』一二三段）と言っているように、人の属性ともなっている病には耐え難い苦悩がともない、それゆえ人はそれを嫌悪し避けようと考える。平安末期の字書『色葉《いろは》字類抄』も、病を「ヤマヒ、憂也、苦也」と定義している。

　では、その憂苦とは何であろうか。それは「頭ヌルミ、身ホトヲリ、胸サハキ、腹フクル」というような肉体的な苦痛だけでなく、「子病ハ、同ク親病ム。又夫病ハ妻モ病ム」とあるように、家族にまで及ぶ精神的な苦悩もあり、さらに病人を取り囲むすべての人に「何事ニ付テモ物心ホソク」させる憂苦もある（『宝物集』）。とても平安期の女流文学者のような心境に至れるものではない。憂苦を回避したいという気持ちが人びとを養生術の習得に、あるいは「身を養ひ、人を助け、忠孝のつとめも、医にあらずはあるべからず」と言われる医術の習得に駆り立たせ（『徒然草』一二二段）、さらには少しの土地でもあれば薬種などを植えておけ（同、二二四段）、といった教訓を作らせたのである。

　病をマイナスの極致とみる見方は現代に近づくほど強化されているが、かつては病の非日常的世界をプラスに捉えようとする見方もあった。日蓮《にちれん》は「病によりて道心はをこり候」と言い（建治《けんじ》元〈一二七五〉年日蓮書状）、また「病は善知識と喜び」（『一向上人伝《いっこうしょうにんでん》』巻四）、「我苦痛に依《よ》りて深く菩提《ぼだい》を求む」（『古今著聞集《ここんちょもんじゅう》』巻二）、「病は是善知識なり。我病痾《びょうあ》に依りて、弥《いよいよ》浮生を厭《いと》ふ」（『拾遺《しゅうい》往生伝』巻下）などとあるように、病は日常の生活を振り返らせ真実の生き方、何が大事なのかを考えさせる契機となる、といった「病即菩提」「悟ることまさに病にあるべし」（『摩訶止観《まかしかん》』巻八上）の見方があった。病という負の時間空間において自分としっかり向き合うことが、その後の人生を豊穣なものにさせるというのである。

病　名　病（illness）とは本人の不快・不調にもとづいて構成される概念であり、本人に自覚がなくても医学的な検査にもとづいて医師が病気であると宣告するとき、それは疾病《しっぺい》（disease）になると言われている。不快・不調という感覚がきわめて個人的なものであるのに対して、個別性を捨象して組み立てられた基準（健康な人を測定したときの値の上下二・五パーセントを除いた値）との差異に注目する疾病とは、認識の仕方において対照的である。医師という他人によって認識される疾病には病名（診断名）が付けられることになるが、平安中期の類書的字書『和名抄《わみょうしょう》』巻三をみると、そこには病類七〇と瘡類四五、合わせて一一五の病名（病名に該当しないものも含む）が記載されている。同書は、序文によれば「俗に近く事に便ならしめる」ために作るとしているところから、病名の収載にも自ずから制限が加えられ、ありふれたものだけが採択されたとみられる。記載法は、まず病名の音と和名を割注で示し、次に諸書を引用して語義となる病症を説明するといった順になっている。和名には痔《じ》をシリノヤマヒ、脚気《かっけ》をアシノケ、転筋をコムラカヘリと呼ぶといった俗称の併記もみられる。

一〇世紀末に針博士の丹波康頼によって編纂された『医心方《いしんぼう》』には、当然のことながら多くの病名が記載されている。全三〇巻のうち風病に始まり小児病に終わる巻三より巻二五までをみると、収載されている病名の総数は八七八である。同書は医科全書とも言うべきもので、中国の医書二四八部から抄出された文から構成されており、その骨格は隋《ずい》の『諸病源候論』、唐《とう》の『千金要方《せんきんようほう》』『外台秘要方《げだいひようほう》』の三書に依っている。和名の記載はなく、病名も漢語のままであり、平安貴族の間に蔓延《まんえん》していた物怪《もののけ》についても触れていない。医学の知を体系化させた『医心方』は大部なものであるため、およそ一世紀後に「率爾《そつじ》の疾類に便あらしめん」として侍医の丹波雅忠が『医略抄』を著わしているが、その後の官医の著作には『医心方』の影響が色濃く及んでいる。『医心方』に記載のないものは病気とみなされなかったのではないかと思われる。

時代とともに病名のほうは、近世の杉田玄白《すぎたげんぱく》の言葉を借りれば、「漢医のならはしにて、病門を多く分」ってきている。このことに関して玄白は、病名とは「患者の意を安んじて落着」させることに役立つだけのものであり、病因の条理を明らかにしないままで病名だけを増やすことは無益無実なことと言う（『形影夜話《けいえいやわ》』巻下、一八〇二年）。

増え続ける病名　玄白が批判した漢医、すなわち中国医学というものは疾病を固定的実体的に捉えるものではない。体内を流れる気血の異常、時間とともに変化する徴候を症候群として把握するとともに、診断法においても体の表面に現れた変化、病人の全身状態の読み取りに重きが置かれているため、病名そのものについての関心は西洋医学ほどにはないとも言える。これに対して解剖知識を駆使して器質的な病変、実体としての特定できる局所的な病因の追求に執念を燃やす西洋医学のほうは、一九世紀以後の急速な診断・検査技術の進歩と医療の専門分化によって病名数を飛躍的に増やし、今日ではWHO（世界保健機関）の定める「疾病及び関連保健問題の国際統計分類第一〇回修正」によれば、その項目数は約一万四〇〇〇を数えるに至っている。患者数も一九五三年の推計二七〇万人が、二〇〇二年には同七九三万人となり、総人口比にして三・一パーセントが六・二パーセントになっている（一九五五年厚生行政基礎調査、二〇〇二年患者調査）。ちなみに医師数は一九五三年八万九八〇〇人が二〇〇二年二五万二七〇〇人と二・八倍増である（医師・歯科医師・薬剤師調査）。近世後期の随筆『世事見聞録《せじけんもんろく》』巻三に言われていた現実、すなわち「往古大同の頃は、病の数少く……後世に成に随ひ疾病も増し薬法も増し、医者も増し病人も増也……廃人も多く出来、種々の売薬も多く出来る也」が、今も変わっていないことを思い知らされる。

現代では病因についての考えもさまざまで、たとえば、現代病のひとつであるアレルギー性疾患は、抗原《こうげん》の侵入を認知したリンパ球の防衛行動によって引き起こされる生体に有害な反応ということになっているから、抗原となる病原微生物や化学物質、動植物のタンパク質を病因と考えることもできるし、体に備わっている免疫システム、抗原を排除するために体内で産出された抗体そのものを病因であると言うこともできる病である。人の設計図にあたる二万個以上の遺伝子の解析技術が進めば、病因は発病に関わる遺伝子と抑制に関わる遺伝子における関係性、あるいは遺伝子に影響を与える環境との関係性に集約され、人間そのものが病因となるかもしれない。

病因観　疾病観念や治療法というものは、その社会その時代がもつ人間観や社会観を基底にして形成されるものであるが、前近代社会における病因をおおまかにみると、病は「飲食の招く」もの、「口より入る」もの、「過去に造れる罪か、若《も》しくは現前に犯せる過《あやま》ちによる」もの（『万葉集』巻五「沈痾自哀文」）とあったり、「先世の業《ごう》」によるもの（『平家物語』巻三）、「習《ならい》に従ふ」もの（『発《ほっ》心集《しんしゅう》』八七話）と言われていたり、「天ノ病マシム」る天刑病（『医談抄』）、「仏神ノ冥罰《みょうばつ》アリ、或ハ食物ニヨリ、或ハ四大不調ニ依ル」もの（『頓医抄《とんいしょう》』巻三四）、「風寒ノナヤマストコロ」のもの、「疫神ノナストコロ」のもの（『最須敬重絵詞《さいすきょうじゅうえことば》』一七段）、「心より受く、外より来る病少し」（『徒然草』一二九段）、そのほか宿業《しゅくごう》やさまざまなものによる憑依《ひょうい》（『源氏物語』『今昔物語集』）などといろいろである。基本的には陰陽、虚実、寒熱の平衡の崩れである、と医書は説いている。宋の『三因極一病証方論』のように病因を、七情（強い情動）が心身の変調をもたらすとする内因、六気（寒・熱・湿などの環境因子）が体内を巡行する気血に変調をもたらすとする外因、飽食や疲労といった生活面での不摂生、不慮の事故などを内容とする内外因、の三つに分類するものもある。このように病因は宗教的なものから世俗的なもの、自然に由来するものまで幅の広さをみせているが、なかには「風にあたり、湿にふして、病を神霊に訴ふるは、愚かなる人なり」（『徒然草』一七一段）とあるような醒《さ》めた見方もあった。

治療法　治療法では病因それぞれに対応する個別的な処置が考えられている。たとえば、仏罰・神罰が病因とされるとき、懺悔《さんげ》や経典読誦《きょうてんどくじゅ》、修法《しゅほう》、祓《はら》い、放生《ほうじょう》、斎戒善行、償いなどが主治療となり、医療的な措置はその後に行われる健康回復のための補助的な手段となっている。さらに四大（身体の構成要素である地大・水大・火大・風大）の不順や「行役し食飲して患を致す」ことが病因であれば、方薬が用いられ、「座禅調《ととの》はずして患を致す」のであれば、座禅をもって息観（呼吸調整）を行い、鬼神や魔に因るものであれば「深き観行の力および大神呪《だいしんじゅ》」を用い、「先世の業、あるいは今世の破戒が先世の業を動かし、業の力が病を成ずる」という業病であれば、「内には観をもちひ、外には懺悔をもち」いることが求められ（『摩訶止観』巻八上）、また刀傷には血止薬や気付薬（『言継《ときつぐ》卿記《きょうき》』文禄《ぶんろく》二〈一五九三〉年四月、天正一四〈一五八六〉年七月）、白内障には銅筋を用いた手術（『鹿《ろく》苑日録《おんにちろく》』明応《めいおう》八〈一四九九〉年四月）といった具合である。

また古代の医書によれば、発病の部位と治療法は形（肉体）と志（精神）との関係において決まると言う。すなわち、「形楽志苦」という心身の状態にならば、病は脈にあるため灸刺を用いる。「形苦志楽」であれば病は筋にあるため熨引《いいん》（塗薬・按摩《あんま》）を、「形楽志楽」であれば病は肉にあるため針石を、「形苦志苦」であれば病は咽喉にあるため薬を、それぞれ用いるとし、さらに人が依拠しているのは形であり、和気を乱すものは病であるとした上で、煩毒を治めるものは薬であり、命を済《すく》い厄を扶《たす》けるものは医である。身を安んずるの本は必ず食により、疾を救うの要は必ず薬による。食の宜《よろ》しきを知らざるものは命を長らえることはできず、薬の禁忌を明らかにせざるものは病を除くことができない。医師は食をもって病を治し、食療して癒えることがなければ、しかる後に薬を用いるようにしなければならないとある（『医心方』巻一）。数ある病因と治療法の組み合わせの中からどれを選択するかは、基本的にはその者の育った環境や文化的な背景が大きな決定要因となっており、その意味において医療は文化を凝縮表現したものと言える。

看病　ところで、前近代の社会においては、医療は医師に限られていたわけではなく、明治政府が医業類似行為として投薬や診断を禁じて取り締まりの対象とした鍼灸《しんきゅう》・按摩・指圧《しあつ》の施術者や、同じく明治政府が「警察犯処罰令」をもって取り締まることになった神水《しんすい》や護符《ごふ》を用いた呪術・信仰治療的な行為者、あるいは売薬の商人らも医療者として認知されており、多元的な医療が展開されていたのである。ただ近世後期の医師平野重誠が「医者三分に看病七分」(『病家須知』第六)と言っているように、医療技術の未熟な時代においては看病に優る治療はなく、看病のあり方が病の行く末を決定づけることにもなっていた。近代に入れば、軍医総監石黒忠悳《いしぐろただのり》が「病の治療に十の力を要するとすれば、医師の力が五、薬剤と食物が三、看護婦の力が二」と述べ、看病の評価は相対的に下がることになったものの、医療の一翼を担うものとして認識されている(『懐旧九十年』第五)。しかし、その看病も病の原因が仏罰・神罰といった反社会的・倫理的な行動による報いであったり、ハンセン病のように「天刑病」であると意味づけられていたり、あるいは近世近代における結核や一部の精神病においてみられた「家筋《いえすじ》」の病とされるとき、人びとの病人に対する同情は薄くなり、看病の質は低下する。看病どころか社会的に差別され、通婚忌避や住む所を追い出されることにもなった。

さらには病や出血、絶息を始点とする死から発生すると思われていたケガレに触れるのを恐れて、臨死の病人が家の外へ運び出され、寺や辻堂(『園太暦』延文二〈一三五七〉年閏七月ほか)、屋敷内外

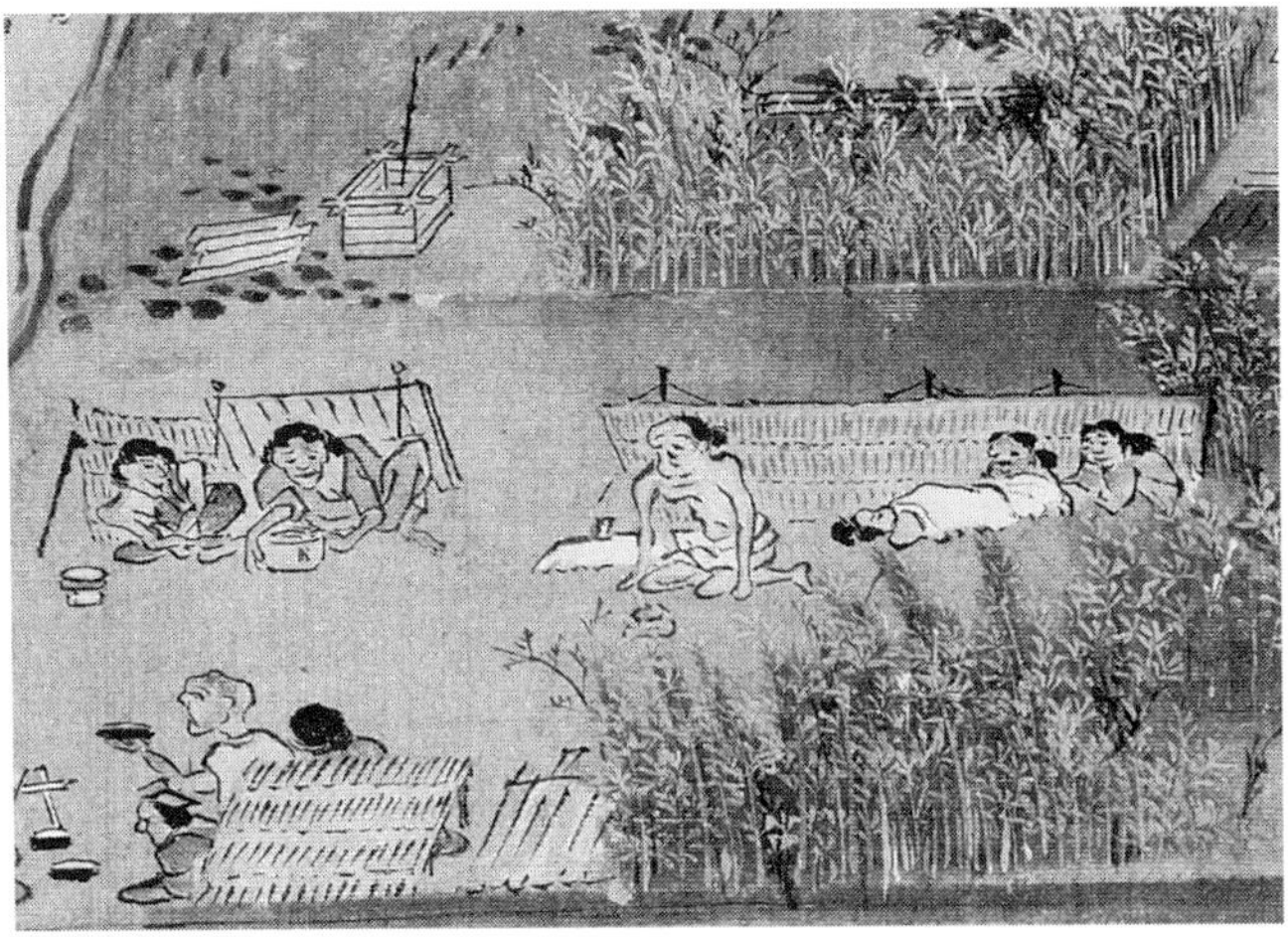

図1　病人を看病する非人

に造作された仮屋（『台記《たいき》』久寿元《きゅうじゅ》〈一一五四〉年四月ほか）、あるいは道端や河原、墓場といった所で最期を迎えさせられたり（『類聚三代格《るいじゅさんだいきゃく》』巻一九、弘《こう》仁《にん》四〈八一三〉年太政官符、『今昔物語集』巻二六第二〇ほか）、「清目《きよめ》」と呼ばれる「非人」「河原者」に引き取られるといった（『建内記《けんないき》』嘉吉《かきつ》元〈一四四一〉年三月ほか）、病人遺棄の光景が古代より中世末に至るまで広くみられた。

臨終看護　そんな中にあって平安中期、極楽浄土への往生を志向する念仏結社の講衆が取り決めた臨終看護のあり方は特異なものであった。そこでは不浄やケガレを厭《いと》うことなく、最期まで看病に努めることが看護者に求められている（『横川首楞厳院《よかわしゅりょうごんいん》二十五三昧起請《にじゅうござんまいきしょう》』）。仏徳によってケガレから生じる災厄を免れることができるという信念も示されている。結社が定めた臨終看護のあり方は、その後、鎌倉期の『看病用心鈔』を初めとして『永平小清規《えいへいしょうしんぎ》』

『臨終行儀注記』『臨終用意事』『臨終用心事』『一期大要秘密集《いちごたいようひみつしゅう》』『病中修業記』などの記述にみるように、各宗派に受け入れられ、さらに俗書にも採り入れられて庶民の間に定着をみることになった。それらに共通した内容としては、まず看病人は身体的精神的なケアに努めること、告知をした上で病人に往生を願い求める心をかき立たせること、病人を無常院・延寿堂・重病閣などと呼ばれるホスピス（ビハーラ）施設に入れるか、日常の生活空間とは異なる閑静な場所に移して看病をすること、終末期には除痛の行為を除いて、延命のための医療を行わないことなどである。

この極楽浄土という彼岸の世界を視野に入れた奥行きのある臨終看護も、明治を迎えると廃仏毀釈《はいぶつきしゃく》にみられる人びとの仏教離れと、政府による医学の西洋化、伝統医学の否定による医療体系の一元化、医師資格制度（医師の名称独占と医行為についての業務独占）の導入、医師による死亡診断書の提出の義務化政策などによって大きく変質を遂げることになった。すなわち、看取りの主体は家族・親族・隣組・信仰仲間ではなく、往診医や派出看護婦といった医療者に移り、さらに西洋医が奉じた『医戒』（杉田成卿訳、一八四九年）、あるいは近代の看護学書（『通俗看病学』一八九九年ほか）が命じているように、告知を禁じてパターナリズム（医師が父親的な立場から患者の自己決定に干渉し否定すること）に徹し、延命のみに努める医療が推進され、精神面におけるケアはどんどん後退していくことになった。

病院医療から在宅医療へ　戦後は高度経済成長にともなう核家族化、地縁の希薄化によって家族や地域の介護・看護力は地に墜《お》ちてしまい、何かあればすぐに病院に頼る心性が生まれている。開業医による往診もなくなって、医療の場は家から病院へと移り、一九七七年以降は病院死が在宅死を上回る状況となっている。病院医療の進行は国民医療費を大幅に押し上げ、国家財政の硬直化を招くことになる。それを緩和させるための措置は一九六〇年代末に始まっているが、一九八五年の第一次医療法改正では地域医療計画が導入され、病院病床の増加に歯止めがかけられている。その効果は大きく、病院数は一九九〇年の一万九六をピークに目下、減少の一途をたどり病院の機能分化も進行中である。現在、一九九二年の改正老人保健法施行による老人訪問看護制度を起点とする訪問診療体制の構築と、在宅介護を基本とする介護保険法の施行（二〇〇〇年四月）によって、病院医療から在宅医療・介護へと大きく舵《かじ》が切られようとしているが、同時に、医療のあり方も医師主導の延命から患者の自己決定を支える方向に動き始めており、まさに変革の時を迎えている。今後、医療はどのような道をたどることになるのであろうか。いのちを守る闘いでもあった医療の歴史を振り返るなかで、そのことを考えてみたいと思う。

一　古代の医療

1　古代国家の医療体制

薬部と朝鮮医学の導入　原始共同体社会における首長は呪術宗教的な職能をもって統治能力を補完させていたが、それはすでに階級分化が進み、一定の地域的な政治勢力となっていた邪馬台国《やまたいこく》の女王卑弥呼《ひみこ》が「鬼道を事とし」ていたことによっても知られる（『魏志』東夷伝倭人《わじん》条）。人びとの協業の上に成り立っている生産力の低い社会においては、病気はたんに個人の生命を脅かすというだけでなく、社会の存続にも重大な影響を及ぼすことになるため、首長のそれへの対応能力、呪医能力が常に問われるものとなっていた。『日本書紀』巻一にある「大己貴《おおなむち》の命《みこと》、少彦名《すくなひこな》の命と力をあはせ、心を一にして天下を経営《つく》る。復顕見《またうつ》しき蒼生《あおひとくさ》と畜産《けもの》との為に、その病を療《おさ》むる方《みち》を定む。また鳥獣、昆虫の災異を攘《はら》はむが為には、その禁厭《まじないや》むる法を定む」という記述は、首長にとって治病・除災が重要な職能となっていたことを示唆している。

ここにみる大己貴の命はまた多くの名を持つことでも知られているが、出雲《いずも》の国造りをした大国《おおくに》主神《ぬしのかみ》の名で登場するものに著名な因幡《いなば》の白兎の話がある。ワニザメを誑《たぶら》かしたために丸裸にされた兎が大国主神によって助けられるというもので、これは兄弟の八十神《やそがみ》と因幡の八上比売《やかみひめ》を争う求婚譚として語られている。大国主神はここにおいて兎を真水で洗い、止血消炎の効能を有する蒲黄《がま》を塗布するという処置を行い、治療が不完全であった兄弟を抑えて八上比売を獲得している（西郷信綱『古事記の世界』）。この神話は、首長に期待されているものが治病にあったことを端的に示している。

ところで、首長の呪医的職能というものは共同体成員の呪力に対する信頼によって支えられているものであるから、治病の失敗は呪力と呪能者への信頼を喪失させ、首長の支配基盤を揺るがすことにもなる。そのため首長は失敗の責任を取らされる可能性のある呪医的職能を切り離し、治病を専業とする補佐集団を創出することによって、揺らぎのない首長権の確立を模索することになる。そこに生まれた専業集団とは、のちに卜部《うらべ》、忌部《いんべ》、祝部《はふりべ》、神人部《みわひとべ》、日置部《へきべ》、日祀部《ひまつりべ》などにまとめられた祭祀集団の原型をなすものであったと考えられる。祭祀と医療が不即不離の関係にあったことは、たとえば、のちに宮中儀礼として確立した鎮魂祭《ちんこんさい》における呪法（遊離の運魂を招き戻し、痛むところを癒《いや》し、死人を蘇生させる）にみる通りである（職員令神祇官条の義解《ぎげ》、『旧事本紀《くじほんぎ》』巻三天神本紀）。

首長の下において祭祀や医療を掌っていた専業集団の一部は大和《やまと》朝廷による統一の過程で中央へ貢上され、やがて忌部、中臣《なかとみ》、物部《もののべ》ら中央伴造《とものみやつこ》によって氏族制的に支配されていくことになる。特に、物部氏と系譜を同じくする采部連《うねべのむらじ》、巫部《かんなぎべ》、須佐連《すさのむらじ》、布留宿禰《ふるのすくね》、物部若宮部らは、もとは地方の首長・族長の下にいた呪医であったと考えられる（『続日本後紀《しょくにほんこうき》』承和《じょうわ》一二〈八四五〉年七月、『新撰姓氏録《しんせんしょうじろく》』

大和国皇別・和泉《いずみ》国神別、『肥前国風土記《ひぜんのくにふどき》』三根郡ほか）。祭祀と医療を担う複合機能集団として大和朝廷に隷属させられた諸氏族は、新しい医薬知識を持つ帰化渡来人の出現、大和朝廷による祭祀権の全国的な統括、官司制的な労働組織の整備といった一連の変動のなかで、次第に機能を分化させていく。すなわち、医療は百済《くだら》の内官制にある薬部《くすりべ》（直木孝次郎『日本古代国家の構造』）を模した官司制的な組織に編入された帰化渡来人に任され、従来の諸氏族は薬種を収集する機能の一部を残して医療から離れていくことになった。

　原初的な官司の薬部は、令制下における医療技術官人（以下、医官と略す）の出身構成から推せば、おもに百済からの帰化渡来人によって構成されていたと考えられる。百済以外には、允恭《いんぎょう》天皇が病時に良医の派遣を求めた新羅《しらぎ》（『日本書紀』同天皇三年正月、八月）、あるいは難波薬師や後部薬使主《うしろべのくすしのおみ》といった医薬官の遠祖の国とされる高句麗《こうくり》（『続日本紀』天平宝字《てんぴょうほうじ》二〈七五八〉年四月、『新撰姓氏録』左京諸蕃高麗《こうらい》）があるが、令制下での両国の展開は百済ほどにはない。大和朝廷における官人の増加にともなう医療需要の拡大と、薬部内における世襲がもたらす医学・医療の停滞という課題への対処に迫られた朝廷は、五五三（欽明《きんめい》天皇一四）年六月、百済に対して医博士の派遣を求めている。それに応《こた》えて翌年二月医博士一名、採薬師二名の来朝をみているが（『日本書紀』）、これは新羅・高句麗の連合軍によって窮地に立った百済に対して、日本が救援を送った見返りとしてなされたものであった（井上秀雄『古代朝鮮』）。

　百済から交代で派遣されてくる医博士らによって、薬部の再教育とその活性化がはかられたが、そこではこれまでの閉鎖的な家内伝習方式は放棄され、より教育効果の期待できる体制が志向されている。それはおそらく天皇の家政機関である内廷官司に従属し、令制下の「師―生」編成に結び付く組織の下で（浅香年木『日本古代手工業史の研究』）、知識技術を公開する学校の形態をとって、医療技術の底上げと従事者の拡大をはかるものであったと考えられる。不時の病にも対応できるように、医療従事者は交代勤務の番上官ではなく日勤の才伎長上官とされ、その下に伴部《ともべ》である薬園師・乳長上《ちちのちょうじょう》が常品部《つねのしなべ》の薬戸《やくこ》（七五戸）・乳戸《にゅうこ》（五〇戸）を使役するという構造になっていたと思われる。

ところで、朝廷は大化前代以来、諸勢力を包摂するとともに外廷的官制の充実に努めているが、医療官司においてもそれが進められている。六七五（天武《てんむ》天皇四）年の外薬寮、六八六（朱鳥《しゅちょう》元）年の医師・侍医、六九一（持統《じとう》天皇五）年の医博士・呪禁《じゅごん》博士、六九九（文武《もんむ》天皇三）年の内薬官といった内外廷の分化を思わせる官司・官職名が見い出される（『日本書紀』『続日本紀』）。少なくとも浄御原令《きよみはらりょう》官制には外廷医療官司である外薬寮が置かれていたが、藤原宮から出土した木簡《もっかん》の中に外薬および典薬の両字句がみられるところから、その外薬寮は同地において大宝《たいほう》令《りょう》官制に移行した七〇一（大宝元）年に改称されて典薬寮《てんやくりょう》になったと思われる。

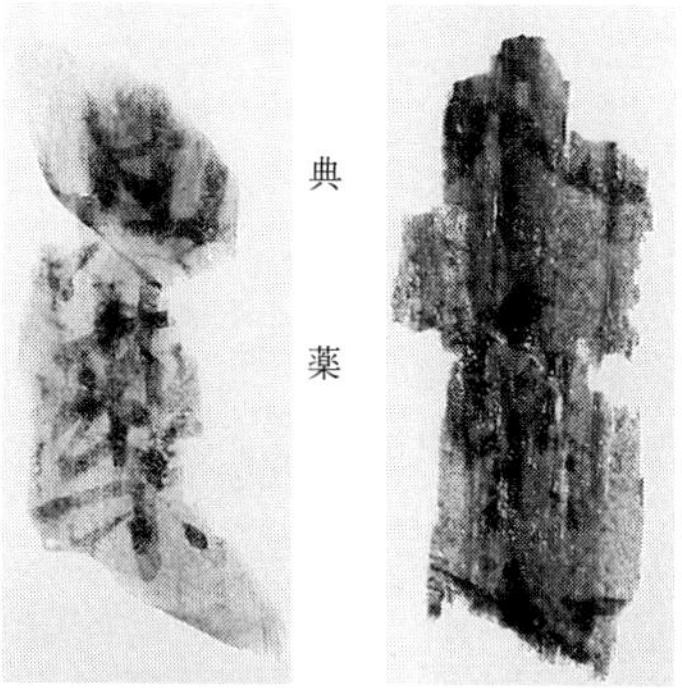

図２　藤原宮から出土した木簡

医療官司の整備と並行して医官の充実も必要となる。そのため朝廷は医学を学ぶ者に対して勧学的な意味で賞賜・叙爵をたびたび行い（朱鳥元年ほか）、また医薬知識を持つ人たちの医官への取り込みをはかっている（億仁・徳自珍・徳頂上・答本忠節・福因ほか）。奈良期においても実学尊重の立場からその政策は受け継がれており、長屋王家《ながやおうけ》出土の木簡にも記載されている医師の甲許母《こうきょも》らは、七二一（養老《ようろう》五）年賞賜にあずかっている（『続日本紀』）。

典薬寮と内薬司　唐制の太常寺《たいじょうじ》太医署に倣《なら》って設けられた宮内省被官の典薬寮は、今日の厚生労働省と大学医薬学部および付属病院の機能を合わせ持った官司である。その職員構成は官位令・職員令によれば、まず頭《かみ》（従五位下相当の官、以下同じ）・助《すけ》（従六位上）・允《じょう》（従七位上）・大属《だいさかん》（従八位下）・少属（大初位上）の四等官が各一人。その多くは事務官ではなく医官による補任である。次に臨床系の教員と学生で、医師（従七位下）が一〇人、医生四〇人の教育にあたる医博士（正七位下）が一人、針師（正八位上）が五人、針生二〇人の教育にあたる針博士（従七位下）が一人となっている。このほか養生術や整形外科的な術を行う按摩師（従八位上）が二人、按摩生一〇人の教育にあたる按摩博士（正八位下）が一人となっているが、按摩師が補任された様子はない。次に道教の呪をもって身体を防護し、邪気による災厄を取り除く術を扱う呪禁師（正八位上）が二人、呪禁生六人の教育にあたる呪禁博士（従七位上）が一人配置されている。ただし、この者たちの活動は奈良期に限定されており、一〇世紀の『延喜式《えんぎしき》』や鎌倉初期の『官職秘抄』には、呪禁師の記載はない。

また薬園管理と薬園生六人の教育を担当する薬園師《やくおん》（正八位上）が二人いる。彼らは薬戸を使役して近隣の山沢に入り、薬草を採って来ることも仕事としている。薬園としてはのちに地黄《じおう》園・枸杞《くこ》園・茶園なども造られている。薬種は偏在しているため、必要とするものすべてを付属の薬園において自給することはできない。そこで典薬寮では諸官司において年間使用される薬量を推計し、それにもとづいて必要量を採取可能な国に命じて貢進させる体制をとっている。指定を受けた国では採薬師を置き、公民の使役（雑徭《ぞうよう》）をもって採取することになっていたが、その実質の責任者は国医師であった（延喜典薬式・諸国進年料雑薬条、『続日本後紀』承和五〈八三八〉年六月）。その仕組みは大宝令以前に作られていたようで、『風土記』にみられる薬種の記述、あるいは藤原宮や平城宮から出土した薬種貢進の木簡によって知られる。典薬寮では地方市に出された薬種を正税《しょうぜい》（田租《でんそ》）にて買い上げたり（賦役令貢献物条）、京の市や唐商より買い求めるといったこともしている。こうして集められた薬種は典薬寮庫・大蔵省正蔵・内蔵寮庫に収納され、典薬寮ではそれらを用いて年末に基本的な薬を調剤し、諸官司に配給していた。

右近馬場《うこんのばば》西にあった典薬寮別所の乳牛院《にゅうぎゅういん》では、乳長上（乳師《ちちし》）が乳戸を使役して乳牛の飼育にあたっている。その牛は淀川中下流域の摂津《せっつ》、山城《やましろ》両国にまたがる地にあった味原牧《あじふ》から送られて来ており、搾乳された生乳の一部は公卿らが病時に飲用し、残りの大部分は蘇と呼ばれるチーズを作る原料となっている。

そのほか寮内の雑役に従事する使部《つかいべ》二〇人、直丁《じきちょう》二人がおり、典薬寮全体の職員定数は発足時、一三四人となっている。典薬寮から出向していたものに衛門府《えもんふ》医師（正八位下）一人、左右衛士府《えじふ》医師（正八位下）各二人、左右兵衛府《ひょうえふ》医師（従八位上）一人がおり、臨時のものとして節度使《せつどし》医師、遣唐使医師、入新羅使医師、入渤海《ぼっかい》使医師、造宮省医師、修理職《しゅりしき》医師、木工寮医師、鋳銭司医師、蔵人《くろうど》所《どころ》医師、内匠寮《たくみりょう》医師、大学寮医師などがあった。

一方、内廷医療を担当した中務《なかつかさ》省被管の内薬司《ないやくし》であるが、同じく官位令・職員令によれば、その職員は正《かみ》（正六位上）、佑《じょう》（従七位）、令史《さかん》（大初位上）が各一人。その多くは医療技官が補任している。次に侍医（正六位下）が四人。彼らは天皇が出御のとき、北面の小板敷に伺候《しこう》して顔色をうかがい（望診）、不例の際は脈診して薬を供進することになっている。通常は安福殿《あんぷくでん》の中にある薬殿《くすりどの》に控えており（『拾芥抄《しゅうがいしょう》』巻中、『西宮記《さいきゅうき》』巻八）、そこには調剤に従事する薬生一〇人もいた。必要な薬種は典薬寮より分与され、調剤された薬は確認のため侍医、内薬正、中務卿の順に嘗試され、そののち後宮職にいる尚薬・典薬に渡されて天皇が服用するという手順になっていた。

そのほか女医《にょい》三〇人、使部一〇人、直丁一人がおり、また七二二（養老六）年には女医博士（正七位下）一人、八〇九（大同《だいどう》四）年には文書事務を担当する史生二人が新たな配置となっている（『続日本紀』『日本後紀』）。令外《りょうげ》官の女医博士（男性の医師）と医博士・針博士によって教育される女医とは、年齢一五から二五までの官婢の中から選ばれ、七年にわたって助産・外科・針灸に関する口授を受けた者で、医針生のように医薬書の講読を課すということはなかった。平城京の長屋王家から出土した木簡には、竹野女王に従っていた女医に米を支給する旨の記載があって、女医の活動の一端が知られるが、実際の助産（腰抱き・懐抱き）では老女官などが務めており、女医の出番はほとんどなかったようである。

内薬司の職員定数は六一人となっているが、人事の面でも医薬材料の調達の面でも典薬寮に依存した状態にあった。そのため官司統廃合の流れを受けて内薬司は八九六（寛平《かんぴょう》八）年に廃され、侍医・女医博士・薬生のみが典薬寮へ配置換えとなっている。

医官の養成　典薬寮では大化《たいか》前代から行われていた博士・師による教習方式を引き継いで、医官の養成を組織的に行なっている。まず医学生である四色生《しきしょう》は、その採用にあたって「薬部および世習」の中から採ることになっている（医疾令）。ここに言う薬部とは特定の職業を名に負う負名《ふみょう》入色人《にゅうしきにん》で、『令義解《りょうのぎげ》』によれば姓を薬師《くすし》と称する諸氏となっている。前代の薬部の系譜を引く氏族であり、具体的には蜂田薬師《はちたのくすし》（『新撰姓氏録』和泉諸蕃）、同薬師から改姓した深根氏（『日本紀略』延喜《えんぎ》一八〈九一八〉年九月）、奈良薬師（『令義解』）、難波薬師（『続日本紀』天平宝字二〈七五八〉年四月）、和薬使主《やまとのくすしのおみ》

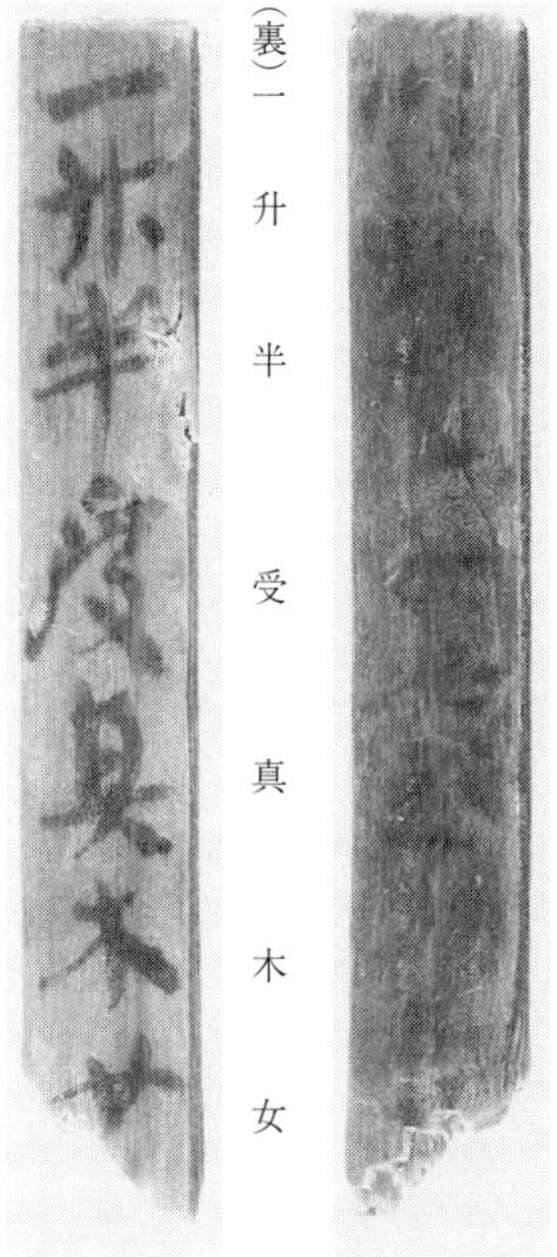

（表）竹　野　王　子　女　医　二　口

（裏）一　升　半　受　真　木　女

図３　長屋王家から出土した木簡

（『新撰姓氏録』左京諸蕃、『類聚三代格《るいじゅさんだいきゃく》』巻五）、後部薬使主（『新撰姓氏録』左京諸蕃）ら帰化渡来人である。次に世習とは三代にわたって医業を継承している氏族のことで、四色生とはそうした医療を担うことを身分的に固定された氏族の子弟によって構成されていたのである。ただし、その者たちだけで充足できない場合には、庶人すなわち八位以上の官人の子弟であって、医を志す一三歳以上一六歳以下の聡明な者を採るとなっている。実際には医官の補任状況からみて、定員八二名の四色生を薬部だけで充たすことはできなかったようである。

　四色生（以下、医針生を中心にみる）は入学にあたって、師となる博士に布や酒食などを送る「束《そく》脩《しゅう》の礼」を行うことになっている。入学後は『新修本草《ほんぞう》』（延暦《えんりゃく》六〈七八七〉年以前は『本草経集注』を使用）『脈決《みゃくけち》』『黄帝明堂経《こうていめいどうきょう》』を習い、その後に『黄帝内経素問』『黄帝内経霊枢《れいすう》』『黄帝甲乙経』を履修し、さらに医生は『小品方《しょうぼんほう》』『集験方《しゅうげんほう》』を、針生は『黄帝流注脈経』『偃側《えんそく》図』『張氏赤烏《せきう》神針《じんしん》経』を兼習することになっている（医疾令）。なお、七五七（天平宝字元）年以後は医生に『大素経』が、また八二〇（弘仁《こうにん》一一）年以後は針生に『鬼遺方《きいほう》』『劉涓子《りゅうけんし》』ほか三書の履修が義務づけられており（『続日本紀』『日本紀略』）、後に『八十一難経《なんぎょう》』（延喜典薬式）も加わっている。いずれも漢から初唐にかけて著された中国の医薬書で、実際にはこれらすべてを履修したわけでもなかったようである（『朝野群載《ちょうやぐんさい》』巻一五）。

　また医針生はわが国に往古より伝わっている医薬方についても、写し取って暗誦することが求められているが（医疾令）、学習された様子はない。往古の医薬方とは、おそらく侍医安倍真直・出雲連広貞によって八〇八（大同三）年に撰進された『大同類聚方』（『日本後紀』）、あるいは広貞の子である侍医菅原峯嗣らが撰定した『金蘭方《きんらんほう》』（『続日本後紀』嘉祥《かしょう》三〈八五〇〉年三月）などに集約されるようなものであったと思われる。医博士・針博士は医針生への教授にあたって、教科書毎に設定された講読期限内に講義を終えることになっているが（たとえば『大素経』ならば四六〇日）、その講義の期間中は酒食や賞銭などの支給があった。

医針生は諸経に通熟した後、いわゆる教養課程の二年間を修了後、それぞれの専門に分かれることになる。専門課程における医生四〇人の内訳は、体療（内科）科が二四人で課程修了までに七年を要し、創腫（外科）科は六人で同五年、少小（小児科）科は六人で同五年、耳目口歯科は四人で同四年となっており、また針生二〇人は同七年となっている。その間、医針生に対して博士が毎月一回の試験を行い、また典薬頭・助が毎季一回の、宮内卿・輔《すけ》が年度末（七月）一回の試験をそれぞれ行い、成績が優秀であれば、修学年限未満であっても卒業させて現任官と交替させることもあり、逆に不良であれば退学させることになっている（医疾令）。卒業試験は宮内省の丞以上の官が行う。また式部省での任官試験は、医道の各門流から選出された試博士（試験官）と証博士（監督官）が担当することになっている（延喜式部式）。試験は医生であれば、『黄帝甲乙経』から四条、『新修本草』『脈経』から各三条、兼習書の中から二条の計一二条についての試問となっており、正答が一二条あれば従八位下、八条以上あれば大初位上に叙し、針生の場合は医生よりも一等下げて叙すことになっている。なお、任官には医針生の出身でない自学習の者にも道が開かれている。

「医針の道は国家の大要」との理由から医業を伝えさせるための措置として、政府は七三〇〈天平二〉年および八一四〈弘仁五〉年、名医に教授を付託して医業を伝えさせる医得業生〈給費生〉の制を設けている〈職員令集解、『続日本紀』〉。これは今日の大学院の制度に相当するものであるが、名医との個人的な師弟関係が強調されているため、門閥・門流の形成に寄与するものとなった。医得業生の修業年限に関する規定はないが、およそ七年以上をこの身分で過ごし任官試験を受けていたようである。ただし、医得業生にならないで試験を受ける者も多くいた〈『類聚符宣抄《ふせんしょう》』第九、延長《えんちょう》三〈九二五〉年奏状〉。仮に体療科の医得業生になれば、医生の九年と医得業生の七年を合わせた一六年が修学の期間となり、順調にいって任官は二九から三二歳となった。

ところで、医道における門閥性は、いわゆる職人技の伝授という養成のあり方からして避けられない面もあったが、政府が「尊師の道」を強調して医師・医針生らに対し、在学中に教えを受けた博士に受業師料を送らせる措置をとらせていたことも、その形成に大いに寄与している〈『続日本紀』天平宝字元年、『類聚三代格』巻六、貞観《じょうがん》一二〈八七〇〉年官符ほか〉。平安期には医官の叙任に関わる文書に「門流・門生・門徒」の記載がみられ〈『朝野群載』巻一五、医得業生補任官符ほか〉、門閥による医官の住みわけが進行している。前に触れたように、任官試験では各門流から試博士が出ていたが、九四七〈天暦《てんりゃく》元〉年のそれにおいては支障が生じている。訴えによれば、時原興宗の門徒であった宮宿禰忠来の門流に伴宿禰有道・時原維材・和気《わけ》時雨がおり、また菅原茂滋の門流に菅原行仁・菅原為名がいたのだが、菅原茂滋の死後、その門徒の中に博士がいなかったため、同門流の者に課試の機会が与えられず困っていると言うのである（『類聚符宣抄』第九、『日本紀略』）。この試博士の件はのちに解消されたが、問題は同門の師弟の一方が試験官となり、他方が受験生になるという試験の公正さを欠くようなあり方であり、それを続けるならば課試の重みは失われてしまうことになる。

参議源経頼の日記『左経記《さけいき》』一〇三四（長元《ちょうげん》七）年一二月二日条によれば、医道課試は丹波康頼以来絶えていたと言う。それが曾孫の医得業生丹波雅忠に至って、むかしに倣《なら》い再開することになり、「省門の人々多く以て会合」したとある。しかし、それも長くは続かなかったようで、雅忠の養子である典薬頭丹波忠康の代で終わっている（『続古事談《ぞくこじだん》』第五）。課試が行われなくなったのは課試のあり方にも問題があったが、室町初期の『百寮訓要抄』が、「およそ延喜天暦以往は賢才によりて登庸《とうよう》せられしなり。村上、円融《えんゆう》以後は重代《じゅうだい》ばかりを賞して、その身の堪否をえらばれず」と指摘しているように、一〇世紀半ばの村上天皇以後にみられた太政官全体を覆う重代世襲の風潮も影響していた。

もともと医官は薬部による世襲から出発し、医療需要の拡大にともない姓薬師以外の氏族が参入してきたもので、その推移は次のようになっている。すなわち、管見によれば七世紀における医官補任の氏族数はわずかに四、それが八世紀には四四を数え、九世紀には四七となっている。そうした多数の氏族がひしめく状況においては、課試にも意味があったと言える。しかし、摂関体制の確立期にあたる一〇世紀には二六に減り、一一世紀は一七、一二世紀は一六である。減少をみた一〇世紀といえば、中下級官人の給与が遅配をみせ始め、官人たちが生き残りをはかって家業化を推し進めていた時期で、大学寮でも課試は顧みられず、譜代重用が幅を利かせる状況にあった（橋本義彦「官務家小槻氏の成立とその性格」)。医官においても課試に代わって「道挙《どうこ》・道奏・寮奏」と呼ばれる推薦による任官方式が採用されている（『本朝世紀』康和《こうわ》元〈一〇九九〉年正月ほか）。それがやがては「累代名家門業相伝」（『水左記《すいさき》』承暦《じょうりゃく》四〈一〇八〇〉年閏八月）と称されるような、特定の有力な氏族たちの間で医官を再生産する構造を生み出すことになった。

医官における有力な氏族といっても変遷があり、一定していない。一〇世紀までは菅原（出雲）氏が強く、一一世紀になるとそれに代わって丹波・和気・藤原・惟宗《これむね》が進出する。一二世紀には丹波氏が圧倒し、和気氏がそれに続き、下級医官においては惟宗・中原氏が力を持つという勢力分布となっている。鎌倉初期の『官職秘抄』には、医官の補任は「器を選びて任ず。門生の如き者これに任ぜず」とあるが、実態は父子関係を軸とする血縁間の継承となっていた。一〇一一（寛弘《かんこう》八）年一〇月の「道挙」では「氏文《うじぶみ》」の提出によってなされる選出にあたって、血統が重視されている（『権記《ごんき》』）。器よりも血統が重んじられることへの批判もあったが（『台記《たいき》』久寿《きゅうじゅ》元〈一一五四〉年九月）、丹波氏においては『医心方』を撰進した康頼に始まり、「医方天下の一物なり」と言われた重雅（『続本朝往《ぞくほんちょうおう》生伝《じょうでん》』）、名医の誉れの高い忠明（『今昔物語集』巻二四第一一）、「日本の扁鵲《へんじゃく》」という評価を得た雅忠（『尊卑分脈《そんぴぶんみゃく》』注記）と忠康（『中右記《ちゅうゆうき》』嘉承元年正月）など、血統に加えて器量の優れた者が幸いにも輩出していた。また嫡子や庶子に器量がないときには養子を迎えるといった措置をとり、上級医官を継続的に襲うための努力を払っている。その意味では個人よりも家が重視されていたといえる。それは同じく上級医官をねらう和気氏においても同様であった。

臨床重視の姿勢　近世の医師杉田玄白《げんぱく》は「医は人を医するの業なれば」と、人を癒すことができてこそ医学であるとし、その上で「何《いず》れにも医は多く書を読み、療功を積ての後ならでは、名手には至られぬ」こと、特に「場数の功」を繰り返し主張しているが（『形影夜話《けいえいやわ》』巻上）、この臨床重視の考え方は古代の医学教育や医療行政においても貫かれている。

医疾令には医針生の修学に対して、医薬書の講説を聴くだけではなく、「上手医」（名医）による診療があれば臨床観察し治療法に習熟せよとあり、また式部省において行われる任官試験に際しても、医薬書に関する試問がたとえ不合格の成績であっても、臨床能力に優れていれば医針師に補任（ただし、医博士への補任にあたっては学問についても長じていることが条件とされる）せよとしている。さらに、任官後に宮内省が毎年実施している勤務評価のための試験においても、それは技能の優劣を議するのみであって、必ずしも医書に関する知識を問うものではないとされている。

ところで、この昇進昇格に直結するところの勤務評価であるが、考課令によると、六年間（のち四年）における毎年の勤務成績をもとにして総合的な評価を下すとなっている。ここにおいて興味深いのは、実質的な評価を患者に委《ゆだ》ねていた点である。すなわち、医疾令によれば、五位以上（退職者も含む）に病患者が出れば、病人は宮内省に申し出て、軽症であれば典薬寮にて処置を受け、重症であれば天皇への奏聞を経た後、典薬寮より医針師を派遣する仕組みとなっていたが、その際、往診を受けた患家のほうでは治療後に医針師の姓名と治療の「損と不損」、治癒状況を宮内省に申告しなければならないとされている。宮内省のほうでは、その患家から提出された治療および治癒状況に関する累積された申告書にもとづいて医針師の考課を行い、評定結果を式部省へ送る定めとなっていたのである。

ここで問題になるのは、治療の「損と不損」「効験の多少」を測る基準と実績評価法についてである。考課令は治癒率七割以上をもって上、五割以上を中、四割以下を下とせよと記すのみであり、医療のプロセスについては不問とされている。完全な成果主義である。ついでに、病人の出なかった「太平の年」における医師の考課に関しては、『令集解』（穴記）によると、上（方術之最）を与えよとある。ここに示された実績評価法が何に依拠したものか定かでないが、医学教育の現場で教科書となっていた漢代の医書『黄帝内経霊枢』巻一第四には、次のように記されている。

すなわち、医師を三つに分類して、患者の顔色をみて診断（望診）できる医師を明、寸口《すんこう》の脈をみて診断（脈診）できる医師を神、腕の尺の皮膚の状態をみて診断（捫診《もんしん》）できる医師を工と言う。そして、三つの診断法をうまく使いこなせる医師を上工と言い、その者の治療における治癒率は九割である。二つを使いこなせる医師を中工と言い、その治癒率は七割。そして、一つだけの場合を下工と言って、治癒率は六割であると論じている。同じく漢代の医書で教科書となっていた『難経』第一三難をみると、上工の治癒率を九割、中工の治癒率を八割、下工の治癒率を六割としている（なお、第一六難には治癒率の提示はないが、望診のできる医師を神、声を聞いて診断できる医師を聖、病人の好む味を聞いて診断できる医師を工、脈診のできる医師を巧と言うとある）。中工の治癒率が前書とは異なっているが、いずれにしても中国の基準に比べ、日本の考課令のそれは二割ほど甘く設定されている。

中国古代の理想的な行政組織を描いたとされる『周礼《しゅらい》』天官をみると、医師の考課に関しては治癒率一〇割をもって最上、九割をもってその次とし、八割をもってさらにその次とし、七割をもってさらにその次とし、六割をもって最下とせよ、とする五段階評価の記述がみられる。『黄帝内経霊枢』『難経』よりも高い一〇割という基準が示されているが、これに関して近世前期の儒医である藤井懶斎《らんさい》は随筆『閑際筆記《かんさいひつき》』上巻において、『周礼』に記されている「十全を以て上と為す」というのは、治癒率を意味しているのではないと言う。なぜなら、医師を訪れた患者が不幸にして皆、死病であったならばどうなるのか。十全とは一〇人の患者を診て、それが治る病なのか治らない死病なのか、すべて言い当てることのできた場合のことを言い、上医とはそのような治と不治を知る者のことであると言う。

上医とはそのような者であってほしいということだが、仮に考課においてこのような解釈が採用されるならば、初診の医師は重症患者に対して死病を連発し、診療を回避することになるであろう。最もよいのは重症度に応じた治癒率を算出することであるが、それは現代医学においても難しいことである。日本において最もよく読まれた唐代の医書『千金要方』の巻一第四には、上医は音を聞いて、中医は顔色を診て、また下医は脈を診てそれぞれ診断するとあり、さらに上医は未だ病にならざる病を、中医はまさに病もうとする病を、下医はすでに病んだものをそれぞれ治す、とする医師の三分類が示されているが、これも考課の基準とはなりえない。当代の人びとが考える医師の理想像を示したに過ぎないと言える。

医師が高い臨床能力を持つためには、「カナラス稽古才学ナケレトモ、心キキ分明ニテ練習ノ功ツモリヌレハ良医ニナル事也」(『医談抄』下巻)と、鎌倉期の医師惟宗具俊《ともとし》が述べているように練習の功を積むことしかない。しかし、それは近世中期の随筆が「書を学ぶ者は紙を費し、医を学ぶ者は人を費す」(『夏山雑談《なつやまぞうだん》』巻三)と言っているような、あるいは雨森芳洲《あめのもりほうしゅう》が「医を学ぶは人を費す。およそ医、薬を誤ること幾十遭、しかるのち心を困《なやま》し慮を衡《はか》り、以て良医の名を成すことを得」(『橘窓茶話《きっそうちゃわ》』巻中)と記しているように、医師による危険な人体実験の積み重ねでもある。知らないうちに実験台にされて死んでいった患者も多かったと思われる。患者を死なせた医師に対して、家族が「医家の殺すところか」(『明月記《めいげつき》』文暦《ぶんりやく》元〈一二三四〉年八月)とか、「医者の瑕瑾《かきん》これに過ぎるものなし」(『後法興院政家記』文亀《ぶんき》四〈一五〇四〉年正月)、といくら責めてみたところで患者が生き返るものでもない。そうした悲劇から身を守るには、近世の家庭医学書が繰り返し説いている「医を撰べき意得《こころえ》」に通じている必要があった(『病家須知《びょうかすち》』巻一)。

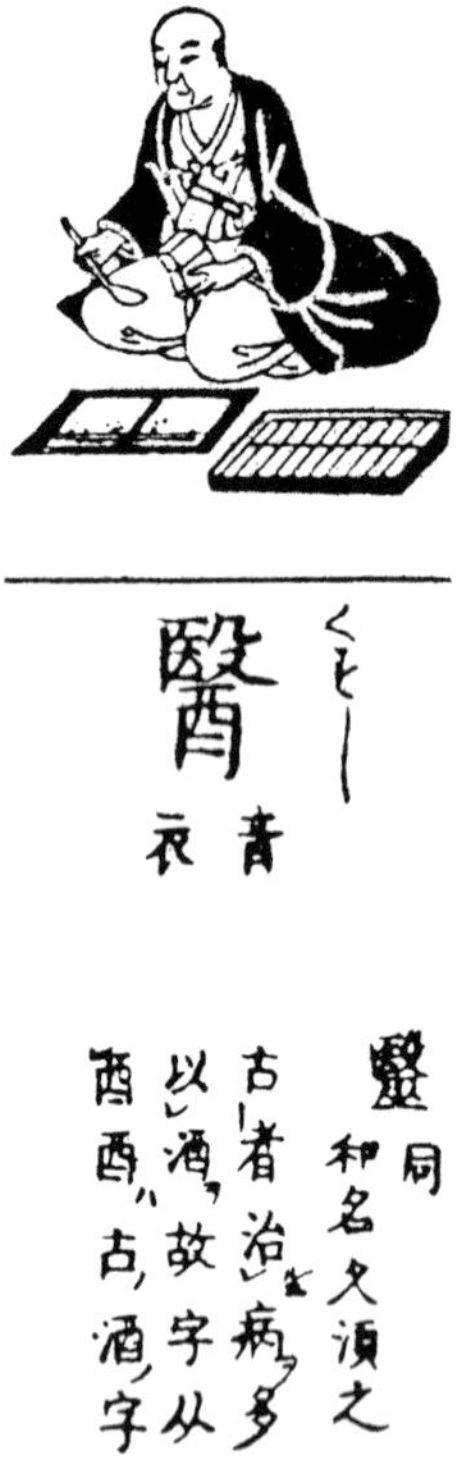

図4　近世の医師

② 平安の都人を襲った病

医師と験者の競い合い　『枕草子』第二五段の「にくきもの」に次のような記述がみられる。すなわち、急病人があるので験者《げんざ》を求めたが、いつもの所にはいないので、探し回っているうちに長い時が過ぎてしまった。やっとのことで待ち迎え、喜んで加持《かじ》をさせるのに、験者は物怪《もののけ》の調伏《ちようぶく》に疲れ切ったのであろうか。座るやいなや眠り声になっている。それがひどくにくらしいというのであるが、同じような話は第五段、二五二段にもみられる。病因を物怪・悪霊《あくりよう》・生霊《いきりよう》・狐霊・鬼霊・木霊・天狗などと考えて、それを「よりまし」「よりびと」に乗り移らせ、「よりまし」が語る言葉の中から物怪の正体をうかがい、験者による加持祈禱によって調伏しようとするものであるが、『源氏物語』をはじめとする平安期の物語には、物怪調伏の場面が数多く描かれている。

近世後期の伴蒿蹊《ばんこうけい》は随筆『閑田次筆《かんでんじひつ》』巻二において、「栄花の中、人の病みかくれ給ふに及ぶも、みなもののけのわざにして、さだかに何の病といへることすくなし……はた諸神の祟《たた》り、人鬼の怨み、祈るにつけて、人に乗うつり、口ばしらしむること、喫茶喫飯のごとく、常になりたるも亦あやし。源氏物がたりのごとき作り物も、其世のさまをもてかければ、唯同じ趣なり」と記し、さらに「医の病を診すること希《まれ》にて、うちまかせて、病ばもののけとのみいひさわぎて、祈請に止るは、甚だしき弊風なるべし。医を信ぜずして巫を信ずといふ戒しめは、しる人なかりしにや」と述べ、病因を物怪に求めて祈請調伏に走り、医師を蔑《ないがし》ろにしていた当時の医療のあり方を弊風であると批判している。これに対して、俳人の小栗百万《おぐりひゃくまん》は随筆『屠龍工《とりゅうこう》随筆』にて、「源氏物語に、人の病する時は修法《しゅほう》加持のみにして、薬の事見えず。ただしお湯まいれといふ事見えたり。湯は薬を煎じ出たる湯をいふなり。……されば彼お湯まいれといふ湯は、薬の事をいいたるもしらずかし」と述べ、医師も大いに関わっていたのであると論じている。

実際、物語にあたってみれば分かるように、小栗の指摘のほうが的《まと》を射ているようである。確かに伴が言うように、『源氏物語』にみられる医療の場面では医師の登場はなく、また『紫式部日記』や『宇津保《うつほ》物語』をみても、医師は験者らによる調伏が終了した後、賜禄の場面で少し顔を出す程度の描かれ方となっている。しかし、小栗の言うように、「御湯をまいらせ」とか、「御くすりを」という言葉が病の場面に多くみられ（『栄花物語』巻一六、『宇津保物語』国譲中ほか）、医師の関わりを否定することはできない。文学としての物語においては、医師が静かに投薬や針灸治療をしている場面よりも、僧や山伏、巫女《みこ》、陰陽師《おんみょうじ》らをたくさん登場させ、物怪調伏の験を競わせている場面を描くほうが、劇的効果が高いという作者の判断があったものと思われる。

平安期の物語や随筆には物怪の憑依《ひょうい》による悩みだけでなく、さまざまな病も登場している。『枕草子』第三〇五段には、心配なものとして「病は胸、物の怪、あしの気、ただそこはかとなく物食はぬ」とある。胸病は胸気・むねのけ、あしの気は脚気《かっけ》、「乱りかくびやう」（『源氏物語』若菜）とも言われるもので、しはぶきやみ・咳病、もがさ・あかもがさ（麻疹）などとともに多い病である。風

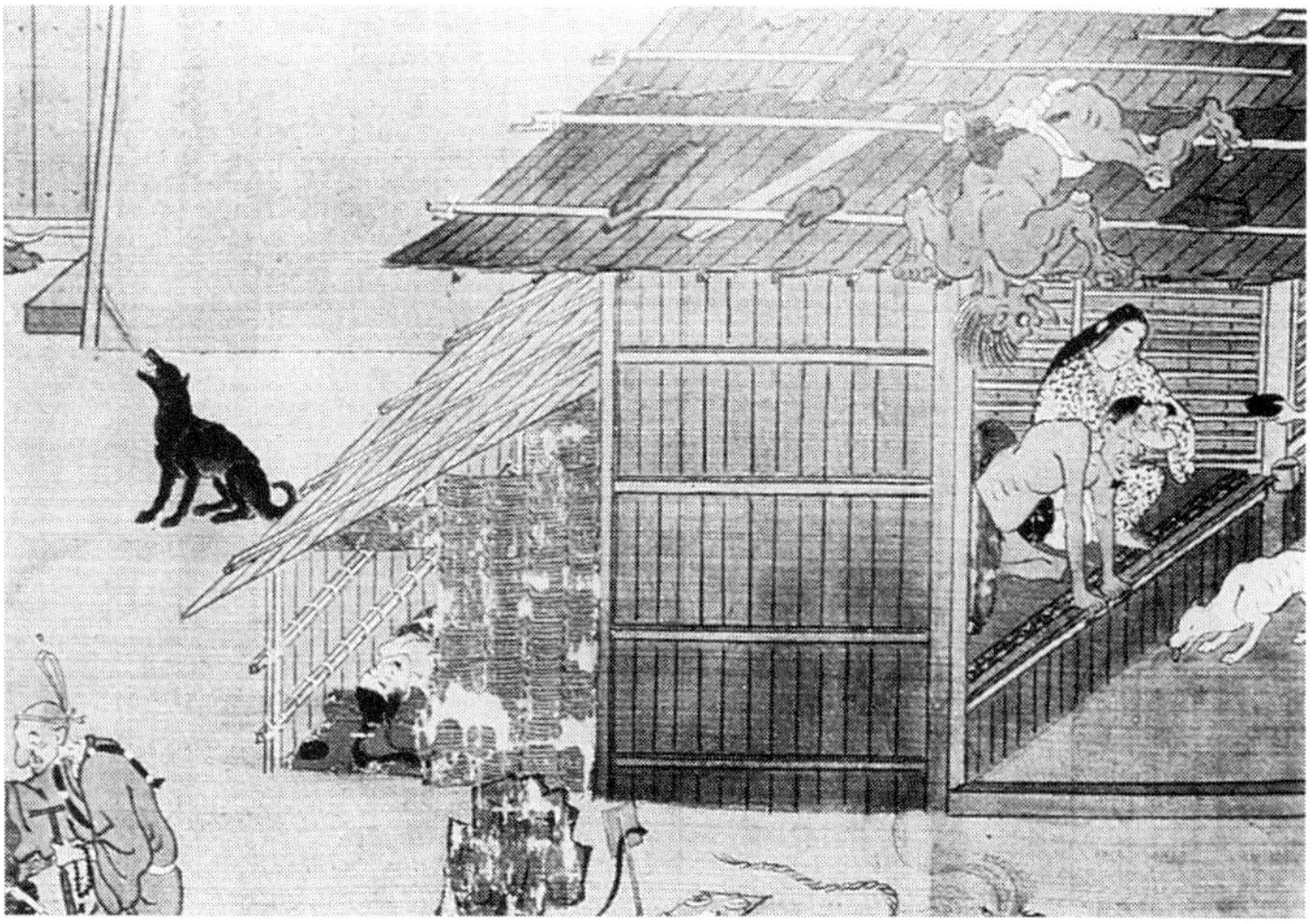

図5　疫神が家の中の病人をうかがう

気・かさけ・風病・風邪・乱り風は「風を引く」「風の心地」（『室町殿物語』）「風の気身ぬるみ」（『建礼門院右京大夫集』）のように記され、病名としては群を抜いている。マラリヤである瘧《ぎゃく》病・おこり・わらはやみ・瘧疾は「施行病」（『玉葉《ぎょくよう》』承安《しょうあん》五〈一一七五〉年八月）とも俗に言われていたが、「いと人の死なぬ病にこそ常は聞き侍る」（『今鏡』旅寝の床）とあるように、死亡率の低いものとの認識があった。ただその周期的な高熱発作が鬼神の仕業《しわざ》のように感じられていたようで、発作の起こる前に祈療を行なったり、呪符《じゅふ》を用い呪句を唱えるといった対応も多い。発作の起こる日を「あたり日」と言っていた（『大鏡』序）。そのほか、「余り太れりしかばにや、口乾く病」（『今鏡』宇治の川瀬）、あるいは「水まいる心地」（『栄花物語』巻三七）と言われた糖尿病も平安貴族の間だけでなく（『小右記《しょうゆうき》』長和《ちょうわ》五〈一〇一六〉

年五月ほか）、武士の間にも広がっていた（『猪隈関白記』正治《しょうじ》元〈一一九九〉年正月ほか）。腫物《はれもの》である二禁・にきみ・堅根《かたね》も多く、寄生虫である寸白・すばく、胃腸病の「かたはらやみ」「かたはらやみのけ」（『問はず語り』巻三）「物の積り」（『落窪物語』巻二）、「あまりに物を思うて、つくやまひ」（『問はず語り』巻二）と考えられていた「きばむやまひ」「黄疸《おうだん》」（『増鏡』あすか川）、「はらふくるやまひ」（『竹取物語』）といったものもみられる。また行動の異常をともなうことから嫌悪されることもあった「癲狂《てんきょう》」（『令義解《りょうのぎげ》』）、「狂気」「物狂」（『源氏物語』賢木、『蜻蛉《かげろう》日記』）は中世の謡曲に取り上げられることも多いが、医書では身体病と同じく気血の異常に病因が求められている。

『慕帰《ぼき》絵詞』『絵師草紙』といった絵巻にはフィラリア糸状虫の寄生によって下肢が肥厚する象皮症と思われる姿がみられ、また平安末期の『病草紙《やまいぞうし》』には不眠、風病、眼病、歯病、霍乱《かくらん》、幻覚、小舌、痔、眠り癖、口臭、顔のあざ、毛シラミなどに悩む人びとの姿や身体に障害を負った者たちが、さらに詞書がなく模本で伝わる『異本病草紙』では婦人病、眼病、膿瘍、腫瘍、腸瘻《ちょうろう》のほか、精神や身体の障害が生々しく描かれている。

これらの病に対して、京中庶人であれば典薬寮《てんやくりょう》での受診が可能とされていたが（職員令集解）、果たしてどこまでそれが認められていたのかは不詳である。京にはほかに施療機関である施薬院《やくいん》が設置されている。平城京のそれは光明《こうみょう》皇后の皇后宮に付設されたもので、皇后宮職の封戸《ふこ》（封禄）二〇〇〇戸と父藤原不比等《ふひと》より皇后が相続した二〇〇〇戸の庸《よう》物を財源として運営がなされていたが（『続日本紀《しょくにほんぎ》』天平《てんぴょう》二〈七三〇〉年四月ほか）、それも七六四（天平宝字《ほうじ》八）年ごろには機能停止に陥っ

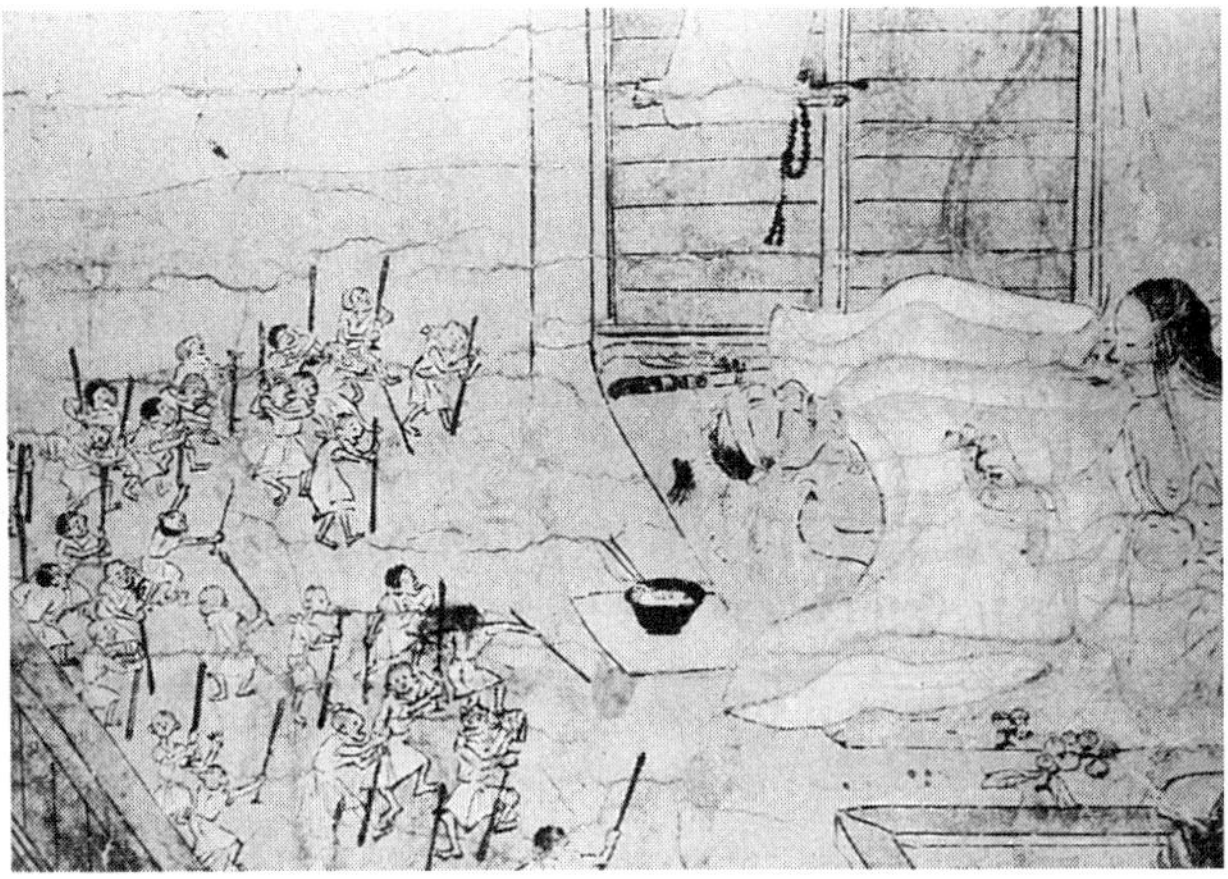

図６　小法師の幻覚に悩む男

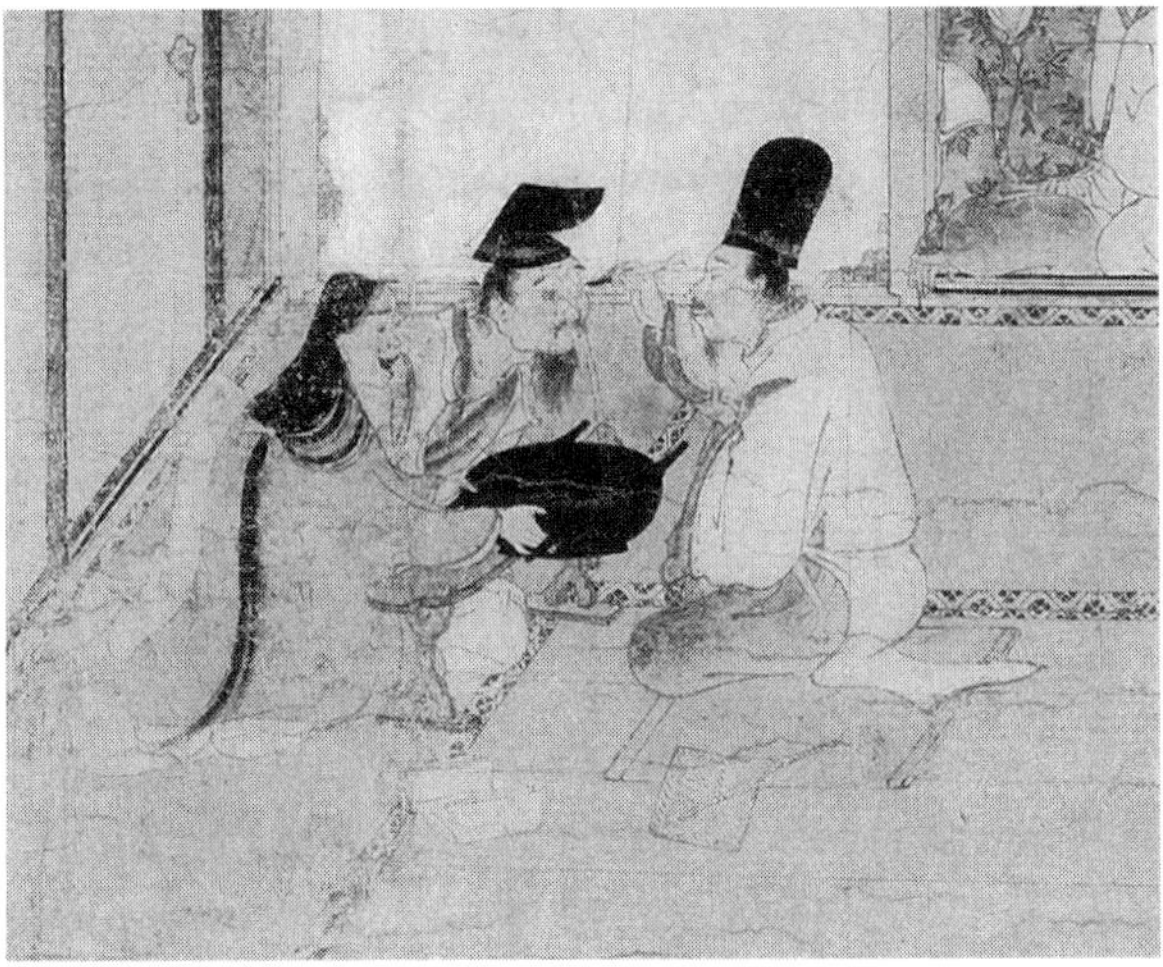

図７　目の病の治療をする医師

ている。その後、施薬院は左大臣藤原冬嗣の食封《じきふ》（封禄）と国費を財源として平安京に移設され（『続日本後紀』承和《じょうわ》三〈八三六〉年五月ほか）、別当・使・判官・主典《さかん》・医師・史生などの職員配置をみている（『類聚三代格《るいじゅさんだいきゃく》』巻四、天長《てんちょう》二〈八二五〉年官符ほか）。いずれも諸官司からの出向官人である。なかでも施薬院使は一一世紀ごろより丹波氏の世襲となり（『玉葉《ぎょくよう》』治承《じしょう》二〈一一七八〉年四月）、室町期には和気氏による補任も一部みられたが（『園太暦《えんたいりゃく》』観応《かんのう》二〈一三五一〉年八月）、「医道重職」と位置付けられる人気の高い官職であった（『職原抄《しょくげんしょう》』）。補任のほうは中世末まで続けられているが、施薬院の実質はすでに平安末に失われ、中世における施療は寺院が担うわずかなそれのみとなっている。

　地方においては国ごとに一人置かれている国医師と、その指導下にあって医方を教習する国医生（大国一〇人、上国八人、中国六人、下国四人の割で配置）が国衙《こくが》（政庁）において医療を担っていたが（職員令・医疾令）、その守備範囲は限られたものであった。また平安初期には式部省での任官試験に合格せず、博士らによる推挙もない「非受業」の医師による国医師への任官が多くなっており、医療および医生教育における質的低下が問題となっていた（『三代実録』貞観《じょうがん》四〈八六二〉年三月、仁和《にんな》元〈八八五〉年三月ほか）。地方における医療過疎の状況はその後どんどん拡大し、命は自分で守るしかないものとなっている。

祈療と医療に従事する僧　病は四苦のひとつに位置づけられているが、そもそもわが国における仏教の受容は「蕃神（仏）」が持つ高い治病能力に期待したものであった（『日本書紀』欽明《きんめい》天皇一三年、敏達《びだつ》天皇一四年）。そのことは奈良薬師寺《やくしじ》の仏足石歌が端的に示している。すなわち、「薬師《くすりし》は常のもあれど、賓客《まらひと》の、今の薬師、貴かりけり、賞だしかりけり」と、世の常の医師と比べ新来の仏（薬師《やくし》如来《にょらい》）による治病効験のほうが優れていると言うのである。聖武《しょうむ》・孝謙《こうけん》天皇のころには、治病に奉仕する呪験力を持った浄行持戒の看病禅師が宮中に置かれるなど（『続日本紀』宝亀《ほうき》三〈七七二〉年三月）、仏教は専ら祈療に奉仕するものとなっている。そうした状況を反映するかのように、仏教説話集には治病利益を説いているものがかなりの数に上る。善因善果、悪因悪果の速やかなことが具体的で、かつ恐ろしい病を通して訴えることの効果が期待されていたのである。

たとえば、『日本霊異記《にほんりょういき》』下巻第二〇は『法華経《ほけきょう》』を写し奉る女の過失を謗《そし》った者の口が歪《ゆが》んでしまった話で、末尾に「此の経を受持する者を見て、其の過悪を出さば、若《も》しは実に、若しは不実なるも、此の人は現世に白癩《らい》の病を得む」と記された『法華経』の文言が典拠として持ち出され、口の歪んだ理由が明示されている。仏法を謗った報いが病となって現れ、仏法僧の三宝《さんぼう》に帰依《きえ》することによって病が治るという筋立ては類型化されている。

『日本霊異記』と『今昔物語集』（本朝部）にある治病説話の中で、病因を明らかにしている話は九五ある。そのうちの七二は仏法誹謗《ひぼう》の罪、宿業《しゅくごう》、鬼神・生霊・疫神・物怪、呪詛《じゅそ》といったものが病因とされている。それへの対応として加持祈禱や経典読誦《きょうてんどくじゅ》、陰陽師による祭法のほか、医療も用いられている。残りの二三は外傷のほか、さまざまな病名が記されている。往生伝や中世の説話集も含めてそれらの病名を概観してみると、風病・風気・風痺・風疾と呼ばれる病が最も多い。それに続いて悪瘡・二禁、「腹解けにけり」（『今昔物語集』巻一九）という言い方もされる痢病、瘧病、中風《ちゅうふう》、熱病が多く、胸病、白癩《らい》、寸白《すばく》、咳病、脚病などは少ない。癲癇《てんかん》（『沙石集《しゃせきしゅう》』巻三）、不食の病（『雑談集《ぞうたんしゅう》』）、脹満（『撰集抄』巻八）は稀な病となっている。これらの病に対して薬療や食療、温石《おんじゃく》（焼いた石を布で包み身体を温める）、針灸などが用いられている。

仏教説話から抜け出て現実の世界に入ると、僧の活動は祈療の世界にとどまらず、針灸・湯薬を駆使して医療にあたる姿がみられる。平安中末期に始まる僧医たちである。本来、僧は基礎教養（五明）として医方明《いほうみょう》と呼ばれた医学を学んでおり（『性霊集《しょうりょうしゅう》』巻一〇ほか）、比叡山《ひえいざん》においても医療の修学があった（『渓嵐拾葉集《けいらんじょうようしゅう》』序）。インドのアーユルヴェーダー医学に淵源を持つ仏教医学は中国医学と習合したかたちで日本に入り、中下級僧の生活手段と化し、中世にはたくさんの僧医が生まれている。一般には「くすし僧」「寺門薬師」「医師僧」などと呼ばれ（『山科家礼記《らいき》』寛正《かんしょう》四〈一四六三〉年六月ほか）、民間医（俗医・里中医）と変わらない診療活動を展開させている。

疫への対応　南北朝期の公卿三条公忠《きんただ》は、父の代より仕えてきた七七歳になる三善広衡とその妻が相次いで「疫癘《えきれい》の身」となって斃《たお》れた際、その息子が父の「末後の時」に疫癘を畏怖《いふ》して来なかったことに触れて、「不孝の至り、尤《もっと》も弾指《だんし》すべきものなり」と日記に記している（『後愚昧記《ごぐまいき》』康暦《こうりゃく》元〈一三七九〉年閏四月）。時には大量の死者をもたらす疫癘は、古来から人びとの畏怖の対象となってきた病である。疫癘は疫病《えきびょう》、疫気、時気《ときのけ》、時疫、時行病、悪疫とも記される流行病で、「世の中ここち（心地）」「世の中さわがし」とも言われる。医疾令の義解《ぎげ》によれば、時行の病は四時不正の気によるもの（春は暖かいはずであるのに寒かったり、夏は暑いはずであるのに冷たいといった、平素あるべき季節とは異なる寒暖）であって、老少となく、おおむね相似た症状を呈するとし、さらに陰陽の気の不和による場合、それはたとえて言えば、人を役《えき》するがごときもので、それゆえに疫癘と言うのであると注解している。これは隋の『諸病源候論』巻九の所説に依拠したものである。『医心方《いしんぽう》』巻一四第二三は古代日本においてよく読まれた『葛氏方』を引載し、疫における傷寒、時行、温疫の三種は名は異なっていても、中味は同じであると論じている。

当時の明法家《みようぼうか》（法律家）は医書に従い、疫癘とは四時不正、陰陽不和という異常気象に原因があると考えていたが、中世人も「寒暖の不順、諸人病脳の基」（『十輪院内府記《じゆうりんいんないふき》』文明《ぶんめい》一一〈一四七九〉年紙背文書）であるとか、「季節相違、貴賤病脳の瑞相」（『経覚私要鈔《きようがくしようしよう》』康正《こうしよう》三〈一四五七〉年五月）、「天気の不同、諸人発病の基」（『吉田家日次記《ひなみき》』応永《おうえい》九〈一四〇二〉年二月）と言われており、共通した認識となっていた。

一方、疫癘を「異土」から訪れる使節、あるいは「異土」からの帰国者である遣唐使らが介在者となって、日本に持ち込まれた「毒気」であるとする見方もあった（『三代実録』貞観一四〈八七二〉年正月、『栄花物語』巻一六ほか）。また神格化された疫神・疫鬼の仕業であると捉える見方もあった。神祇令の義解をみると、季春に大和の大神《おおみわ》と狭井《さい》の両神社に対して奉幣する鎮花《はなしずめ》祭について、次のように記している。すなわち、春花が飛散するとき、疫神は分散して癘をなすため、それを鎮めるために祭りを執行するのであると。同様な捉え方は『延喜式』の宮城四隅疫神祭・畿内堺十処疫神祭・道饗《みちあえ》祭にもみられる。その意図は疫癘をもたらす鬼魅《きみ》を畿内に通じる道の国堺において饗応し、それをも

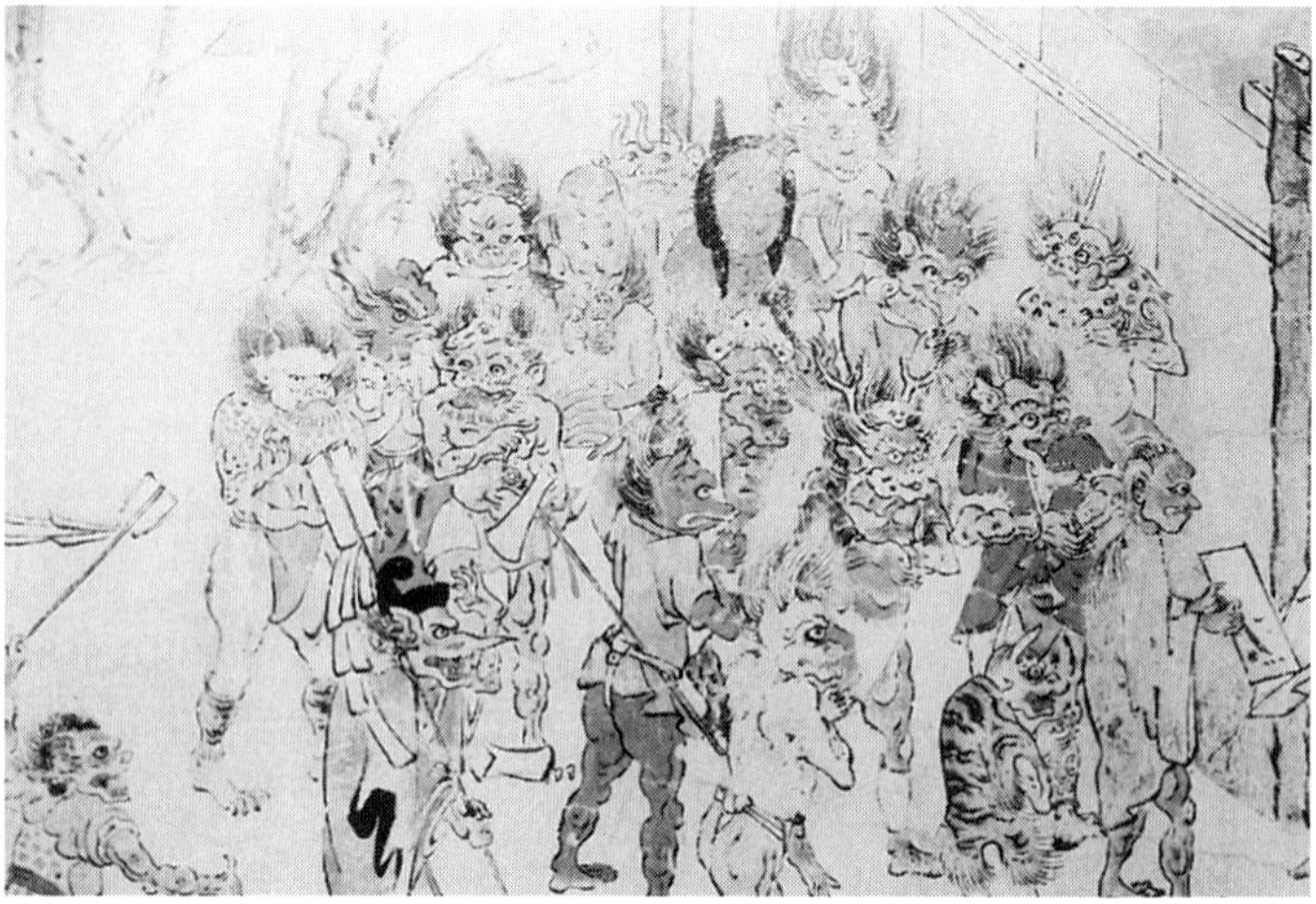

図8　疫神の群

って京に入らせないというもので、季夏と季冬に行われる祭りである。また大晦日《おおみそか》の夜の追儺《ついな》も疫鬼を饗応した上で、それでも隠れて出て行かない疫鬼に対し、戈《ほこ》と楯《たて》を持つ方相氏《ほうそうし》をもって追い払わせる儀礼である。

鬼とは一般に「隠身の死魂神」（『和名抄《わみょうしょう》』）と考えられているが、その鬼が『融通《ゆうずう》念仏縁起』にみるように、集団化して活動すれば疫癘という現象になるのであろう。平安末までに発生した疫癘は一六六件を数えるが、その四四パーセントは三月から五月の三ヵ月間に集中しており、鎮花祭は人びとに注意を喚起する上で十分な意味を持っていたと言える。この鎮花祭にかぎらず御霊会《ごりょうえ》やそのほかの治病・予防儀礼に多くの者が集い、危機意識をもって行動したことは集団としての結束を強めるという副次的な効果をもたらすことになった。

疫神が引き起こす赤斑瘡《あかもがさ》・裳瘡《もがさ》（麻疹《はしか》）には、

「上中下分かず病みののしるに、初めの度、病まぬ人のこの度、病むなりけり」（『栄花物語』巻二五）とあるように、免疫についての認識が示されている。そして、免疫力を持たない人が社会の中で飽和状態になったとき、爆発的な流行をみるという病の周期性についても知られていた（同、巻三九）。疫癘と呼ばれるものには赤斑瘡のほか、痘瘡《とうそう》・疱瘡《ほうそう》（天然痘）、三日病、逆病・咳逆・風気（風邪・インフルエンザ）、赤痢《せきり》、福来病（おたふく風邪、流行性耳下腺炎）などがあったが、その来襲はしばしば「死亡者多く路頭に満ち、往還の過客《かかく》鼻を掩《おお》ひて過ぎ、鳥犬食に飽き、骸骨巷《ちまた》を塞《ふさ》ぐ」（『本朝世紀』正《しょう》暦《りゃく》五〈九九四〉年四月）と記録されるような惨状をもたらしている。そうした状況下で政府がとっていた施策といえば、第一に神仏への祈請であり、第二に改元、そして仁政の象徴としての大赦《たいしゃ》や賑《しん》給《ごう》であった。改元は「天変・地妖・病患の三事」に際して行われるもので（『迎陽記《げいようき》』応安《おうあん》元〈一三六八〉年二月）、詔符の文言によれば、天皇は自らの不徳を天に陳謝し、徳化を行うことを誓い、災異の終息を願うといった趣旨となっている。

疫神祭・道饗祭は中世になると、陰陽師が執行する四角四堺祭・鬼気祭などに取って代わられているが（『園太暦《えんたいりゃく》』正安《しょうあん》二〈一三〇〇〉年六月、『愚管記《ぐかんき》』延文《えんぶん》五〈一三六〇〉年五月ほか）、疫癘の原因についても怨恨《えんこん》を含んで死んだ者の死霊（御霊）の飛来であったり、蒙古襲来のときの死怨霊《おんりょう》とされたり（『後法興院記《ごほうこういんき》』文明《ぶんめい》一二〈一四八〇〉年六月）、疱瘡疫神や麻疹疫神といった疫神の分化もみられるようになる（『続史愚抄《ぞくしぐしょう》』文明三年閏八月、『親長卿記《ちかながきょうき》』長享《ちょうきょう》二〈一四八八〉年七月）。さらに疫神への対応として吉田神道が疫神除けの札を出していたり（『兼見卿記《けんみきょうき》』天正《てんしょう》一三〈一五八五〉年正月）、中世の遺跡から「蘇民将来《そみんしょうらい》」「急急如律令《きゅうきゅうにょりつりょう》」と書いた疫神除けの木簡が出土するなど、呪符信仰の広がりがみられる。

ところで、医書では病を機能の衰弱あるいは亢進《こうしん》した状態、平衡の崩れとしているが、病の伝染性に関する記述もみられる。伝染する病は注病と呼ばれるが、『医心方』巻一四には「注とは住」の意で「邪気が人の身内に住するが故」に言うとし、「死後また傍人に注易し、滅門に到らせる」とある。戸令の義解には、「癩」は「よく傍人に注染」するから人と同床してはいけないとある。注病を代表するものに伝屍病《でんし》があり、『医談抄』には「鬼ノ住スル病」であるため「霊道」をもって治療するしかないとある。その症状は『医心方』巻一三によれば結核を思わせるものとなっており、「夜臥して盗汗《ねあせ》あり、時に咳」「日午以後に四体微熱」「心胸満悶、四肢無力」とあり、注易するから転注と名付けると論じている。ほかに同様な症状を示すものとして骨蒸病、肺痿《はいい》が挙げられている。

結核がどのくらい広まっていたのか分からないが、中世の写本として『伝屍病口伝』『伝屍病灸治』『伝屍病二十五方』などが伝わっている。しかし、公家《くげ》の日記や説話・物語といった文献には伝屍病の名はみられない。近世には労咳《ろうがい》・労症という呼び名が付けられ蔓延《まんえん》をみたが、古代中世ではそれほど注目を浴びる病ではなかったようである。なお、近世中期の儒医勝部青魚《かつべせいぎょ》の随筆『剪燈随筆《せんとう》』巻二には、伝屍病は「人その治しがたきに苦んで、針灸薬の治法は疎略にして呪に走り、又は仏神に祈る。それに乗じて巫祝の徒いろいろの邪説を成し、死に至れば命に帰す。心を用て早々療治すれば治せざる病はあらず。癩のごときとは違ふ也」と述べ、灸と薬方を紹介している。

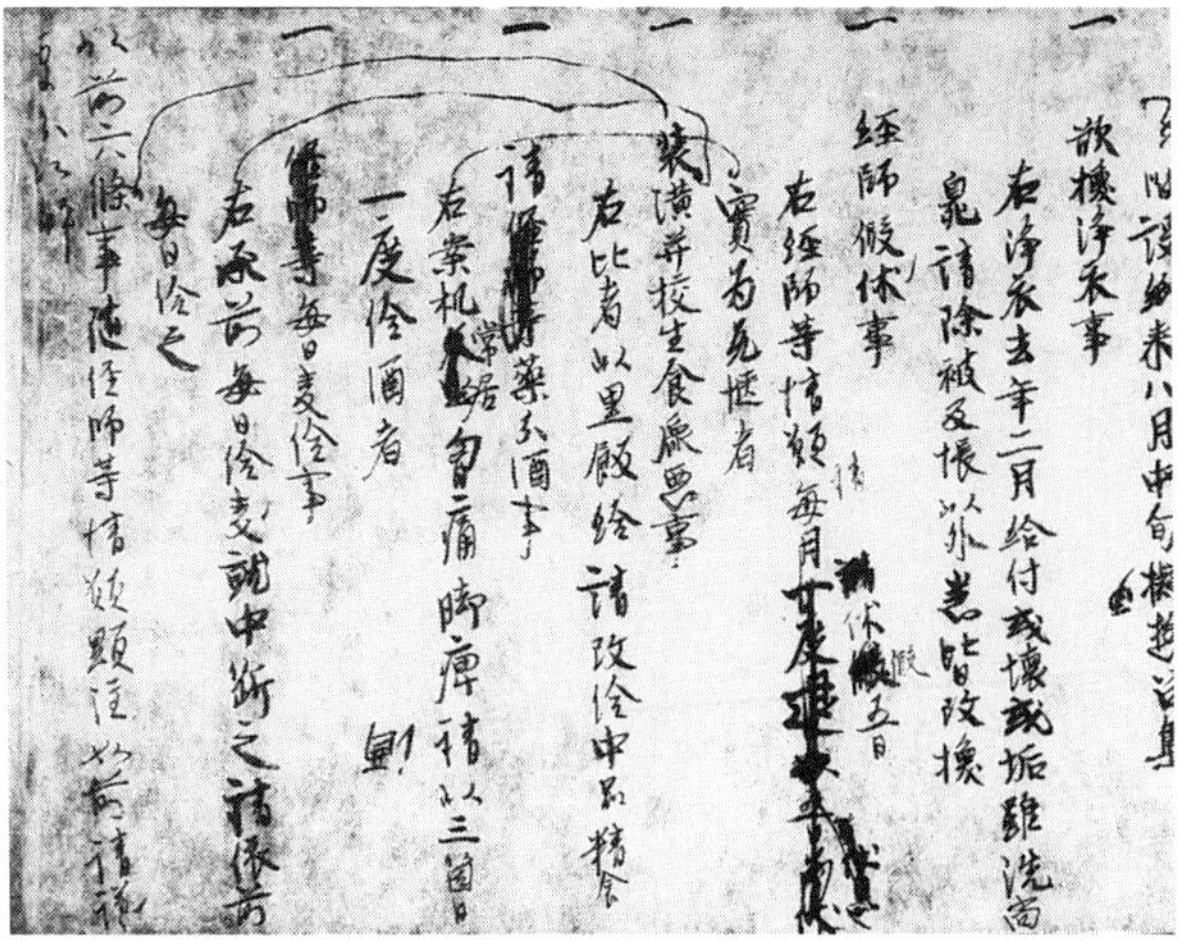

図９　座業が原因で「胸痛脚痺」になった写経所の職員
仕事による体調不良を訴えるほかに，不潔な衣服の交換，月５日の休暇，食事改善，薬分酒の配給などを求めている．

選ばれた治方　①灸治　灸治《きゆうじ》は比較的手軽に行える物理療法として広く用いられている。課税のための台帳として作られた奈良期の『計帳《けいちょう》』には、戸内の口数・性別・年齢のほか容貌・特徴などが記載されているが、手足に残る灸跡も人物を特定するための証拠として書き込まれている例もある（『越前国江沼《えぬま》郡山背《やましろ》郷計帳』ほか）。また律令官人の最末端に連なった写経所の職員においても、長期にわたる根を詰めた座業が原因となって生じた「胸痛脚痺」、ストレスから来る痢病・頭痛・衰弱という職業病的な症状に対して治焼（灸治）が用いられている（『大日本古文書』巻六ほか）。

灸治は「きうち」（『金沢文庫文書』）、「焼く」（『隆房集』）、「艾《がい》柱を居《す》ふ」（『花園院宸《しん》記《き》』元亨《げんこう》二〈一三二二〉年二月）、「加灸」「やいと」「やいとう」（『日蓮聖人遺文』建治《けんじ》二〈一二七六〉年ほか）などと呼ばれているが、施灸はまず吉日の選定に始まり（『台記《たいき》』仁平《にんぴょう》三〈一一五三〉年九月、『葉黄記《ようこうき》』宝治《ほうじ》二〈一二四八〉年九月ほか）、灸治の後は神事・仏事を避けるといった諸禁忌の遵守が求められていた（『玉葉《ぎょくよう》』承安《じょうあん》二〈一一七二〉年九月ほか）。灸治の仕方や禁忌をめぐって医師の間に争論が持ち上がることもあったが（『玉葉』安元《あんげん》三〈一一七七〉年一二月ほか）、病状が差し迫れば諸禁忌も棚上げとなっている（『花園院宸記』正中《しょうちゅう》二〈一三二五〉年五月ほか）。そのことは針治においても同じであった（『台記』安元二年六月ほか）。灸治は腫物・風病・中風《ちゅうふう》・痔・飲水病・喘息《ぜんそく》・歯痛・脚気・傷病などにおいて用いられているが、ほかの療法と併用することも多い。灸治は数日間にわたって行われ、施治の後は柳葉汁を掛け流し、最終日には沐浴《もくよく》がなされている（『看聞御記《かんもんぎょき》』応永二七〈一四二〇〉年一一月ほか）。灸跡が爛壊《らんかい》して苦しむこともあった。施灸は三〇、五〇壮を限度とし、過度の灸は害となると考えられているが（『蔗軒日録《しゃけん》』文明一七年八月）、なかには数百に及ぶ灸を据える者もいた。

灸は針よりも気を補益する効果があると言われ、また手技も容易なことから利用されることが多いが、中世には養生を目的とした灸を日常的に行なっている者もいる。四花灸・三里灸は人口に膾炙《かいしゃ》した養生灸である（『徒然草《つれづれぐさ》』一四八段ほか）。灸治は医師に任せて行うこともあれば、知識のある者に灸穴《きゅうけつ》を教えてもらい自分で据えることもある。後者の場合、灸穴の位置を体に印してもらう必要があるが、それを「墨を付ける」「灸点を下ろす」と呼んでいる（『言経卿記《ときつぐきょうき》』慶長《けいちょう》三〈一五九八〉年七月ほか）。灸治の難点は体に跡が残ることで、そのため天皇や上皇に対する施灸は慎重となっていた

（『玉葉』承安二年九月）。『医談抄』上巻をみると、典薬頭和気定成は後白河《ごしらかわ》院の灸治に先立ち人形に灸をしたと言い、また近世初期の医師曲直瀬《まなせ》玄朔《げんさく》の治験録『医学天正記』巻上には、天皇に対する灸治の事例がないとの理由から、後陽成《ごようぜい》天皇の灸治が取り止めとなっている（慶長三年一〇月）。近世の随筆『梅村載筆《ばいそんさいひつ》』天巻には、「天子は灸治し玉《たま》ふ事例なし。院にならせ玉ひては、御灸治有てもくるしからず」とあり、同じく随筆『譚海《たんかい》』巻三にも天皇への針灸や「玉体に刃物をふるる事なりがたき」と記されている。上皇に対する灸治の事例はいくつかあり、典薬頭でなければそれにあたるべきではない、というのが先例になっていたようである（『実躬卿記《さねみきょうき》』弘安《こうあん》六〈一二八三〉年二月）。

選ばれた治方　②針治　針灸治療と言うように併称されることが多いが、針治は灸治に比べて用いられることが少ない。それは針治のほうが高度な技術を要したからで、その技術レベルに達する医師が古代中世には少なかったことが原因である。針治は経絡上にある経穴を針で刺激して気血の調整をはかるものであるが、実際の針治例をみると、その本来の使われ方がなされていない。施術のほとんどは腫物を切開し、膿汁・悪血を排出させる外科的、あるいは刺絡瀉血《しらくしゃけつ》的な処置であり、そのことのために針を用いているに過ぎない。『医談抄』上巻には「針灸ヲ共ニ行ヲ良医トス」とあるが、現実にはその良医がなかなか現れず、室町期になってやっと民間医の中から「針立」「針医者」と呼ばれる針術の専門医が生まれている（『建内記《けんないき》』文安四〈一四四七〉年六月ほか）。なかには渡明して針術を学んだ者もいたようで、室町末から戦国期にかけて活躍した吉田意休《よしだいきゅう》、御薗《みその》意斎らは名医の評を得ている。意斎は小槌で針頭を打つ打針法の創始者として知られ、また近世の杉山和一は針を管に入れて弾き下す管針法を生み出すなど、針治は民間医主導となっている。

そのことをよく示しているのが、一四四二（嘉吉《かきつ》二）年一〇月に行われた後花園《ごはなぞの》天皇の蚊触《かぶれ》（腫物）治療である。その場には官医のほか、多くの民間医が呼び出されていたが、それぞれは難儀の由を申し上げるのみで治療に取りかからないため、管領《かんれい》畠山持国のもとにいた医師の下郷《しもごう》清阿が召し出されている。下郷は診脈した上で次のように言う。玉体に針を立てることになるが、それには憚《はばか》りがあると聞いている。どうすればいいのかと。その場にいた三条中納言らは退出しようとする下郷を押し止め、本朝に針博士の官を置いているのは、このような時の御用のためである。針を立てよと言う。外記局《げききょく》の官人であった中原康富《やすとみ》は、「本道の医師のうち、当時、針の名誉なし。道の零落《れいらく》と言うべきか」と、官医の零落ぶりを嘆く記事を記している（『康富記』）。これ以前の一四二五（応永三二）年七月、称光《しょうこう》天皇の病に「本道の輩にあらざる医師」の寿阿弥・悟阿が治療にあたることがあったが、これに対し中山定親は「本道の輩参入することあたはず、無念と謂ふべし」と述べている（『薩戒記《さつかいき》』）。

選ばれた治方　③蛭食治　蛭《ひる》を用いて悪血を吸い取らせる「ひるかひ」「ひるをかふ」（『殿暦《でんりやく》』元永元〈一一一八〉年八月、『御湯殿上日記《おゆどののうえのにっき》』文明一四〈一四八二〉年四月ほか）は、『医心方』巻一五にみられる療法で、奈良期の写経生も内股にできた腫物の治療に用いている（『大日本古文書』巻六）。瘡腫《そうしょう》、蚊触、二禁、堅根《かたね》と呼ばれた腫物や歯痛、口内炎、脚病が適応となっており、蛭の数も二、三匹から数百匹に及ぶこともあった（『兵範記《へいはんき》』久寿《きょうじゅ》二〈一一五五〉年四月）。蛭食を行い過ぎて心身が消耗し体調を崩す者も出ている（『小右記』万寿《まんじゅ》四〈一〇二七〉年五月）。治療には吉日を選び（『朝野群《ちょうやぐん》載《さい》』巻二一ほか)、治療中の神事・仏事は避け(『吾妻鏡』文永三〈一二六六〉年四月ほか)、施術後は蓮葉・柳葉汁を掛け流している。針灸治などとの併用が多いが、季節によって蛭が入手できないという欠点を抱えている(『明月記《めいげつき》』安貞《あんてい》元〈一二二七〉年八月ほか)。古代にはよく用いられた治方であったが、中世以降、やや衰退している。

選ばれた治方　④湯治　清少納言によれば、湯は七栗(三重県)・有馬(兵庫県)・玉造《たまつくり》(宮城県または島根県)がよいと言うが(『枕草子』)、温泉は保養のためだけでなく療病にも盛んに利用されている。脚気や風病、外傷、腰病、胸病などといった病を抱えた者が諸国の温泉地へ出向いているが、その際、官人であれば湯医・湯療の暇文《いとまぶみ》(休暇の願書)を官に提出し、所牒《ところのちょう》を得ることが求められている(『西宮記《さいきゅうき》』巻一〇、『権記《ごんき》』長保《ちょうほ》二〈一〇〇〇〉年八月)。その手続きがなされていれば、現地において正税《しょうぜい》が支給される定めとなっている(『朝野群載』巻二一)。温泉の効能については『仏説温室洗浴衆僧経』や『医談抄』下巻に説かれており、その知識は広く知られていたようである。中世には利用する者も多くなり、湯治についての規制もみられる(『大内氏掟書』ほか)。なお、湯治という言葉は家において療養のために行われる薬草風呂や塩(潮)湯、水浴の場合にも用いられている。

二　中世の医療

1　典薬寮の変質と空洞化

典薬寮の衰退　鎌倉、室町両幕府には医療に関する職制はなく、令制の典薬寮《てんやくりょう》を中心とする国家医療体制を継承するにとどまっているが、その典薬寮も実質は医官を世襲した丹波《たんば》・和気《わけ》・惟宗《これむね》・中原《なかはら》の各氏による、いわゆる請負《うけおい》の体制となっている。これは医業を家業とする氏族たちが行なっている営業活動に、国が保証を与える代わりに国家医療を彼らに担わせようとするものであった。その請負体制も器量の優れた民間医が輩出するようになった室町期を迎えると崩れ始め、官医の凋落《ちょうらく》が顕著なものとなっていく。優秀な民間医たちは守護大名や戦国大名に召し抱えられながら、公家貴顕の間にも進出し彼らを顧客化していくことになる。近世の幕医・藩医の職制は、その個人営業の民間医を組織に取り込むことによって生まれたものである。

ここでは国家医療体制の変質と崩壊の過程をたどることにする。まず鎌倉幕府と官医との関係からみると、その初期においては短期滞在型の往診という形態がとられている。官医のほうでは関東下向をいやがり、針博士丹波時長も往診の要請になかなか応えようとしない（『吾妻鏡《あずまかがみ》』正治《しょうじ》元〈一一九九〉年三月）。院旨《いんじ》を受けて渋々下向することになった時長は診療にあたっていた二ヵ月の間、たいへんな饗応を受け賜禄にあずかっている。その後、関東に派遣される官医たちの滞在期間は次第に長期化し、四代将軍九条頼経《くじょうよりつね》が飲水病（糖尿病）を患ったときには、六人もの官医が八ヵ月にわたって結番伺候《けつばんしこう》している（同、寛元《かんげん》三〈一二四五〉年二月）。鎌倉中期になると、短期の往診から長期出向という形態に移行し、御家人やその家族の診療にもあたるようになっている。そこにおいて彼らは「将軍御医師」あるいは「関東医師」と呼ばれ、鎌倉にて生涯を終える者もいた。そんな彼らに対して幕府は御家人の扱いをしている。一二四八（宝治《ほうじ》二）年八月一〇日の幕府評定《ひょうじょう》によれば、一二一九（承久《じょうきゅう》元）年以来、医陰両道の類で摂家《せっけ》将軍に仕えて東下《あずまくだ》りをしてきた者は、先祖より幕府に仕えた者ではないが、御家人と号することを認めるとしている（『吾妻鏡』）。彼らの中には官医を辞して関東に本貫《ほんがん》を移す者もいたようで、一二七六（建治《けんじ》二）年の評定では、医陰両道の輩が本道を棄てて御家人の養子となり、御領を知行することは「道の陵遅《りょうち》（衰退）の基」であるとし、自今以後の停止を命じている（『新編追加式目追加』）。

中世を通じて唯一の国家医療機関であった典薬寮も、太政官機構全体の空洞化が進む中で、実質はどんどん失われていった。かつて典薬寮（内薬司《ないやくし》）は公廨田《くげでん》一八町（『続日本紀《しょくにほんぎ》』天平宝字《てんぴょうほうじ》元〈七五七〉年八月）、勧学田八町（『類聚三代格《るいじゅさんだいきゃく》』巻一五、延暦《えんりゃく》一七〈七九八〉年）をはじめ、合わせて二三〇町を越える寮田から上がってくる賃租・地子があった（『類聚国史』巻一〇七、天長《てんちょう》三、七〈八二六、三〇〉年、『続日本後紀』承和《じようわ》四〈八三七〉年七月ほか）。しかし、それらも荘園化の進行によって先細りとなり（『民経記《みんけいき》』寛喜《かんぎ》三〈一二三一〉年九月）、典薬寮が中世において独自な財源として所有し得たのはわずかなものであった。

財源の一つは薬種商らから得ていた座役名目の上分銭《じようぶんせん》である。典薬寮を本所と仰ぐものに地黄煎《じおういり》売りの一五人の座があり（『晴豊記《はれとみき》』天正《てんしよう》六〈一五七八〉年四月）、また施薬院《やくいん》を本所とするものに鴨社の禰宜《ねぎ》に率いられた諸薬商売千駄櫃《せんだひつ》があった。後者は丹波盛長の父祖の代より専売権が認められていたもので、一四四三（嘉吉《かきつ》三）年五月当時の上分銭は五〇〇疋となっている（『康富記《やすとみき》』）。二つには薬の販売収入である。典薬寮では正月に用いる白散《びやくさん》を、施薬院では牛黄《ごおう》清心円をそれぞれ販売し（『大《だい》乗院寺社雑事記《じよういんじしやぞうじき》』寛正《かんせい》三〈一四六二〉年一二月、『雍州府志《ようしゆうふし》』巻六）、また諸家の求めに応じて調剤もしていた（『山科家礼記《やましなけらいき》』文明《ぶんめい》四〈一四七二〉年七月ほか）。三つには摂津《せつつ》国与野河尻《よのかわじり》荘のほか、美濃《みの》・越前《えちぜん》・丹波《たんば》・播磨《はりま》・備前《びぜん》・近江《おうみ》国などにあった荘園の地頭職《じとうしき》・領家職の得分、年貢地子である（『康富記』宝徳《ほうとく》二〈一四五〇〉年六月、『後知足院房嗣記《ごちそくいんふさつぐき》』応仁《おうにん》二〈一四六八〉年二月ほか）。いずれも療治賞として与えられたものである。療治賞にはこのほか、牛馬・絹布・衣類・刀剣といった現物があり、特に天皇や上皇の療治にともなう勧賞では細かな式次第も決められている（『岡屋関白記《おかのやかんぱくき》』建長《けんちよう》元〈一二四九〉年二月、『実躬卿記《さねみきようき》』正安《しようあん》三〈一三〇一〉年一〇月）。これらは診療報酬にあたるもので、経営母体である典薬寮の収入とみなすことができる。財源としてはいずれも不安定なものであり、それにともない典薬寮としての公的な職務は滞っていくことになった。

一六世紀半ばの故実書《こじつしょ》『公武大体略記』をみると、典薬寮の職務は「月次日次の御薬を調進すること」とだけ記されている。諸国から薬種を中央へ貢進させるシステムが解体されるにともなって、典薬寮が管掌していた諸官司への予備配薬の職務はすでに平安末に行われなくなっている。官人の個別的な請薬に応える程度のものとなっていたが、それでも何とか維持できたのは、幕府からの財政援助があった室町前半期までであった。『大乗院寺社雑事記』一四七〇（文明二）年六月一八日条には「医陰両道滅亡無残」とある。典薬寮が関わってきた朝儀のうち、正月の「供御薬《くごやく》」は応仁《おうにん》の乱とその後の六、七年はなく（『大乗院寺社雑事記』）、復活をみたのは一四八八（長享《ちょうきょう》二）年になってからのようである（『御湯殿上日記《おゆどののうえにっき》』）。五月の端午《たんご》節における「進菖蒲《しょうぶ》」に至っては鎌倉末に廃絶したままで（『建武年中行事』）、また九月の重陽《ちょうよう》節での「献菊花」も室町初期には衰退の状況にあった（『光《こう》明院宸記《みょういんしんき》』貞和《じょうわ》元〈一三四五〉年九月）。また天皇の病が「増気」のときに執行される七仏薬師法で用いる五薬について、先例は典薬寮から進めるとなっていたものが、「近代は阿闍梨《あじゃり》方より用意」することになっていると奉行の蔵人に言われ、典薬頭が引っ込むという場面もみられ（『薩戒記《さっかいき》』応永《おうえい》三二〈一四二五〉年八月）、典薬寮の衰退ぶりは日を追うごとに深まっていった。

位階の上昇　そうした中で「公事中第一大事」（『貫首秘書抄《かんじゅひしょしょう》』）と言われた叙位除目《じょいじもく》のみは別の動きをしている。すなわち、朝儀執行のために必要な資金の調達手段と位置付けられた売官売位、すなわち成功《じょうごう》（任官功・受領功《ずりょうこう》）が盛んに行われていた関係で、医官においては令制にみられなかった大少の允《じょう》や権官《ごんかん》が新設され、ポストの総数は増加している。特に著しいのは位階の上昇で、これは安倍、清原ら地下官人《じげかんじん》の嫉妬と羨望の的ともなっていた（『壬生家《みぶけ》文書』）。室町期には二位、三位に叙される医官が現れ、中下級の技官として五位止まりであった古代のそれとは大きな違いである。これは民間医との競合に曝《さら》されるようになった官医たちが、顧客との関係において優位な立場を維持しようとして伝統的な権威を求め、また顧客となっていた公家たちが療治賞として安易に官位を与えていたことが背景にあった。

典薬頭を例に位階の上昇状況をみると、およそ次のような推移となっている。すなわち、鎌倉期には和気氏を抑えて優位に立った丹波氏は、時に「関東吹挙《すいきょ》」と称する幕府による介入を受けることがあっても、基本的には典薬頭職を父から子へ譲渡する世襲の構造をほぼ確立させ、およそ従四位上から正四位上を相当位としていた。『百寮訓要抄』には「頭は四品以上の者を任ず」とある。五位から四位への上昇は、丹波氏への対抗意識に燃えて技量の優秀さをアピールし、昇叙を願う申文を提出していた和気氏の存在が大きく（『兼仲卿記《かねなかきょうき》』正応《しょうおう》五〈一二九二〉年裏文書）、また丹波氏内部での主導権争いも昇叙の機会を増やすことに大きく貢献していた。

一三三一（元弘《げんこう》元）年六月、療治賞として丹波長直が初めて従三位に叙され（『玉英記抄《ぎょくえいきしょう》』）、それ以後、典薬頭の非参議従三位が定着している。一四五四（享徳《きょうとく》三）年正月には丹波盛長が正三位に（『康富記』）、そして一四六七（応仁元）年正月には和気（半井《なからい》）明茂が従二位に叙されるなど破格の昇進となっている（『大乗院寺社雑事記』『公卿補任《くぎょうぶにん》』）。医官は診療上の必要から昇殿を聴《ゆる》されていたが、それとは別に、殿上人《てんじょうびと》・堂上人《とうしょうびと》となる医官が現れたのは鎌倉中期のことで、室町期ともなれば、それが「近代連綿」という状態になっていた（『壬生家文書』）。しかし、医陰両道の輩は昇殿を聴されても、ほかの雲客《うんかく》（殿上人）とは同列に扱われず（『建内記《けんないき》』永享《えいきょう》元〈一四二九〉年三月）、また堂上人や地下官人の中には医官の後塵《こうじん》につくのを嫌い、参賀の順番や席次をめぐる争いも生じていた（『親《ちか》長卿記《ながきょうき》』延徳《えんとく》二〈一四九〇〉年七月、『後法成寺関白記《ごほうじょうじかんぱくき》』永正《えいしょう》五〈一五〇八〉年九月ほか）。

一方、典薬頭が他官を兼務することは、平安中期以来のこととなっているが、中世には官職の形骸化が進んでいるとはいえ、宮内卿・内蔵頭《くらのかみ》・主税《ちから》頭・主計《かずえ》頭・主殿《とのも》頭・内匠《たくみ》頭・図書《ずしょ》頭・大膳大夫といった枢要な官職を兼務し、受領《ずりょう》に至っては「医道陰陽道は近代五六度兼国、未曾有の事なり」と言われるほどのものとなっている（『玉葉《ぎょくよう》』承安《しょうあん》四〈一一七四〉年正月）。そのため医官には蓄財に励み財力豊かな者というイメージがつきまとうことになる。医官の中には五摂家など有力な堂上家に仕えて、家庭医の勤めを果たすだけでなく、家司《けいし》・家人・家礼となって雑用にも従事する者がいた。たとえば和気相成《すけしげ》は右大臣藤原実資《さねすけ》の家司（『小右記《しょうゆうき》』治安《ちあん》三〈一〇二三〉年九月）、和気富就《とみなり》は左大臣鷹司政平の家礼となっており（『親長卿記』文明一一〈一四七九〉年二月）、丹波親康は夫婦で近衛尚通に仕えている（『後法成寺関白記』永正五年九月ほか）。彼らは奉仕の見返りとして、官位の昇進や領家職の下付といったさまざまな便宜や賜物を得ていた。

殿上人となった医官たちは公家貴顕との間に診療上の付き合いだけでなく、連歌や蹴鞠《けまり》、楊弓などの遊びを介した交流もしており（『年中行事歌合』ほか）、また子女の中には天皇や親王に近侍する者もおり、和気邦成の女播磨局《はりまのつぼね》（『吉田家日次記《よしだけひなみき》』応永八〈一四〇一〉年四月）、和気保成《やすしげ》の女伊予《いよ》局（『康富記』嘉吉二〈一四四二〉年五月)、和気富就の女新参局(『親長卿記』長享二〈一四八八〉年六月)、和気広成の女伊予局(『兼宣公記《かねのぶこうき》』明徳《めいとく》二〈一三九一〉年七月)、和気保家の猶子《ゆうし》准后信子(『宣胤卿記《のぶたねきょうき》』文明一三年七月)、上臈《じょうろう》の半井(和気)就子(『二水記《にすいき》』文亀《ぶんき》四〈一五〇四〉年正月)、命婦《みょうぶ》の和気成子と丹波典子(『後愚昧記《ごぐまいき》』永徳二〈一三八二〉年四月)、同じく命婦の讃岐《さぬき》(『時慶卿記《ときよしきょうき》』慶長《けいちょう》一四〈一六〇九〉年一〇月)、足利義教《よしのり》の子を出産した和気郷成の妹小督局(『師郷記《もろさとき》』永享《えいきょう》六〈一四三四〉年七月)、冷泉為広を産んだ丹波重長の女(『公卿補任』)などがいた。

2 民間医の登場

官医の凋落　医官における器量重視は『医談抄』下巻に、「不肖ノ子孫、家ヲウケツルハ、道ノ陵遅、朝ノ衰微ナルヘシ……殊ニ医業ニヲキテハ人命ノカカル所ナレハ、稽古ヲ先トシ、風骨ヲ択ブベキ事ナリ」とあるように当然のことといえるが、それは中世の補任においても引き継がれている。関白藤原兼経の日記『岡屋関白記《おかのやかんぱくき》』一二五〇(建長《けんちょう》二)年六月六日条をみると、当時の補任基準に対する考え方が示されている。兼経は次のように言う。すなわち、参議を望んだ平時高に対して、「非器量」であっても「累代」の者であれば登用するのに、彼は「非器非重代」であってどうしようもないと。そして、医師丹波頼季《よりすえ》の件に移り、彼は欠員となっている主計頭《かずえのかみ》と侍医のどちらかを望んでいて、「(丹波)康頼以後累代の名医」である。「器量」も傍輩に比べ図抜けているが、性質はのんびりしていて決断力がなく、人望もきわめて低い。しかし、「累代」と「才幹」を一身に備えているという点で優れた人物である。加えて彼は施薬院使《やくいんじ》を解任されて以来、そのことに多年にわたって怨みを抱いている。そのような事情があるため、私は彼が補任されるものと思っていたが、清原頼尚の補任となってしまった。頼尚は「器量」の者であったが、補任を望んでいなかったので、これはどうしたことであろう。前中納言藤原定嗣の意向によるのであろうか、と兼経は推量している。要するに、医官の補任では「器量」と「重代《じゅうだい》・累代」が考慮され、その中でも「器量」が重視されるものとなっていたのである。なお、丹波頼季が施薬院使を解かれたのは一二四二（仁治《にんじ》三）年のころで（『平戸記《へいこき》』）、一二五四（建長六）年ごろに主税頭に補任し（『経俊卿記《つねとしきょうき》』）、一二六三（弘長《こうちょう》三）年には施薬院使に還補となっている（『施薬院使補任次第』）。

ところで、「器量」と対になっている「重代」であるが、それはたんに血統を意味しているのではない。当時の医療は治療を開始するのに良い吉日や恵方《えほう》の選定、治療における儀礼的な手順といったものが重視されており、そのため先例を集積し旧慣故実に通じている家、すなわち「重代・譜代」が有利な立場を占めることになった。医師中原貞説が療治すべき由の勘文《かんもん》を奉るにあたって、「非重代の身にて、一巻の文書のたくはへなし」（『古今著聞集《ここんちょもんしゅう》』巻七）と嘆いたのは、まさにそのことを指している。

医官の補任は「器量」に重きが置かれていたが、中世後期になると官医の「器量」を上回る民間医の登場によって、官医の権威は失墜していくことになった。一三七六（永和《えいわ》二）年のこと、後円融《ごえんゆう》天皇は咽喉痺《いんこうひ》のため丹波篤直《しげなお》と和気繁成《しげなり》の治療を受けたが、結果は思わしくなく、代わって「医術を学びて神に通ず」（『寛政重修諸家譜《かんせいちょうしゅうしょかふ》』巻二九九）と言われた坂士仏《さかしぶつ》（上池院）を召し出し治療にあたらせたところ、たちまちに針をもって完治させたとある（『続史愚抄《ぞくしぐしょう》』）。官医の面目丸つぶれといったところであるが、丹波篤直は一三六六（貞治《じょうじ》五）年に、また和気繁成は一三七五年にそれぞれ典薬頭《てんやくのかみ》に任じられた医官である。篤直にあっては「医道抜群、当世奔走」と言われた山科俊藤《やましなとしふじ》を門下に抱えており（『吉田家日次記《よしだけひなみき》』応永《おうえい》九〈一四〇二〉年二月）、いずれも技量において見劣りするような者ではなかったと思われるが、現実はそれにもまして九仏、十仏と受け継がれてきた坂士仏の医術のほうが上回っていたのである。

民間医優位の兆《きざ》しはすでに鎌倉期にあった。僧医の梶原性全《かじわらしょうぜん》が鎌倉末期に著した大部な医書『頓《とん》医抄《いしょう》』『万安方《まんあんぽう》』をみると、宋代の最新の医書である『太平聖恵方』『太平恵民和剤局方』『三因極一病症方論』が引用されているのに対して、官医の丹波行長が著した『衛生秘要抄』や惟宗時俊の『医《い》家千字文《かせんじもん》』にはそれらがなく、旧套《きゅうとう》を墨守し古方を尊ぶ姿勢で書かれている。伝統や権威にすがれない民間医が頼れるのは己れの腕しかなく、したがって新知識に対しては貪欲にならざるを得なかった。竹田昌慶《しょうけい》・吉田意庵《いあん》・坂浄運《じょううん》・僧月湖・田代三喜《たしろさんき》らは渡明して先進的な医学を学んでいる。その貪欲さにおいて官医に欠けるものがあったと言える。

それでも室町前期のころまでは、官医もそれなりの水準を保っていたようである。一三八三（永《えい》徳《とく》三）年六月、後小松《ごこまつ》天皇の母厳子が瘧《ぎやく》病を発したとき、典薬頭和気邦成と施薬院使和気広成の行なった灸と湯薬が効験を現し、三条公忠に「彼朝臣（邦成）高名なり」と言わせるだけの技量があった（『後愚昧記《ごぐまいき》』）。しかし、その後になると官医の召し出される機会は減り、信用が地に落ちた状態となっている（『康富記《やすとみき》』応永二九年六月、嘉吉《かきつ》二年一〇月ほか）。それに代わって戦国期の京において活躍したのは、田代三喜に李朱医学を学んだ曲直瀬道三《まなせどうさん》であり、また豊臣秀吉の恩遇を得た施薬院全宗《やくいんぜんそう》らであった。道三は啓迪《けいてき》院を経営して多数の門下生を擁したが、その流れは曲直瀬玄朔・同正琳・同玄鑑のほか、近世に幕医となって働いた多くの医師たちがいた。

治病の工人　吉田兼好《よしだけんこう》は「一道」「芸能」「才芸」という専門的な技能を持った「万の道の匠」を讃えているが（『徒然草《つれづれぐさ》』一八七、一九三段ほか）、技能・技術に敬意を表しているのは兼好だけではない。平安末期の『今昔物語集』が仏力による治病譚を多く収めている中で、医療技能や名医の神業を讃えた話（巻二四第七〜一二）を同時に収載している姿勢からも、技能重視の時代意識をうかがうことができよう。鎌倉期の『二中歴《にちゅうれき》』は「一能」という部類において名医二九名の実名を挙げているが、それはたとえ過去の医師であったにしても、良い医師を見い出したいという意識の現れであったとみることもできる。

ところで、医師とは本来、典薬寮における官職名を指す言葉である。医師は「医術」「医方」「医業」「芸能」と呼ばれる術を用いて「諸疾病を療し、及び診候」する医人であり（医疾令）、治病の工匠、「治病工」「医工」と定義される者のことであったが（『和名抄《わみょうしょう》』）、平安中期ともなれば医療に従事する人、医家一般を指すようにもなっている。その医師を兼好は大事にせよと言う。彼は友とするのに良き者として三人を挙げ、そのうちの一人に医師を組み入れている（『徒然草』一一七段）。それは医術なくして生を全うすることはできないと考えていたからである（同一二二段）。

平安中期には天皇の診療にあずかる優秀な「里中医」（獄令）、すなわち民間医も現れており（『小右記《しょうゆうき》』長和《ちょうわ》三〈一〇一四〉年正月ほか）、典薬寮や施薬院以外にも庶民の受療の場は拡大していた。経験を積み重ねて良医の評判を得た者、あるいは「渡りくすし」（『病草紙《やまいぞうし》』）として遍歴し技能を磨いた「道のもの」「道の匠」のもとには、「弟子・門弟」と称する者たちが集まって医学修業や代診を務めるなど、室町期ともなれば京の都には多くの民間医が登場している（『兼宣公記《かねのぶこうき》』応永二九年六月ほか）。良医を求めて地方より上洛する富裕層も多い。医師のほうでも「藪医《やぶい》（野巫医）」の評判がたてば都落ちせざるを得ず（『大乗院寺社雑事記《だいじょういんじしゃぞうじき》』文明《ぶんめい》一〇〈一四七八〉年六月）、「薬違」などと言われる誤診を指摘されれば隠居に追い込まれることになった（『実隆公記《さねたかこうき》』文明一一年五月ほか）。京の都でしっかりと門戸を構えるためには、高い臨床能力が求められていたのである。

医療は実力によって評価される世界であるが、医師の資格制度も、また医療の適切さを診断する評価法もなかった時代における実力とは、患者が不幸な転帰を迎えたときに起こる患家からの非難を、うまく封じ込めることのできるカリスマ性も実力のひとつに数えられる。近世末の随筆『了阿遺書《りょうあいしょ》』上巻には、「医は意なり」の解釈について次のように記されている。すなわち、「医は衣なり。衣服美ならざれば行はれず。医は威也。威厳敬重ならざればあたはず。医は異也。異言、異体よく用いらる。医は夷也。ややもすれば人を夷《そこな》ふ。医は稲荷《いなり》、よく尾を出さずして人を誑《たぶらか》す」と。医師のする異装、

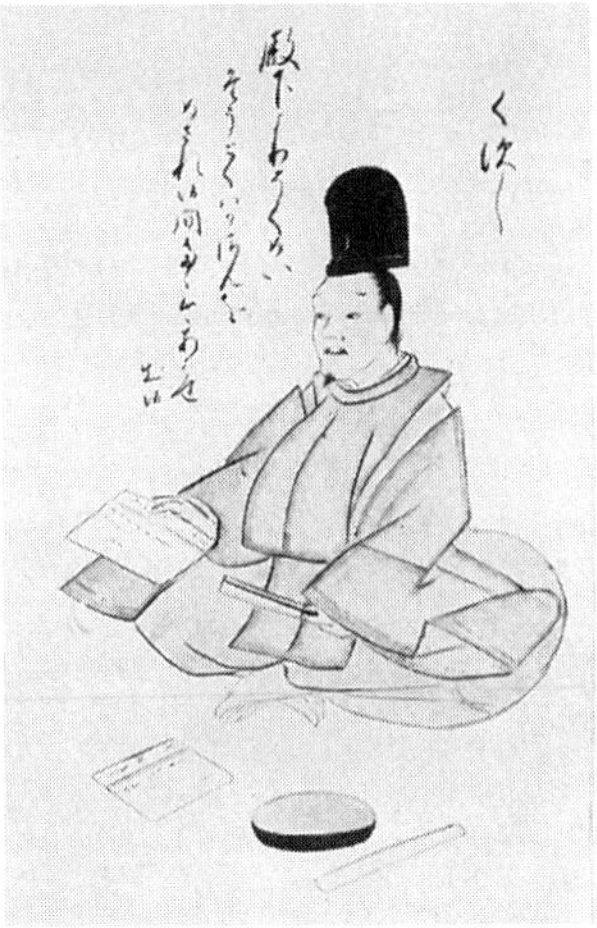

図10　中世末の医師

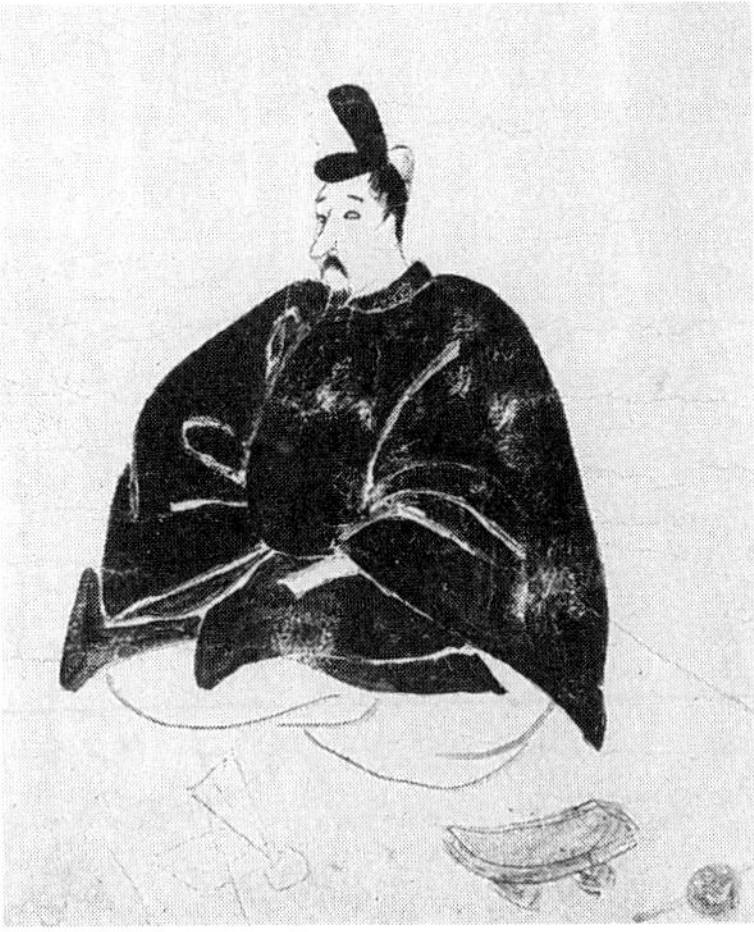

図11　南北朝期の医師

異言、誑惑《きようわく》はカリスマ性を高めるための装置であり行為なのである。同時期の随筆『杏林《きようりん》内省録』によれば、これを医師の弊風であると述べている。ちなみに中世の百科事典『塵袋《ちりぶくろ》』巻五によると、「医ハ意也ト釈タル事アリ。心ニ思ヒ計《はかり》テ時ニ臨テ斟《くみとり》アルヘキミチナレハ、カク云ヘリ」とあり、医学には理論よりも現実に即した臨機応変な対応が求められるという意味に解している。

中世末の『七十一番職人歌合』に描かれている医師をみると、南北朝期の『東北院職人歌合』における衣冠装束とは違って狩衣《かりぎぬ》となっているが、それでも公家の略装を職業衣としているのは威厳を示そうとしたからであったと思われる。カリスマ性を持ち得なければ、医師は診療辞退という手を使って危ない患者を遠ざけるか、「手遅れでした」を連発して保身をはかるしかなかったのである。

ところで、洛中に住む公家や将軍家では、病人が出ると複数の民間医や官医を呼び出し、合同で診察にあたらせることが多いが、その場合の手順をみると次のようになっている。まず医師たちがそれぞれに診察をする。その上で「脈体」と呼ばれる診断書を提出し評定に移る（『蔭凉軒日録《いんりようけんにちろく》』寛正《かんしよう》四〈一四六三〉年一一月、『後法成寺関白記《ごほうじようじかんぱくき》』永正《えいしよう》五〈一五〇八〉年五月ほか）。評定の結果、最も優れた診断を下したと思われる者が治療にあたるが、回復が思わしくなければ患家主導で別の医師と交代させるというものである（『鹿苑日録《ろくおんにちろく》』慶長《けいちよう》六〈一六〇一〉年三月ほか）。病人の心情とすれば、「良医良薬の謂れを信ずべし」と自分に言い聞かせていても、さまざまな不安が頭をもたげ、この医師でほんとに大丈夫であろうかという気持ちをなかなか抑えきれるものではない（『実隆公記』明応《めいおう》四〈一四九五〉年正月）。そうした不安が合同診察という形態をとらせていたといえる。

一方、医師のほうでも病人に治る見込みがなければ、「迷惑の由」を申し入れて診療を拒否することもあれば（『兼見卿記《かねみきようき》』天正《てんしよう》一二〈一五八四〉年三月）、自分の調進した薬が効いていないと思えば、診療辞退を申し出ることもしばしばであった（『晴富宿禰記《はれとみすくねき》』明応五年七月ほか）。それは当時の人びとが医師に対して、治療責任に加えて治癒責任までも負わせていたためである。病気を治せないことによって、医師が命をも奪われかねない社会においては（『古事談』第六）、不名誉の烙印《らくいん》を押されても辞退するほうが賢明であったといえる。

医療の専門分化　中世にはたくさんの民間医が生まれているが、それぞれに得意とする専門分野を決めている。まず令制の「創腫科《そうしゆか》」に始まる「外科」「瘍科《ようか》」であるが、それを専門に担う民間医の登場は鎌倉初期のことで「疵医師」と呼ばれる（『鎌倉遺文《いぶん》』建久《けんきゅう》九〈一一九八〉年）。これは「きすくすし」と訓んでいるが（『山科家礼記《やましなけらいき》』文明《ぶんめい》四〈一四七二〉年九月）、そのほかの呼称として「瘡《そう》医《い》」（『看聞御記《かんもんぎょき》』応永三〇〈一四二三〉年三月ほか）、「腫医《しょうい》」「腫物《はれもの》医師」「横根医師」（『舜旧記《しゅんきゅうき》』慶長七〈一六〇二〉年一一月ほか）、あるいは「金創医」「外科医」（『幻雲《げんうん》文集』自足軒記ほか）、「外経者」「外経人」「外境者」（『鹿苑日録』慶長八年五月ほか）などがある。外経・外境は「けきやう」と訓《よ》む（『御湯殿上日記《おゆどののうえのにっき》』慶長九年五月）。

外科は時宗や禅宗の僧医に多く、陣僧として武将とともに戦陣に向かい、傷の手当や死後の処置に関わっている（『異本小田原記』）。武将は必要上、外科を学ぶことがあり、その伝授関係がいくつか知られている（『金瘡秘伝』奥書ほか）。治療は気付け薬を与えた後に縫合し、手負薬・金瘡薬・止血薬などを塗布して終わるが（『時慶卿記《ときよしきょうき》』慶長一五年三月、『言継卿記《ときつぐきょうき》』永禄《えいろく》六〈一五六三〉年二月ほか）、流派の数ほどには治療法に差異はみられない（富士川游『日本医学史』）。

次に「目の病をつくらふ医師」（『病草紙』）であるが、「めくすし」「目医」「目薬師」「目医師」などと呼ばれ（『吉田家日次記』応永一〇年正月、『後法興院記』明応七〈一四九八〉年六月ほか）、歯科医と並んで平安末期には専門化している。中世には尾張《おわり》国海東郡の馬島流眼科をはじめ、佐々木、青木、穂積、祐乗坊などの諸流派が生まれている。薬による治療だけでなく、「双眼清明」にさせるために「眼膜」を切る白内障手術も行われている（『蔗軒日録《しょけんにちろく》』文明一六年六月、『鹿苑日録』明応八年四月ほか）。

歯科のほうは抜歯《ばっし》がほとんどで、「虫のくひたる歯」を取るという「歯取」（『沙石集《しゃせきしゅう》』）は、天皇の抜歯にも関わるほどの腕を持っていた（『小右記《しょうゆうき》』長和《ちょうわ》三〈一〇一四〉年正月ほか）。

令制では少小科と言われていた小児科の専門医の登場は遅く、室町期のことになる（『実悟記《じつごき》』、『言経卿記』慶長二年一一月ほか）。その中で甲斐《かい》国の武田氏に仕えた板坂は著名で（『甲陽軍鑑《こうようぐんかん》』第三四ほか）、『満済准后日記《まんさいじゅごうにっき》』『言経卿記《ときつねきょうき》』『鹿苑日録』などによってその活躍が知られる。また保童円《ほどうえん》という家伝薬を持っていた公家の富小路《とみのこうじ》家も、俊通・資直・氏直・秀直と代々小児医者を兼ね、諸家に出入りしている（『兼見卿記』天正一三〈一五八五〉年三月、『実隆公記』明応五年九月ほか）。産婦人科については産前産後薬という家伝薬を持つ安芸《あき》家（通称は大膳亮）、北小路《きたこうじ》家があり（『御産所日記』、『言継卿記』永禄元年七月ほか）、婦人科医には南条宗鑑・宗虎（一鷗）・宗白らの活躍がみられた（『多聞院《たもんいん》日記』天正一七年一一月ほか）。

死の判定と脈診　『医心方』巻一の総論には、気血の状態を知るために脈を診ることの重要性が指摘されている。では、その脈診をどのように行えばよいのかということになると、同書は何も語っていない。典薬寮における医学教育用の指定教科書『脈決《みゃくけち》』『脈経《みゃくきょう》』も『医心方《いしんぽう》』には引かれていない。鎌倉期の『医談抄』上巻はそのことに触れて次のように言う。すなわち、先哲は脈診の知り難きことを申しているのに、「近代ハ諸医ミナ脈道ヲ自称シテノミ侍メリ。ヲソラクハ愚者トヤ申ヘキ」と。実際、公家日記などをみても、脈診という言葉は鎌倉後期になって使われ始めている。その脈診では宋代の『察病指南』が用いられている。

醍醐寺座主《だいごじざす》満済の日記『満済准后日記』一四三四（永享《えいきょう》六）年六月九日の記載によれば、脈を診るためには卓上に柔らかな物を敷き、その上に患者の左手を置かせ、医師は手を卓上に据えて患者の手を取り、橈骨《とうこつ》動脈の搏動部《はくどう》にあたる寸口の三部脈（寸口・関上・尺中）に三指をあてるとしている。近世には脈診を重視する医師と、そうでない医師とに分かれるが、杉田玄白《げんぱく》は「(古方派の吉益東洞《よしますとうどう》は）偏に腹候にありと、門人に教へられしよし。総て脈と称するものは、血の通ふ管なり。其始を為すは心の臓にて、其心に連なる大管より、血を注き出して諸部へ周流すること間断なし。特り《ひと》血の和不和を察するは、脈を切にして其運動を候ふより著実なるはなし。東洞翁、診脈をなすは用なきものと教へられしは、恐は疎漏《そろう》の至りといふべき歟《か》」（『形影夜話《けいえいやわ》』巻上）と述べている。古方派では腹診が用いられ、脈診は蘭方派や後世《ごせい》派のものとなっていたようである。

なお、近世の医師三浦安貞は随筆『梅園《ばいえん》叢書』下巻において、昔の神医は望診・聞診・問診・切（脈）診の四つを用いて診断しているのに、今日の医師は神医に遠く及ばないにもかかわらず、「脈一いろにて病をわかたん」としている。脈診に偏重すべきでないと論じている。

ところで、脈診が始まったのは前にも述べたように、文献の上では鎌倉後期のことになるが、ちょうどそのころ死の判定にも脈診が採り入れられている。それまでの間は、絶息をもって死の徴候とし、死の確定には死臭の発生、体の崩壊が必要とされていた。『源氏物語』葵《あおい》巻には死の確認までの状況が次のように記されている。すなわち、葵の上が生霊に憑かれて息絶えた後、二、三日は枕返しもしないで、人びとは「生きや返りたまふ」かと見守っていたが、相貌が「やうやう変りたま」い、体も「損《そこな》はれたまふことどものある」を見てこれまでと思い、六日を過ぎて遺骸を鳥辺野《とりべの》へ送ったとある。

北枕にする枕返しをしてしまえば蘇生はないものと当時は考えられており（『大鏡』中巻）、蘇生の可能性がないと判断される体の崩壊まで、枕返しは控えられている（『栄花物語』巻一六）。

その枕返しまでの間、蘇生を願って寺社において祈請祈禱がなされ、また遊離している霊魂を屋根の上に登って招き返す招魂祭なども行われる。入棺までの間に遺体は近親者や僧によって「御湯殿」、すなわち湯灌《ゆかん》・沐浴をさせ、生絹《すずし》の綿のないものに着替えさせる（『殿暦《でんりやく》』永久《えいきゅう》二〈一一一四〉年四月、『看聞御記』応永二三〈一四一六〉年一一月）。中世になると絶息の後、それほど時間を置かないで枕返しに移る場合も増え、後柏原《ごかしわばら》天皇が臨終《りんじゅう》正念《しょうねん》にて往生を遂げたときは、「御枕を以て北に為す。本は南枕に御すなり」と言われた「御北首事」が崩御後まもなく行われている。四日後に沐浴をさせ、直衣に着替えさせて入棺となっている（『二水記《にすいき》』大永《だいえい》六〈一五二六〉年四月）。

真死を確定するまでに長い時間をかけていた様子が知られるが、仮死か真死かいずれにせよ、死は「鼻気」が絶えると言われる絶気・絶息をもって最初の徴候と考えられていた（『玉葉《ぎょくよう》』文治《ぶんち》四〈一一八八〉年二月）。それが次にみる後光厳《ごこうごん》上皇の臨終場面にあるように、鎌倉後期になると「絶脈」という徴候が脈診の普及にともない新たに加わっている。『愚管記《ぐかんき》』と『保光卿記《やすみつきょうき》』の一三七四（応安《おうあん》七）年正月二八日条によれば、疱瘡《ほうそう》を病んでいた後光厳《ごこうごん》上皇は丹波篤直によって酉刻に「事切」が宣告されている。しかし、亥刻になって蘇生の兆しが見えたので、急いで和気広成が脈を取ってみれば、脈が少し触れると言う。篤直の判断では、その脈は長続きしないということである。その言葉の通り、寅刻に至って絶脈、「真実御事切」とある。「事切」という表現は『明月記《めいげつき》』（安貞《あんてい》元〈一二二七〉年正月）や『葉黄記《ようこうき》』（宝治《ほうじ》元〈一二四七〉年九月）、『実隆公記』（延徳《えんとく》二〈一四九〇〉年正月）に使われているが、あまり一般的な言い方とはいえない。

後光厳上皇の父である光厳法皇が重態に陥ったときも、医師は脈診をしながら病状の推移を追いかけている。『園太暦』の一三五八（延文《えんぶん》三）年九月四日条によると、法皇が後架《こうか》（便所）より帰って気を失い、「脈絶」の状態となったのが酉刻という。早速、丹波篤直が蘇合円を飲ませたところ、子刻になって法皇の意識が少し戻り、丑刻より脈が現れたとある。篤直はおよそ八時間、脈拍の様子を追いかけていたのである。なお、蘇合円はこのような場面において使用される薬であったようで、伏見宮栄仁親王の臨終時では、開いたままとなっていた口に投薬されているが、飲み込ませることができず、また伏見宮治仁王の臨終場面では、宮が歯をくいつめていたので、これも飲ますことができなかったとある（『看聞御記』応永二三年一一月、同二四年二月）。

医療の大衆化　初学者用の教科書である古代中世の往来は、書状の往来という形式をとって社会生活に必要な知識を中下級の貴族や武士の子弟に伝えようとするもので、平安中後期の『明衡往来《めいこうおうらい》』『東山往来』、南北朝期の『庭訓往来《ていきんおうらい》』（以下、庭訓）、その前後の『新札往来』（以下、新札）『異制庭訓往来』（以下、異制）、室町後期の『尺素往来《せきそおうらい》』（以下、尺素）などがよく知られている。そこにはその時代における集約された医薬知識・情報も盛り込まれている。庭訓の往状からその内容をみていくことにしよう。

まず差出人である秦某は次のように言っている。すなわち、最近、持病が再発し心気・腹痛・虚労なども生じているので、療治灸治を受けようと医師を訪ねてみたところ、藪医師ばかりである。和気・丹波の典薬に会うことも難しいため、宛先人である主計頭《かずえ》に対して、施薬院《やくいん》の良医を紹介してほしいと述べる。以下、医療に関する知識を羅列した上で、この辺りの医師は脚気《かっけ》などの病に関して型通りのことだけは知っているようだが、癲狂《てんきょう》などの病については無知である。私としては正しく調剤された薬がほしい。また病中食や食い合わせの禁忌について書いてある医書の写しもほしいと述べる。それに対する主計頭の返状は、あなたのおっしゃることは良く分かった。仰せの通り典薬の名医は多忙のため受診は難しいが、権官《ごんかん》の医師の中には良く勉学に励んだ優れた者もいる。薬についてはは渡唐の船が中絶している関係で、唐薬が高値となっているので止めたほうがよい。和薬をお使いならば持って参りましょう。五木八草の湯治《とうじ》・風炉《ふろ》・温泉なども簡単に行えて良いものであると述べ、以下、いろいろな健康法を紹介し、これらをよく心得て養生してくださいと締めくくっている。

治方に関してそれぞれの往来が述べていることを集約すると、まず庭訓では針治・湯治・術治・養生・薬治を、新札では薬治・蛭飼《ひるかい》・湯治を、尺素では薬治・湯治・養生・按摩《あんま》・針治・灸治・蛭飼を、それぞれ薦めている。新札・尺素では中風《ちゅうふう》・脚気の療養に温泉より優れたものはないと言い、また薬治に用いる薬剤の効能が詳記されている。表1は尺素と新札、それに童幼用の字類である『撮壌《さつじょう》集』に記載されている合薬類をまとめたものである。尺素はこれらを火打ち袋や小薬器に入れて携帯せよと言う。合薬類はいずれも『太平恵民和剤局方』に依拠したものである。同書は、宋の政府が庶民の救済用に設けた和剤恵民局において使用していた処方をまとめたもので、日本でも活用され売薬の普及に大きく貢献している。表にみる牛黄円《ごおうえん》・万病円・蘇香合円・阿伽陀薬《あかだ》などは頻用されていたことが公家日記などによって知られる。

表2は庭訓・新札・尺素に記載されている病名をまとめたものである。『撮壌集』には一五八、室町中期の『類集文字抄』には一八六の病名が採録されている。それらに共通してみられるのは脚気・中風・瘧病・癰《よう》（腫物）で、これらが当時、最も流行していた病ということになろう。しかし、公家日記などにしばしば登場する風咳・痢病といった呼吸・消化器系の疾患は庭訓を除いてみられず、また流行を繰り返していた疱瘡・麻疹・三日病、あるいは骨折などの外科領域、産婦人科の分野に関しては、三往来ともその記載がない。次に薬種名であるが、尺素には三七種、新札には一三種、異制には二四種、『撮壌集』には一三七種、『類集文字抄』には一〇二種の記載がみられるが、すべてに共通しているのは人参・胡椒《こしょう》・甘草《かんぞう》・茯苓《ぶくりょう》といったところである。医書名については尺素が『太平恵民和剤局方』以下八種、『撮壌集』が『黄帝内経素問《こうていだいけいそもん》』以下三八種

表1　合薬類名

合薬類名	尺素往来	新札往来	撮壌集
潤体円	○	○	○
脳麝円	○		○
沈麝円	○		
牛黄円	○		
麝香円	○	○	○
兎糸円	○		○
阿伽陀薬	○	○	○
感応円	○		
金露円	○		○
太一膏	○		
雲母膏	○	○	
妙香円	○		○
鬼哭散	○		
五香連翹湯	○	○	○
蘇香合円		○	○
万病円		○	○

表2　病　　名

病　　名	庭訓往来	新札往来	尺素往来
脚気	○	○	○
中風	○	○	○
瘧病(マラリヤ)	○	○	○
上気(逆上)	○		
頭風	○		
荒痢(しぼり腹)	○		
赤痢	○		
内痔	○		
内癄(心労)	○		
癰丁(腫物)	○	○	○
咳病	○		
病歯	○		
膜(眼病)	○		
癲狂	○		
癩病	○		
傷寒(チフス)	○		
傷風(ビカタル)	○		
虚労	○		
霍乱		○	○
雑熱			○
小瘡			○

を載せている。

かつては医薬知識と言えば、医師や一部の貴族・僧らの専有するところとなっていたが、往来はそれをより広範な階層にまで広げる役割を果たしている。医療需要の高まりが往来に医薬記事を書かせ、医療の普及につながったとも言える。中世末ともなれば薬店や薬種商の動きも活発なものとなり（『鹿苑日録』明応八〈一四九九〉年八月、『多聞院日記』永禄一〇〈一五六七〉年二月ほか）、また医療を副業としていた公家の山科言継《やましなときつぐ》・言経《ときつね》・言国《ときくに》、富小路《とみのこうじ》家や豊原家のもとには、いろいろな階層の人びとが出入りしており、洛中洛外にかぎれば医療の大衆化はかなり進んでいた。

三　戦国期の医療

1 道三流（当流）医学の普及

田代三喜の李・朱医学導入　戦国織豊期《しょくほうき》における日本医療史上の特色の第一は、中国明《みん》医学がもたらされ、実地の臨床医術として活用されるにいたったことである。中国に漢民族国家としての明朝が成立した一三六八年、日本では足利義満が征夷大将軍《せいいたいしょうぐん》に任官し、室町幕府体制強化のための内外政策を積極的に推進するにいたったことから、大陸との交流に新たな気運が生じたのであった。先鞭をつける形で入明をとげたのは竹田昌慶《しょうけい》（明室《めいしつ》）であって、一三六九（応安《おうあん》二）年に明に渡ると金翁道士に師事して医術を学び、とどまること一〇年目の一三七八（天授《てんじゅ》四）年、道士より相伝の「牛《ご》黄円《おうえん》」などの秘方に加え、銅人形（人体模型）を携えて帰国した。その後は京都に住んで将軍足利義満に出仕し、法印《ほういん》に叙されたものの、一三八〇年に没したため、その薬方を伝えるにとどまった（『寛政重修諸家譜《かんせいちょうしゅうしょかふ》』）。

昌慶の渡明から八〇年余りを過ぎた一四五二（景泰《けいたい》三）年、かつて渡明僧の月湖（明監寺）が留学

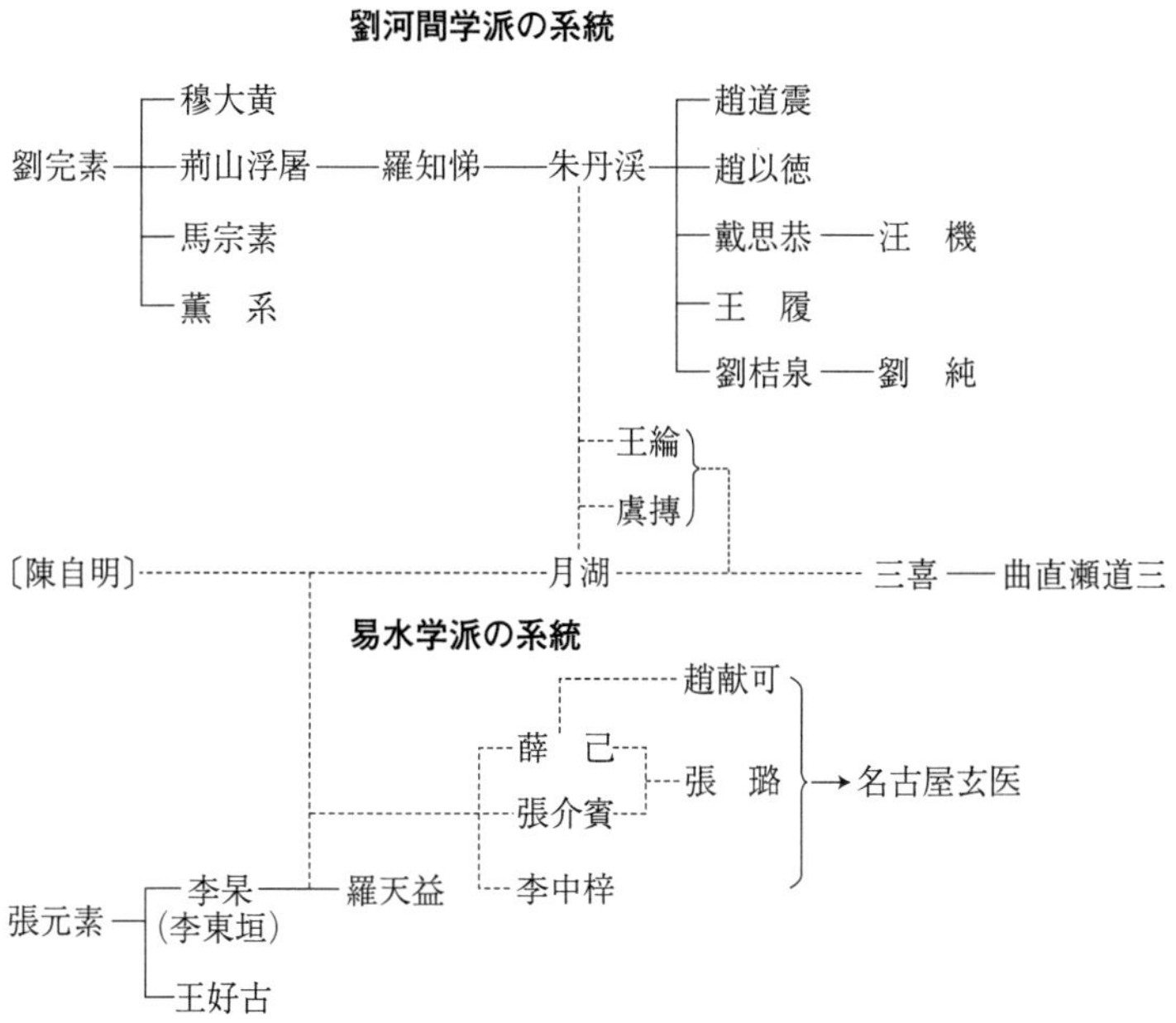

実線 ―― は直接師事　破線 -------- は間接的影響　〔　〕は系統外

図12・13ともに花輪壽彦稿「名古屋玄医について」（『近世漢方医学書集成 102 名古屋玄医』）より加筆訂正し引用

図 12　劉張李朱医学の系統

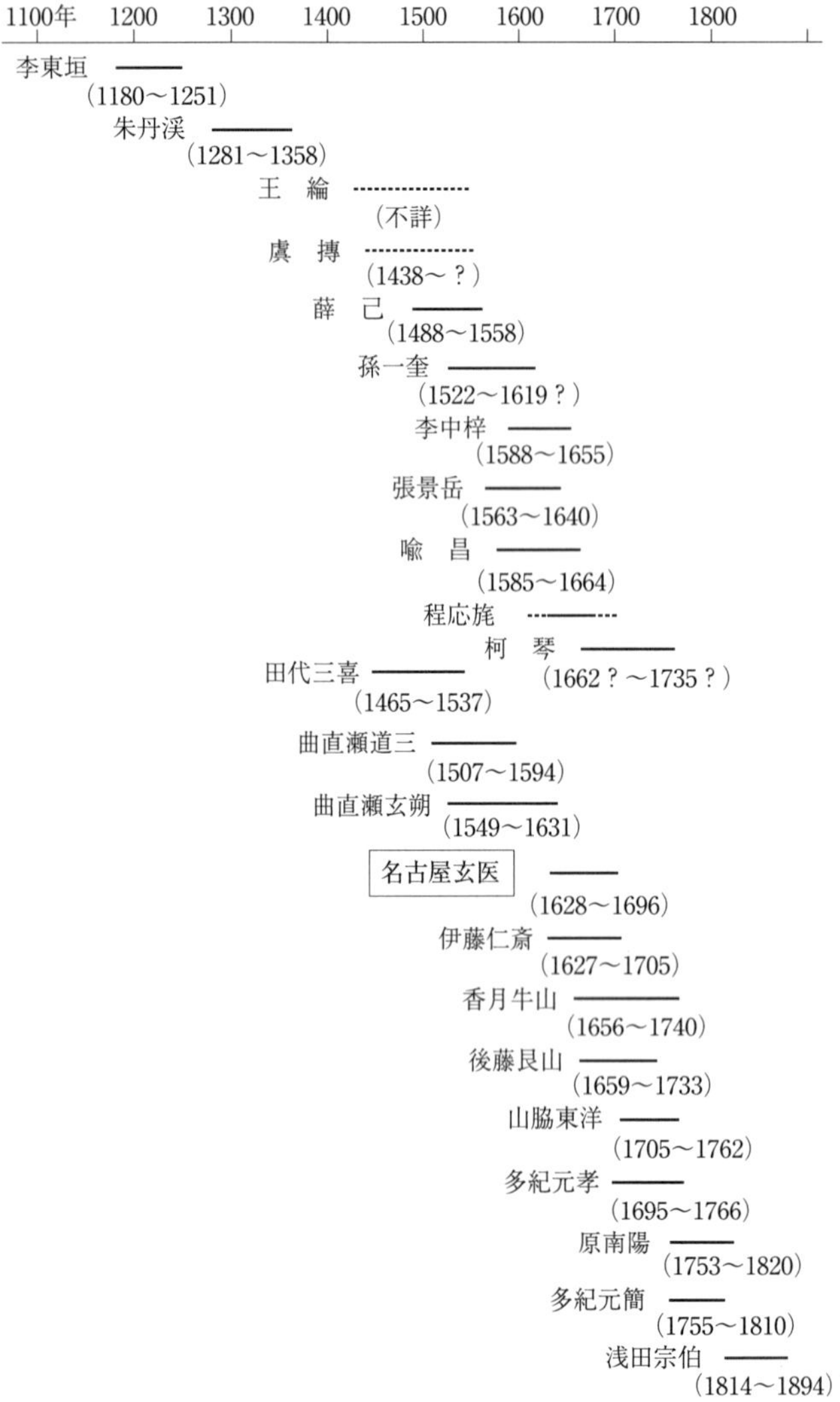
1100年 1200 1300 1400 1500 1600 1700 1800
李東垣 (1180～1251)
朱丹渓 (1281～1358)
王　綸 (不詳)
虞　摶 (1438～？)
薛　己 (1488～1558)
孫一奎 (1522～1619？)
李中梓 (1588～1655)
張景岳 (1563～1640)
喩　昌 (1585～1664)
程応旄
柯　琴 (1662？～1735？)
田代三喜 (1465～1537)
曲直瀬道三 (1507～1594)
曲直瀬玄朔 (1549～1631)
名古屋玄医 (1628～1696)
伊藤仁斎 (1627～1705)
香月牛山 (1656～1740)
後藤艮山 (1659～1733)
山脇東洋 (1705～1762)
多紀元孝 (1695～1766)
原南陽 (1753～1820)
多紀元簡 (1755～1810)
浅田宗伯 (1814～1894)

図13　日中の金元李朱学派とその分派の系流

時に銭塘の地で著わしたと類推される『類証弁異全九集』が当地（明国）において刊行されるなど進貢船留学の環境が調えられると、やがてこの後にはその一族の田代三喜《さんき》が渡明した。金・元代の李東《りとう》垣《えん》・朱丹渓《しゅたんけい》の医学を学ぶこと一二年にして帰国するや、還俗《げんぞく》して下総《しもうさ》の古河《こが》（茨城県）を拠点に医療活動を展開し、〝古河の三喜〟の名を東国一帯に轟かせたとされる（『啓廸集序《けいてきしゅうじょ》』『医学源委』『曲直瀬家譜』）。

もっとも、三喜の医療活動は、「三喜斎」「三帰」と称する複数の医師が一族内に前後して輩出し、これに「江春庵」の号（これまで三喜の別号とされてきている）も複数人が使用しているため、それらの何れの事蹟に該当するものか、必ずしも具体的でない。この点、三喜の代表的著作として知られる『三喜（帰）十巻書』なども同様である。『和極集』上・下『弁証配剤』『印可集《いんかしゅう》』『当流諸治諸薬之捷《しょう》術《じゅつ》』『諸薬勢揃薬組之方弁諸療』『薬物書（薬種隠名）』『小児諸病門』『啓廸庵日用灸法』の八巻九冊をもって『三喜（帰）十巻書』と総称され、『三帰廻翁《かいおう》医書』に準《なぞら》えられるが、うち『弁証配剤』の識語に一五五六（弘治《こうじ》二）年一一月とある年紀から知られるように、三喜の没後に編纂された医書とされ、

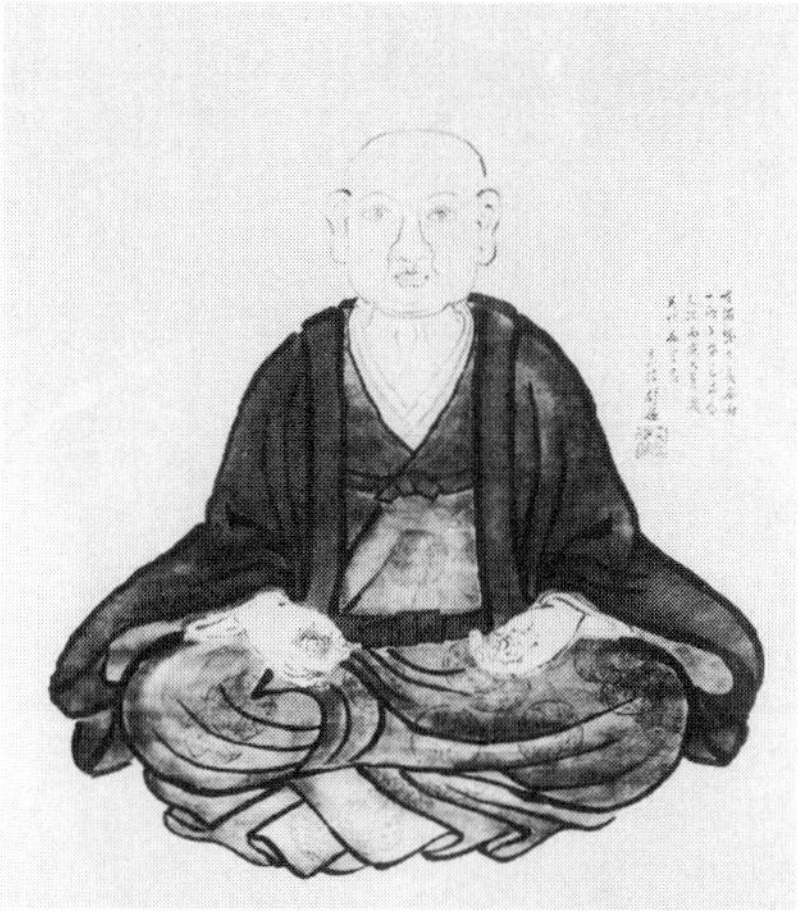

図14　田代三喜

同様の問題を孕《はら》んでいる。

三喜の医書編述は、『当流和極集』が一五〇三（文亀《ぶんき》三）年、『捷術大成印可集』が一五二五（大永《だいえい》五）年と伝えられるので、いずれも門下の曲直瀬道三《まなせどうさん》にその医術（当流＝李・朱医学）を伝える前のものと考えられる。だが、その署名は両書とも「三帰」であって「三喜」ではないことから別人の可能性もあり、検討を要しよう。三喜が道三に伝えた医書のなかには、祖師の月湖にちなむ上記の『類証弁異全九集』も含まれる。この医書は道三の察証弁治に影響を与えた貴重書で、全七巻にわたる内容の概要をあげてみると、巻一が、診脈《しんみゃく》の分別から養生論まで、巻二が薬味の功能や合食の禁など、巻三が中風《ちゅうぶう》・痢病・欬《がい》（咳）嗽《そう》・積聚《しゃくじゅ》・脚気《かっけ》の治方について、巻四が脹満・黄疸《おうだん》・淋病《りんびょう》・痰飲《たんいん》・諸熱・下血・溺濁《できだく》の治方、巻五が癆瘵《ろうさい》から鬱証《うつしょう》までの一三病目の治方、巻六が婦人門と小児門の各症状とその治方、最後の巻七は灸治《きゅうち》の細則と運気《うんき》の詳細について説かれている。予防医学の心得から病とその治方にいたるまで、明解に叙述されるが、とりわけ「性を養う都契《とけい》（要義）」とされる「少思・少念・少欲・少事・少語・少笑・少愁・少楽・少喜・少怒・少好・少悪」の一二少などは合理的で分かりやすい。

なお三喜が道三に直伝した秘訣としては、『涙墨紙《るいぼくし》』所載の次の一〇種の秘訣が知られている。すなわち難治や致死にいたる病の病症診断法として、①「面目直視」――病人自ら色変わり、瞳が動かず直視するは不治の病なり。②「忽作屍臭《こつさくししゅう》」――病人にわかに悪臭を発して近づきがたきは、死症と知るべきなり。③「陰脈錯乱」――病人の寸口の脈が忽《たちま》ち現われ、忽ち隠れるは、難治と知るべし。

④「脚跌腫起《きゃくふしゅき》」――病人の足の甲が腫《は》れ、踝《くるぶし》の骨の見えざるは、必死なり。⑤「口唇反張」――病人の唇が反《そ》り返り、色がすすけて黒きは、必死の症なり。⑥「爪甲黧黒《そうこうれいこく》」――病人の爪の甲が煤《すす》しみ(のよう)ならば、難治なり。手足の爪が茎まで煤しみ黒きは、死症なり。⑦「俄失屎溺《がしつしにょう》」――病人が大小便を俄《にわ》かに度を失って洩《も》らすは、死症と知るべし。⑧「面黒聚口《めんこくじゅこう》」――病人の面色が黧黒《れいこく》で、口がすぼみ、言語不自由なるは難治と知るべし。⑨「上竄喘短《じょうざんぜんたん》」――病人の脚が腫れ、目を見出し、口を動かし、声が出でず、喘息あるは、十死一生と知るべし。⑩「肢重如石」――病人の脚が腫れ、重きこと石のごとく、ひたすら左右になげうつは、死症なり。

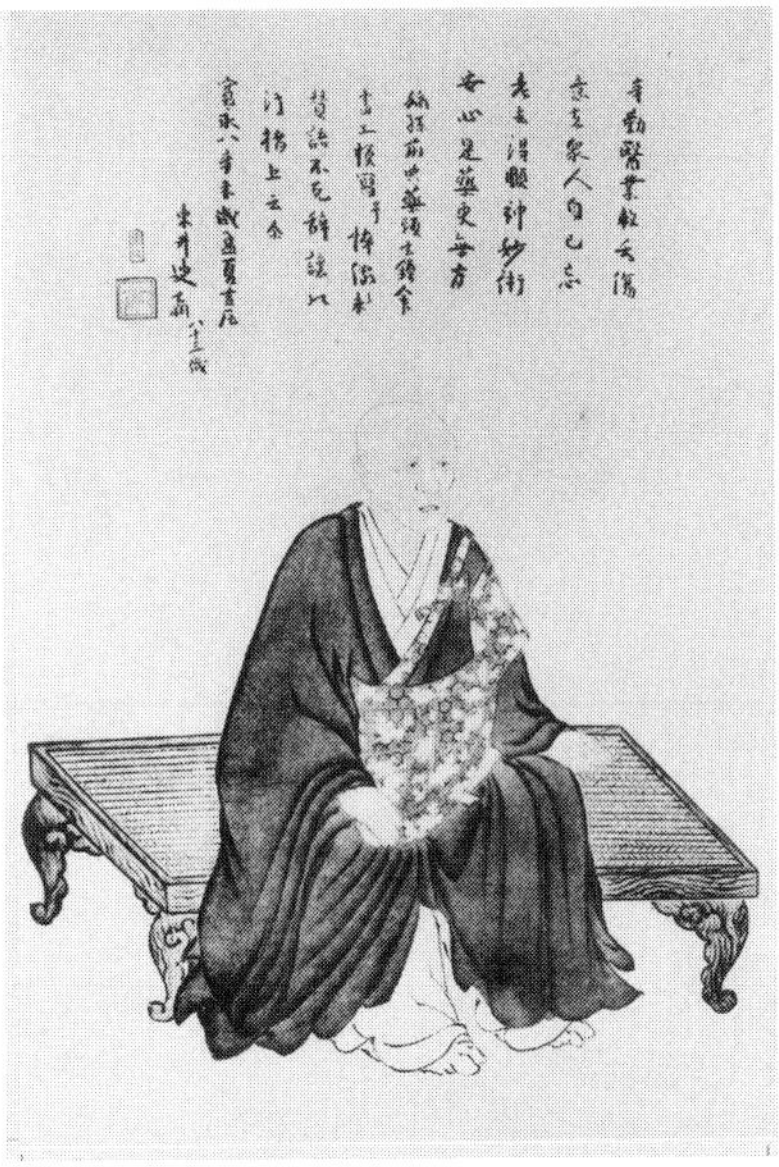

図15　曲直瀬道三

以上であるが、治方の秘訣としては気・血・痰、すなわち「気より発するは通気湯がこれをつかさどり、血より発するは補栄湯がこれをつかさどり、痰より発するは和中湯がこれをつかさどる」とする三つの薬方を伝授したと伝えられる(『涙墨紙』)。

京医師の動向と『啓迪集』　三喜の臨終まぎわ(没年は一五三七年)にその治術秘訣(『涙墨紙』)を授けられた曲直瀬道三は、一五四五(天文《てんぶん》一四)年に帰京すると、上京に居を構え、学舎啓廸院《けいてきいん》を設けて医術の教導を行いながら、当流（李・朱）医学に基づく医療活動を開始した。当時の京都は、幕閣の争いに近国の守護やその被官人、寺社までもが加わっての戦乱の影響で、政治的にも社会的にもきわめて不安定であったため、平和時のようなわけにはいかず、道三の活動もそうした戦時態勢に即応したものと考えられる。

翌年には、将軍が足利義晴《よしはる》からその子義藤《よしふじ》（のち義輝《よしてる》）に代わったのにともない、道三もこれに出仕し、管領《かんれい》の細川晴元や相伴衆《しょうばんしゅう》の三好長慶《みよしながよし》、供衆《ともしゅう》の松永久秀ら幕閣の要請にも応えて療治を行なった。このころ、「富士茄子」の花入とか「蓼冷汁《たてひやじる》」の天目《てんもく》茶碗といった天下の名物茶器を義輝から下賜されたのも、そうした診治の功績によるものであったとされる（『曲直瀬家譜』他）。茶の湯（茶道）が当代を代表する芸道とされ、道三もこれに造詣が深く、専門的な茶書や茶の湯入門書を著《あらわ》す一方、珠《じゅ》光《こう》流の侘《わ》び茶《ちゃ》の奥義《おうぎ》を自ら相伝するほどの好事家《こうずか》であった（『分類草人木』）と知られるから、そうした心得の淵源をなすものであろう。

当時の足利将軍家の侍医とその序列は、第一に吉田浄忠《じょうちゅう》（盛方院）、第二に竹田定珪《じょうけい》（瑞竹軒）、第三に半井驢庵《なからいろあん》（明親《あきちか》か＝春蘭軒《しゅんらんけん》）、第四に半井瑞策《ずいさく》（光成《みつなり》＝通仙院）、第五に祐乗坊《ゆうじょうぼう》（祥寿院）琇存《しゅうせん》であった。もっとも、一二代将軍義晴が瀕死の重態に陥ったおりの一五五〇年二月、これの診療に当たった医師は、上記のうち浄忠と琇存の二人が召しに応じたものの療治を辞退したため、半井宮内《くない》大輔《たいふ》明英《あきふさ》がすでに加療中の上池院《じょうちいん》（坂）紹胤と誓書を取り替わしたうえ療治に従事したとされるから、実力本位の社会にあって、道三のような新参の医師が出仕できる余地があったのであろう。

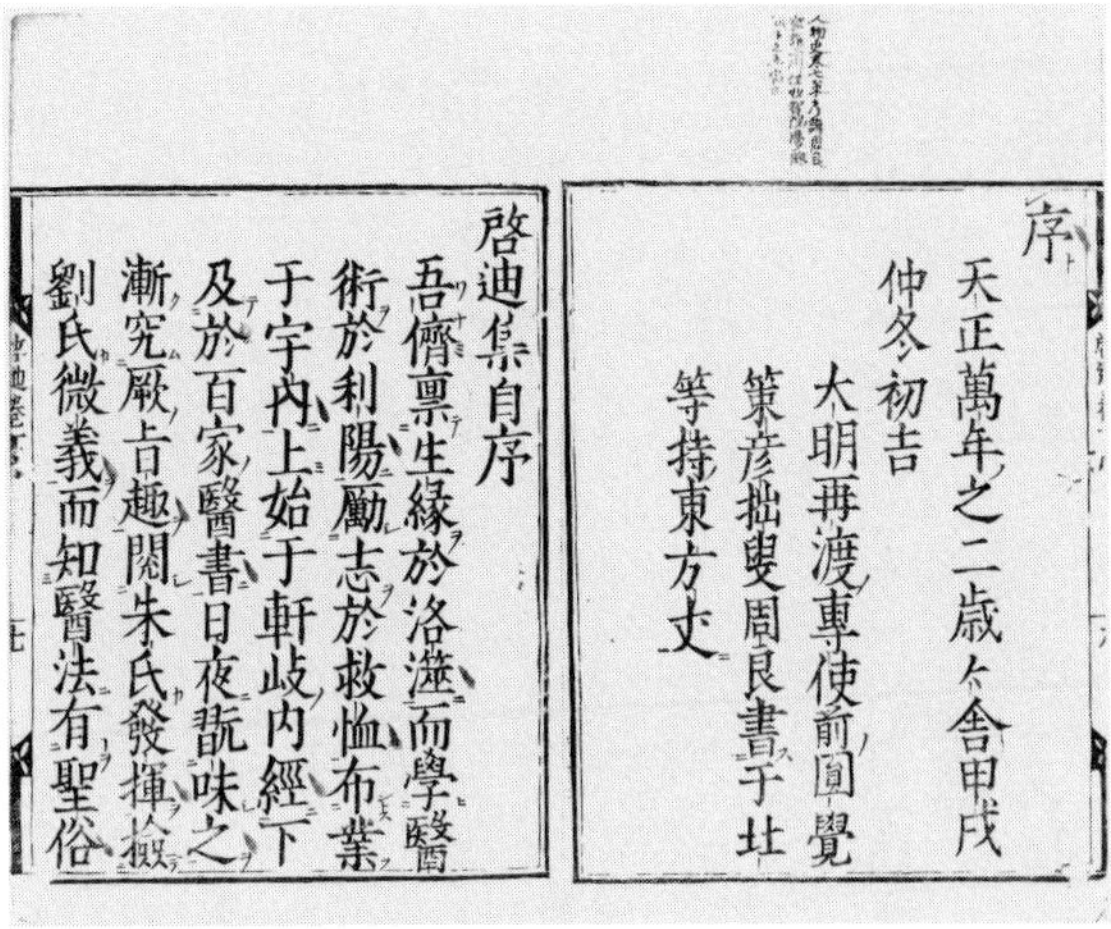
序
天正萬年之二歳〻舎甲戌
仲冬〻初吉
大明再渡專使前圓覺
策彦拙叟周良書于北
等持東方丈

啓迪集自序
吾儕稟生縁於洛涘而學醫
術於利陽勵志於救恤布葉
于宇内上始于軒岐内經下
及於百家醫書日夜翫味之
漸究厥旨趣閲朱氏發揮撿
劉氏微義而知醫法有聖俗

図16　啓　廸　集

診療や医学教育のかたわらで道三は、医術書や本草（薬物）書を撰述しているが、とりわけ特筆されるのは、新たな療治の指針と治方を集大成した『啓廸集《けいてきしゅう》』の編述である。一五七四（天正《てんしょう》二）年に正親町《おおぎまち》天皇の叡覧に供されたこの医書は、類似の病症を病門（部門）に一括したうえで、それぞれの病の名証（名義）ごとに、由来（定義）、弁因（原因）、証（症候）、脈法（診断）、類証（類証鑑別）、予知（予後）、治方（治療法）の順で詳細に解説を加えたものである。全て七四の病門が全八巻のうちに収録され、症例ごとに典拠が示されるという客観的なもので、その出典は全て六四部に及ぶ。李東垣・朱丹渓にちなむ典拠を主としているが、これも自序で道三自身が述べているように、従来の治方に全く例を見ない「察証弁治」を、李・朱医術をもとに明らかにするためであったと考えられる。

なお、病門の構成で注目されている点は、「老人門」が設けられたことである。

医の理念と医学教育　道三が伝授した李・朱医学は、当代にあって「道三流」と称されて特別視されたが、その理念は道三撰述の「五十七ケ条」と題する医則に具体的である。これは道三の印可《いんか》（秘訣）四一通を集めて一書とした『切紙《きりがみ》』の巻頭を飾るもので、冒頭に「医工よろしく慎み持つべきの法」という見出しのもと、題名通り五七ヵ条の心得が列挙されている。その内容は第一に徳目としての「慈仁」があげられ、次いで第二に「脈証を察して病名を定むべきこと」、第七に「四知の術（神・聖・功・巧の四つの術、すなわち今日の望・聞・問・切の四診）を殫《つく》すべきこと」、第十に「病因を弁察すべし」というように、実証的な療治に必要な見立ての方法が、実に細々と説かれている。

全文の末尾の識語には、「以上五十七事は、医工を指南するの規矩、患者を療治する隠括《いんかつ》（手立て）なり。当流の門弟とならざる者には、一事といえどもこれを許すべからず。誠に活人の階梯なり。師弟相対してこれを授くるにあらずんば、その妙旨を得ず」とある。道三が還暦に当たる一五七〇（元《げん》亀《き》元）年、九月一三日に認めたもので、その主旨はやはり前掲の『啓廸集』と同様、察証弁治（病の証を明らかにして治療を行う）を貫徹するために必要な心得の会得にあった。

つまり、精密な診断のもとに病因を観察し、病の経過を詳《つまび》らかにして急性と慢性を分け、方土（自然環境＝十一条）、老若《ろうにゃく》（十五条）、男女（十七条）、貴賤（五十一条）の別によって病の症状が違い、治療方法も異なるべきこと、さらには薬の宜禁（四十八条）や灸穴《きゅうけつ》の枢要（三十条）を知ったうえで療治に当たるべきことなど、実証的療治の徹底を門下の医工に図ったのであった。

こうした客観的な病の分析と治療法の周知徹底は、一方で治方の合理的な選択をも促した。道三は剣術家の柳生宗厳《やぎゅうむねよし》の質問に、年齢や男女の違いばかりか、日本と中国の自然環境と生活習慣の相異に基づく病と治方の違いなども考慮されねばならないとし、舶来の医書を鵜呑《うの》みにしないよう説いている（『翠竹庵養生物語』）。そして病に対して臨機応変に対処することこそが「医の法」であり、「医の意なり」として（五十四条）、諸家の法則の応用を是認した。

この教えは門下で養嗣子（道三の甥）の曲直瀬玄朔《まなせげんさく》に受け継がれ、その医術指南書である『十五指南篇』一の第二条「勤学ノ次序」では、「一家に偏執するはすなわちその学大全することあたわざるなり」と、一党一派に偏しないことが道三流医学の理念として謳われるにいたった。広く「内経」を検見し、あまねく「本草《ほんぞう》」をうかがい、「王氏脈経《みやくけい》」によって診切《しんせつ》（診脈）し、張仲景《ちようちゆうけい》の医説をもとに処方する。用薬には東垣（李杲《りこう》）を専らとしつつも潔古《けつこ》（張元素）に従い、なおかつ手当てには丹渓（朱震亨《しゆしんこう》）を師としつつ天民（虞摶《ぐたん》）に従い、外感は仲景、内傷は東垣、熱病は河間《こうかん》（劉完素《りゆうかんそ》）、雑病は丹渓などの法をそれぞれ採用するという方針である。

これらは、儒学の慈仁を根本精神に据えた組織的かつ系統的な医学教育であったことを物語るが、この医学教育の場は道三の邸宅のある上京に設けられた医学舎、啓廸院であった。数百人と伝えられる門下生の大半はこの学舎で学んだものと見られる。その詳細は定かではないが、天正年間（一五七四〜八三の間）は玄朔が運営に従事し、道三の講釈の際には畿内近国の門弟が聴講のために参集した。講釈の際の教科書には、道三著述の『啓廸集』の解説書である『啓廸弁引』が用いられている。

門下生とのやり取りは印可（免許状）授与後も続けられたとみえ、近江江辺《おうみえべ》（部）庄（滋賀県野洲《やす》

図17　日本における李朱医方（当流医学）派

後世派より古方・漢蘭折衷派へと移る系譜を示す

- 田代三喜　七三歳　日本の李朱医方（当流医学）派の開祖
  - 曲直瀬道三　八八歳　正慶・正盛　翠竹庵・亨徳院・寧固斎・盍静翁と号す　足利義輝・毛利元就　正親町天皇・信長　秀吉らの医事を担う　学舎啓廸院を創設
    - 守真　早逝す
      - 秦宗巴　曲直瀬立庵　法印、秦人除福の裔　家康の侍医
        - 徳璘
          - 法眼　宗謂　家光・家綱に仕う
      - 施薬院全宗　丹波康頼の裔
        - 施薬院秀隆
          - 三雲宗伯
            - 宗雅
            - 板坂卜斎（如春）
      - 法印　玄朔（妻は守真の長女）　八三歳　名は正紹　道三を襲名　延命院、後延寿院と改　後陽成天皇秀次の侍医　信長・秀吉・家康・秀忠・家光に仕う
        - 法印　元鑑　今大路道三　五十歳
          - 法印　玄鎮　典薬頭
            - 法印　玄淵　典薬頭
              - 法印　玄寅　典薬頭
                - 法印　玄耆　典薬頭
                  - 法印　玄佐　典薬頭
                    - 法印　玄魯　典薬頭
                      - 法印　玄実　典薬頭
                        - 法印　玄湛　典薬頭
                          - 法印　玄恭　典薬頭
        - 井関玄悦
        - 法印　岡本玄冶　家康・家光に仕う
          - 玄琳
            - 祐品
        - 饗庭東庵《劉張派》
          - 味岡三伯
            - 井原道閲
            - 浅井周伯
              - 宇津木昆台《古方派》
            - 小川朔庵
            - 岡本一抱（近松門左衛門の弟）
        - 法印　野間玄琢　秀忠に仕う
          - 法印　三竹
      - 道受　大膳亮　安芸好庵　婦人科
      - 宗龍　北村宗三郎　号助庵　毛利元康侍医

矢数道明稿「日本医学中興の祖　曲直瀬道三」（『近世漢方医学書集成2　曲直瀬道三　一』）より補訂・引用。

法印 正純 亨徳院（妻は守真の次女）
- 法眼 正因―法眼 正専―法眼 玄与―法眼 玄承―法眼 正淵―法眼 正格―法眼 玄廸―法眼 玄信―法眼 玄承―法眼 正元―法橋 道策―景福
- 古林見宜
- 林市之進《劉張派》
- 堀正意

法印 山脇玄心―玄修―東洋―東門《古方・漢蘭折衷派》

法印 井上玄徹 家光に仕う―玄快―春沢

長沢道寿―中山三柳

法印 正琳 養安院（妻は玄朔の女）秀次・秀家・家康・朝廷に出仕―法眼 正円―法印 玄理―法印 正璆―法眼 正珪―法印 正山―法印 正雄

法印 玄由 寿徳院（妻は守真の次女、再婚）―玄順―正恩―正育―正栄―正琢―正意―正焉―正英―正俊―道三

町）出身の北村宗龍の場合、師の推薦で毛利元康（元就の八男）に出仕し、一五九八（慶長《けいちょう》三）年二月に生まれたその新生児亀寿（元宣《もとのぶ》）の療治に従事したおり、症状を手日記に認めて玄朔のもとに送り、これに手当てすべき処方を記入のうえ、返送されている。要するに交換治験録（カルテ）の要領で指示を仰ぎ、指導を受けていたわけである。

遠方で、しかも危急を要する場合は間に合わないであろうが、そうでなければこの宗龍の例のように、手日記方式の治方のやり取りは有効な手立てとされたようで、道三一門と子弟間の連絡手段として活用されている。

養生心得の浸透　道三とその嗣子玄朔の医療事蹟のうちでさらにもう一点、特筆すべきことは、合理的で実践的な養生法を広範囲に普及させたことである。道三の場合、多くの武将らにこれを授けているが、その底本をなしているのが一五八六（天正一四）年六月、村上義明に授けた『養生《ようじょう》和歌《わか》』であった。義明という人物は、信濃《しなの》の葛尾《かつらお》城（長野県埴科《はにしな》郡坂城《さかき》町）を本拠に北信五郡（更科《さらしな》・埴科・高井・小県《ちいさがた》・水内《みのち》）と佐久郡の一部に勢力をのばしながらも、武田信玄に城地を攻め落とされ、越後（新潟県）の上杉謙信を頼ったことから、〝川中島の合戦〟を招いた村上義清の嗣子である。織田信長の部将に転じて近江（滋賀県）佐和山城主になり、豊臣政権のもとでは加賀（石川県）の小松城主六万六〇〇〇石の大名に栄進している。一城の主として日常生活万般にわたる養生心得が必要になったとみえ、ちょうどこの翌年に懇請してこの一書を授けられたのであった。

この『養生和歌』の冒頭に掲げられた養生の要諦《ようてい》には、「養生の次第、道家の書、理《ことわり》も教えも際限

なく候《そうろう》といえども、畢竟《ひっきょう》の専要は先ず三ヵ条のみ」として、

気を尽くし、心を苦しむること、第一の戒めに候《そうろう》

珍物の美食、連続の飽満、夜食等、第二の戒めに候

淫事《いんじ》を恣《ほしいまま》にし、腎精を尽くし、水源、骨髄を燥《かわか》す儀、第三の戒めに候

と三つの慎みがあげられている。そしてその各々の養生対策として、気を尽くしたときは花をながめ、茶の湯をおこし、遊びを催すこと、食物は塩噌《えんそ》をうすくし、過不足なきように魚鳥をひかえてとること、房事の慎みは筋骨が弱まることや病の発生を防ぐため、と説かれている。

玄朔の養生法は、『延寿撮要《えんじゅさつよう》』と題する養生の専門書にまとめられている。その原則（要諦）は道三の教えを継承したものだが、巻末の識語には、「養生の道を知らないがゆえに不幸にして若死にする」ことを憂慮し、「広く身分を超えて天下にくばり、あまねく士民に授けることで人々の長寿が得られること」を望んだがための刊行とある。つまりこのことから知られるごとく、天下万民にもれなく養生心得が浸透することを目標に認められているだけに、養生の有り様が立居振舞から一日の過ごし方など、生活の万般に及んでいることが、特徴とされる。

その構成は、巻頭の養生総論を除き、本篇が「言行篇《げんこう》」「房事篇」「飲食篇」の三部から成り、それぞれについての心得るべき養生の細目が一日、一年単位で、未病のときと病のとき、さらには老若男女による視点から説かれている。たとえば、「言行篇」のなかの「沐浴《もくよく》」であれば、「飽満して髪を洗うことなかれ、飢えて湯あぶることなかれ」「女人、月水の時、髪洗うべからず」などとあって、養

生に見合った行為が是か否かの観点で明解に示されている。

公家《くげ》・武家・神主《かんぬし》・僧侶といった支配階層や有識層に限らず、全ての人びとを対象に養生知識を広めるため、一五九九（慶長四）年、自らの名前でこれを板行しているところに、玄朔の医療にかける意気込みと使命感が察せられる。儒学の一般化と合わせ、当時の庶民の予防医学知識の向上に大いに貢献するものであった。

2 戦国大名と豊臣政権の医療政策

京医師の領国招請と医師養成　室町幕府体制の形骸化にともない、戦国群雄による大名領国が形成されると、地域の医療に変化が生じるにいたった。それまでの守護大名在京制のもとでは、さほど問題にされなかった京の専門医（官医）の領国への下向が活発となったのである。将軍家や幕府に恭順の意を表し、京に出入りする守護大名と違い、幕府と距離を置きつつ、領国の内外で武力紛争を抱える戦国大名や乱世が深化してからの守護大名には、畿内近国を本拠とする者や上杉謙信、織田信長のような例外を除けば、まず上洛の機会はなく、したがって京医の診療を受けることができないからである。

このため大名領国では、領主やその一族・一家の罹病《りびょう》に備え、必然的に京医を招く必要に迫られることとなった。が、一方でこれを見越した朝幕双方の側からも、侍医（官医）の派遣が時機を捉えては進められた。一五五二（天文《てんぶん》二一）年の半井明英《なからいあきひで》の北条氏康の領国相模《さがみ》在国、一五五六（弘治《こうじ》二）年の松井法眼《ほうげん》の相模小田原下向、一五七一（元亀《げんき》二）年の吉田牧庵の大友宗麟《そうりん》の領国への下向など、いずれもそうである。

大名領国下の医療は、こうした下向京医によって育まれ、維持された面が大きく、周防《すおう》山口の大内氏（義隆）領などでは、足利将軍家の良医五人のうちの第二の序列に挙げられていた竹田定慶《じょうけい》（定《じょう》珪《けい》）が、当主の義隆に招かれて下向すると、帰京の際に息子の定詮《じょうせん》（はじめ定雅）を残して領国医事の業務に就かせている。定慶（定珪）は渡明医師昌慶《しょうけい》（明室《めいしつ》）の孫に当たるので、大内家中ではその医術の導入を図ったのであろう。昌慶には曾孫に当たる定詮に扶持《ふち》の所領を充行なって、家中の医療を託したのである。

国主が毛利氏（元就—隆元）に取って代わられると、定詮は毛利氏に出仕するとともに、家伝の秘方である〝菊花酒〟の薬方を新領主に相伝している。この薬方は枸杞子《くこし》など十二味の薬種を酒に醸したもので、いわば薬用酒の類である。竹田系の医師といえば、すでに当時から昌慶以来の家伝の秘方である〝牛黄円《ごおうえん》〟が知られているが、この薬方が伝えられた形跡はない。おそらくこのあたりに在地の医師の限界があり、領主らもそれを認識していたのであろう。毛利氏の場合、領国の形成に奔走中の元就の次男元春が、「積聚《しゃくじゅ》」を病んだおりの一五六二（永禄《えいろく》五）年、将軍義輝に近侍していた官医の半井《なからい》宮内大輔《くないたいふ》（晴完《はるさだ》）を元春の居城、安芸《あき》（広島県）新荘の火ノ山城に招請し、療治を委ねて回復をみている。宮内大輔の下向の間は、領内の僧医の則阿《そくあ》や少林寺《しょうりんじ》、それに楊井武盛《やないたけもり》らが療治に従事していた。

毛利氏領国へは、この宮内大輔のほかにも、半井光成や祐乗坊（琇存）の下向が予定されていた。実現されなかった事情は様々だが、その要因の一つにかれらに対する需要度の高さがあった。祐乗坊などは毛利氏からの要請の前後、一五四八年に若狭《わかさ》（福井県）、一五五九年に近江と若狭、一五六六年に丹波《たんば》（兵庫県）へとそれぞれ下っている。専門医の不足という、大名領国の医療事情の裏返しであろう。

こうした現実に鑑み、毛利氏家中では一五六六年、総師である元就の病の療治のため、京医の曲直瀬道三《まなせどうさん》を出雲《いづも》（島根県）洗合《あらわい》（洗骸＝松江市）の陣中に招請したおり、越年に及ぶ長期滞在を求め、診療のかたわら、専門医の養成を依頼したのであった。

毛利家当主の要請に応えた道三の領国専門医の養成は、滞在先の出雲洗合の陣中で行われた。日中は戦場での有事を反映し、傷病者の診療を通しての臨床指導が行われたようで、医術の講義は夜間であった。このときの講義をもとに、門弟の要望に応える形でまとめられたのが『日用薬性能毒《にちようやくせいのうどく》』・『雲《うん》陣夜話《じんやわ》』・『雲陣夜話追加』の三篇の医書であって、かれら領国の医者の間に伝えられることとなる。

なおこの医書の編術は、講義と同様、いずれも夜間に灯火のもとで行われた。『雲陣夜話』とその追加の両書合わせて一〇八ヵ条にわたるが、七晩を費して六三ヵ条を記しているから、平均すると一晩に九ヵ条が記されたことになる。これに安芸の医師委庵桑順《いあんそうじゅん》の懇請を容れて、追加の四五ヵ条を書き加えたわけであるから、領国の諸医の医術修得にかける意欲の旺盛さが察せられよう。

陣中にあっての診療と教育だけに、儒医でもあった道三はその範を示し、尼子（義久）方富田城籠城者の救済にも尽力して、開城・解放を実現させている。

豊臣政権の番医制度　室町幕府から政権を引き継ぎつつも、全国平定を達成して中央集権体制の構築を目ざした豊臣秀吉は、皇室の医官や足利将軍家の侍医を吸収しながら、関白政権（従前の関白は実質権力を有せず形骸化）のもとに、新たな医員を選任し、これを番医として制度化した。秀吉自身や豊臣家一族の療治はもちろんだが、乱世を統一した百数十年来の統治権者として、統一国家の運営に相応《ふさわ》しい技能の医員の登用とその運営のための組織化を迫られたのであろう。皇室や大名ら政権の担い手（いわゆる公人）の療治に携わる医員として、延命院（曲直瀬玄朔）、一鷗軒（南条宗虎《そうこ》）、上池《じょうち》院《いん》（坂惟天《いてん》）、竹田定加《じょうか》、驢庵《ろあん》（半井瑞桂）、盛方院（吉田浄慶）、祥寿院（祐乗坊瑞久《ずいきゅう》）、祐庵、宗叔《そうしゅく》らを登用し、番医に定めて輪番《りんばん》診療の仕組みを発足させたのであった。

この番医の仕組みは、秀吉の筆頭侍医（専従医）であった施薬院全宗《やくいんぜんそう》が医師団を指揮し、玄朔と宗虎が長老格として最終診療を行い、京都奉行や寺社奉行の要職にあった年寄衆《としよりしゅう》の前田玄以が、必要に応じて招集するというものである。玄以は監視役をも務めたが、重大事には御奉行（大老）の徳川家康や前田利家がこの任に当たった。一五九四（文禄《ぶんろく》三）年一二月、長期煩《わずら》い（一年半前に名護屋《なごや》の陣中で下血を患って以来、服薬加療）中の奥州会津《おうしゅうあいづ》若松九二万石の大名、蒲生氏郷《がもううじさと》の診療にその運用方法を見てみると、まず一日、民部卿法印《みんぶきょうほういん》（前田玄以）邸に入った太閤秀吉が、全宗と玄朔を召して氏郷の症状と療治の子細を確認したうえで、家康と利家に対し、諸医による診脈を命じた。上意を受

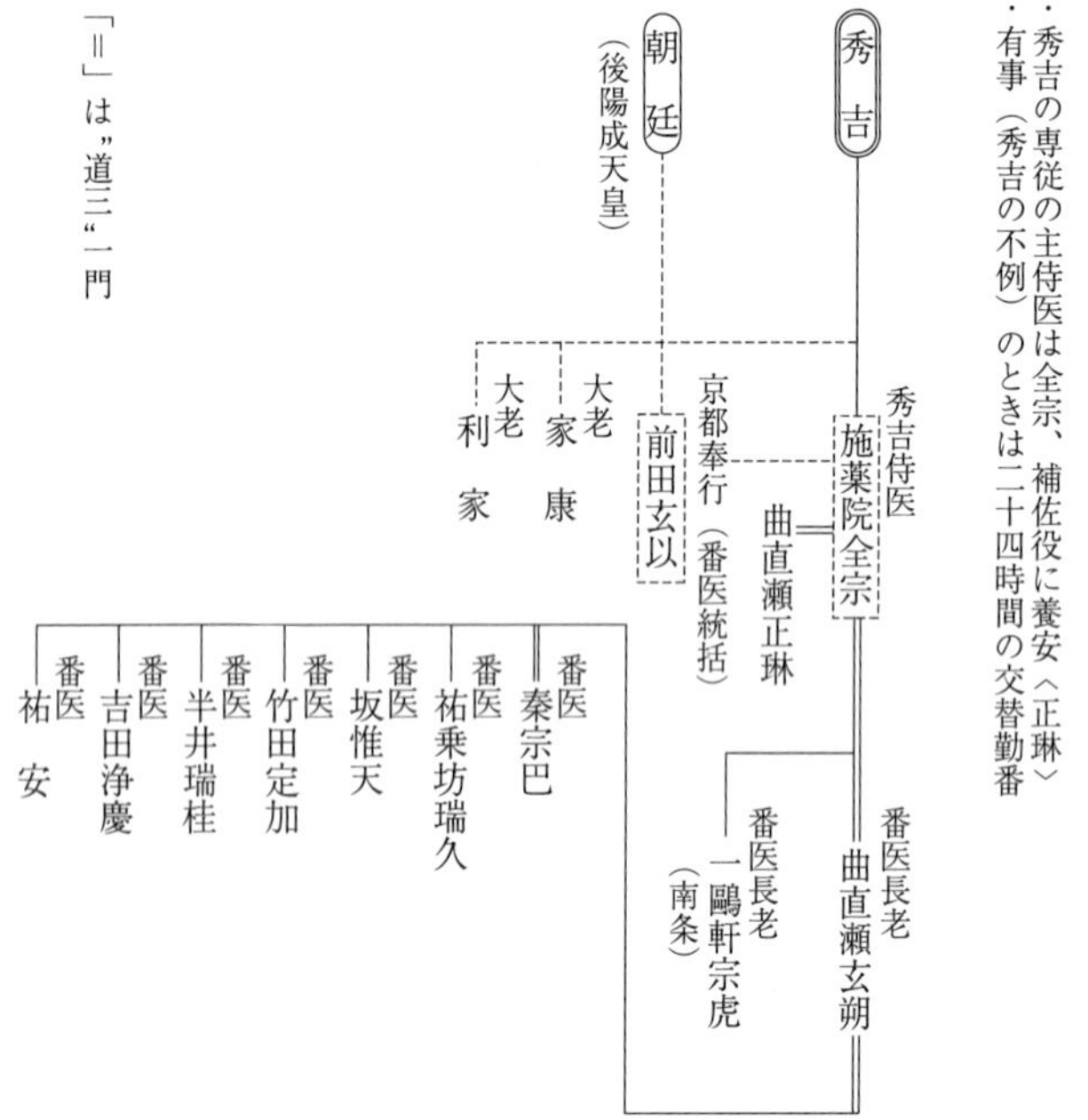

図18　豊臣政権の番医制度

けた家康と利家は、氏郷の病床に惟天・定加・瑞桂・浄慶・瑞久・宗虎・祐庵そのほか合わせて九人を召集し、目前で一人一人に脈を見させたうえで退かせた。

この後に家康と利家は、玄朔と宗虎とを召して氏郷の脈の様体を問い、玄朔から「十に九つは大事なり。今一つかかるは、年の若さと食のあることばかりなり。なお食減じ、気力衰えては、十に二十も大事なるべし」との答えを得ると、すかさず利家が「残りの医師一人ずつに尋ねたところ、ある（者）は十に五つは大事といい、ある（者）は十に七、八は大事と申す」と医師団による診脈の結果を披露した。そのうえで、これまで氏郷の投薬を続けてきていた堺の医師宗叔を召し寄せ、「玄朔は十に二十も大事なるべしといい、残りの医師も、あるいは十に五、六、七、八という。いかがか」と尋ねたところ、宗寂の返答は、十に一つは難しい（十中八、九は治る）」であった。

この後、氏郷の容態が悪化したため利家が宗叔の薬を中止させ、玄朔の意中を確かめたうえで最終的に宗虎の投薬に委ねたが、回復できずに果てたという（『医学天正記』）。

右が豊臣政権の番医による輪番診脈と診療の具体例だが、通常の行政上の統括責任者は家康や利家でなく、玄以がこの任にあった。むろん玄以は医師ではないため、全宗を通して症状と療治の是非を確認したうえ秀吉に報告し、診療となれば全宗を介して番医の長老である玄朔や宗虎に通知し、その指揮下で番医団を動員し事に当たらせるという仕組みであった。

もっともこの運用をめぐっては、一五九五年六月の天脈拝診怠業事件（玄朔が後陽成《ごようぜい》天皇には処方を届け、関白豊臣秀次の療治を優先したことが咎められる）が秀次の失脚・切腹事件と関連付けられ、玄朔が常陸《ひたち》国に配流されるという、痛ましい事件が発生した。またその一方では、一五九七（慶長《けいちょう》二）年一二月八日、定加・瑞桂・瑞久・浄慶・祐庵の番医五員が、秀吉の病気中に昼夜ともに欠番したという咎《とがめ》で、折檻《せっかん》されるという事態も起こっていた。秀吉から扶持されていた医師たちであるから、勤務を欠けば当然、処罰の対象となろうが、おそらく制度としての問題もあったのであろう。これらは、徳川幕府の医官の制度へと継承される。

施薬院の復興　秀吉は一五八五（天正《てんしょう》十三）年七月の関白任官をもって全国統治の権力基盤とす

ると、麾下《きか》の大名らを叙位任官させて諸大夫（殿上人《てんじょうびと》）とするなど、武家関白政権としての体制を調えていくが、一方で、朝儀・官制の式微の回復を図り、これに先立つ三月、奏請して施薬院《やくいん》を復興し、その官職である施薬院使《やくいんし》に自らの侍医であった徳雲軒全宗・秀隆父子を着任させた。全宗は僧体で施薬院使への補任が憚《はばか》られたため、息子の秀隆がその下官の施薬院使主典《さかん》の任に就き、自らは施薬院代としてこの任務を全うすることとなった。主筋の秀吉が関白に任官してからは、それまでの通称徳雲軒を改め、〝施薬院〟を号として名乗り、その志を内外に明らかにしたのである。

施薬院代として再興した施薬院の運営を委された全宗は、間もなく禁裏《きんり》の南門に施療所を設けて身分の上下を問わず、救療事業を開始した。東京大学に伝えられる原物の「施薬院高札《こうさつ》」によると、その施療の細則は次のようであった。

一、来る六月朔日より九月十日迄、百日の内、薬を施し候《そうろう》間、貧賤・孤独・婦人・小児を論ぜず、病症によって治療せしむべきの条、所望の旁《かたがた》は申し来らるべきものなり。
一、大病にて来ることなりがたき仁は、たとい洛外たりとも、行て診脈せしむべきものなり。
一、病人ならびに薬所望の人々、明六ツ時（午前六時頃）より日中迄に、来らるべきものなり。

五月吉辰　　施薬院

これによると、年代は不明（おそらく秀吉の関白任官の前後であろう）だが、六月一日から九月十日までの百日を区切って、身分・境遇・男女・年齢を問わず、病症に応じて治療を施すこと。大病で来院できない者は、京都以外であっても往診すること。開院時刻は明け六ツ時（午前六時頃）から日中

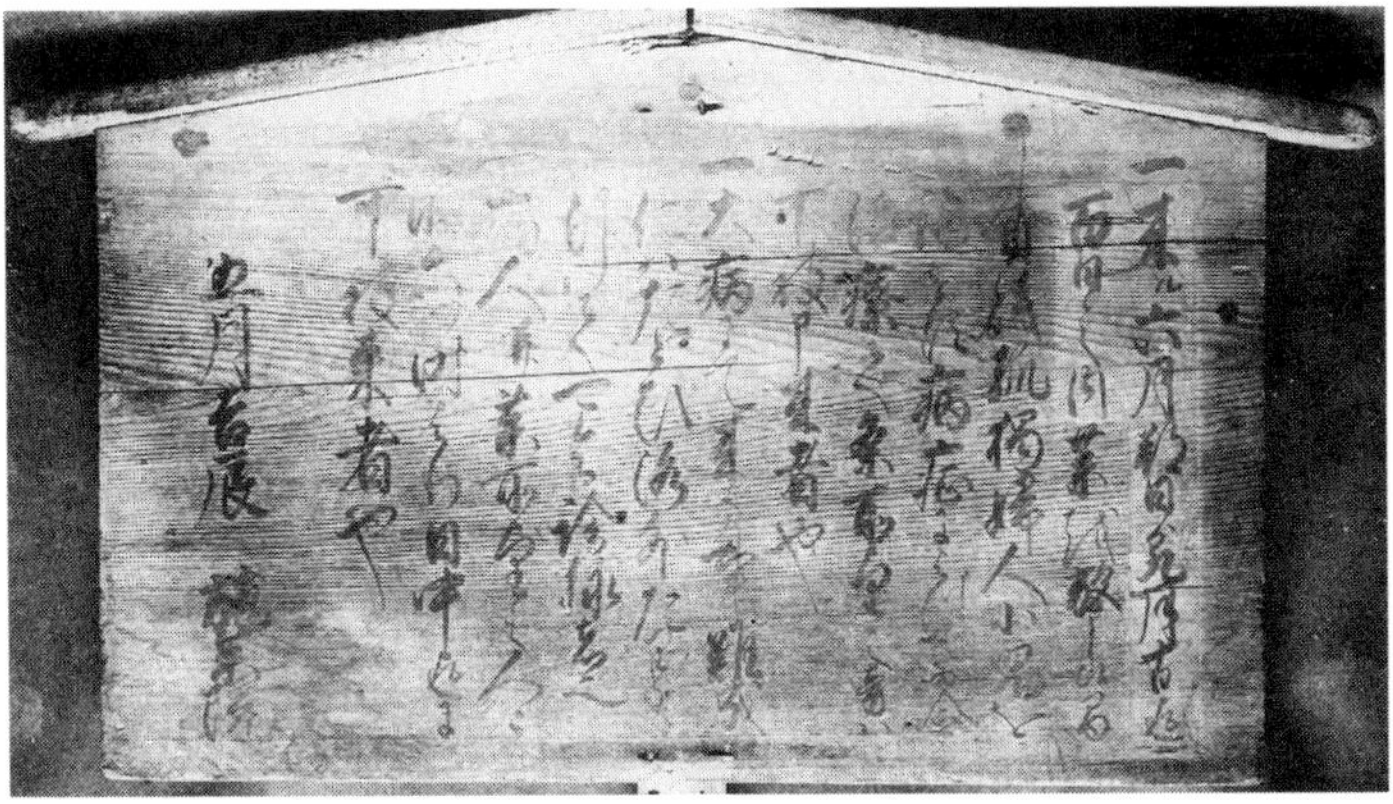

図 19　施薬院高札

までとすることなど、来院者に分かりやすく、来院できない者にも懇切にその方針が示されている。

この施薬院の復興と施療再開の時期を、豊臣政権の形成過程から捉えるならば、秀吉の喧伝《けんでん》に直結するきわめて政治色の濃い一種の撫民《ぶみん》策と見られなくもない。が、現実に危急を要した病人や救急施療を望んだ当時の庶民にとっては、この上ない医療機関であったに相違ないであろう。

この施療が、その後どのような形で続けられたものか、必ずしも定かにはしえないが、「後陽成院様へ御薬を献じたてまつる。かつ衆を招き、病人を百日ずつ両度、薬を施し仕《つかまつ》る」（『施薬院文書』）と記されている。つまり、疾病に苦しむ民衆を予定通り四方から集めて百日の施薬を行なったが、さらにもう百日を加え、延べ二百日の施薬を実施したのであった。新政権が高札通りに救療事業を実施したに留まらず、要望に応えたものか、その施療期間を二倍に延長したというこの事業の顚末は、当代の為政者の範となり、民衆の頼みになりえたのではなかろうか。むろん江戸時代にも引き継がれることとなる。

3 金創療法と常備薬

武将の戦陣手療治　戦国・統一期（織豊期《しょくほうき》）の乱世を反映して、武将らによる手療治や薬方相伝がこの時代には特に目立っている。日ごろ鍛えあげた戦国武将といえども、戦いに外傷はつきものであったし、過激な行軍やとかく不摂生になりがちな戦陣では、流行病に侵されやすかったからである。このため甲斐《かい》（山梨県）の武田信玄などは、陣中で罹病《りびょう》したときの治療法として、第一に腹痛の薬方、第二に瘧病《おこり》（マラリア）の薬方、第三に熱気《ねつけ》（流感）の処方など、三つの薬方を会得し、これらを後世に伝えていた。

信玄ならずとも当代の武将にあっては、救急時に備え、しかるべき薬方を身につけていた。次にあげる美濃《みの》（岐阜県）曾根城主の稲葉一鉄（良通）など、まさしくその顕著な例とされよう。一鉄の場合、戦場で羅病すると、試行錯誤を繰り返しながら自己治療を施す一方、その結果得られた新たな知見を各種の疾病治療に応用している。

すなわち一五七六（天正四《てんしょう》）年五月、一鉄は織田信長の部将として摂津《せっつ》石山城の攻撃に、滝川一《かず》益《ます》・蜂屋頼隆・羽柴秀吉・丹羽《にわ》長秀らの諸将と従軍し、天王寺表《てんのうじおもて》の合戦に参加した。ところがこのときの激しい戦闘以来、瘧病のような疾患を患い、高熱を出した。そしてその翌日には、激痛をともなって左足親指の表裏全体に腫物《はれもの》が生じた。

自己診察の結果、この腫物を瘭疽《ひょうそ》と判断した一鉄は、治療のため、まずハジキ針（弾針）を用いて腫物を刺し、膿毒の抽出を試みた。だが表皮が堅く針が通らない。そこで患部に酢薬を塗ってこれを軟らげ、再度針にて刺してみたが、一ヵ所として通るところがない。やむなく当座の応急処置として、内薬を使用してみた。そうするとたちまち痛みが和らぎ、完全に治癒したという（『稲葉文書』）。

この内薬と同種のものか否か、判然としないが、一鉄が使用し、後世に伝えた腫物専用の内薬は、丁香皮《ちょうこうひ》・白芷《びゃくし》・大黄《だいおう》・地黄《じおう》・車前子《しゃぜんし》・蓖麻子《ひまし》（唐胡麻）・甘草《かんぞう》などの生薬《しょうやく》の調合剤であった。配剤それぞれに排膿・浄血・止血・消炎・利尿・鎮痛・解熱などの効能のほか、健胃・補血強壮・瀉下《しゃか》作用まで加えられているから、腫れや痛みの回復ばかりでなく、併せて体力の温存をも考えた処方と見ることができよう。

なお自己治療の際の血止めには、〝血縛《ちしばり》〟処方として、一寸の長さに切り揃えた女性の白みをおびた頭髪五本と、小粒の栗ほどの大きさに丸めた吉味噌、それに茶碗五分の一ほどに煎じた人参の三味の調剤を用いていた。止血・防腐・強壮補血という素材の効能を活かした止血薬であった。

戦場や行軍時に疾傷し、その治療のために自ら諸種の治療処方を試験し、その結果を取捨選択してより一層の効果のある薬方を生み出し、後代に伝えていくというのが、一鉄の自己治療を通して得られた戦国武士の医療心得である。

金創伝授　戦国武士の療治で特筆すべきもう一点は、金創《きんそう》医術（戦傷その他の救急医療）とその伝授である。当代における金創医術とは、戦場において負傷した創の治療を主な目的として、合戦の当事者である士卒たちが医師や僧医の手を借りることなく、自ら即座に実践できる医療として、積極的に修得に励んだものである。源平争乱の時代以来の伝統があるとされるが、乱世を反映して需要が増したためであろうか、この時代の武将の間に浸透して大いなる発展を遂げ、数多《あまた》の流派が形成されるとともに、金創伝授によって士卒の間からその担い手も輩出した。流派それぞれが家伝的な秘伝を持ち合わせているので、そうした金創医術の諸流派の秘薬について挙げてみると、次のようである。

まず吉益《よします》流では、栗木皮・鹿角を各一匁《もんめ》に古瀬麦一分を黒焼きにし、青油で調合したものを患部に塗布する。次いで永井流では蛇骨を一分、蛤貝を茶碗五服ほど、鹿角を茶碗一服、烏賊甲《うぞくこう》を三服、蛇皮を一疋分、阿仙薬《あせんやく》を少々、それぞれ粉末にして調合し、麻油で患部につける。さらに各派秘伝の塗り薬をあげてみると、板倉流では白薬《しろぐすり》、轡田《くつわだ》流では流薬、蔵貫《くらぬき》流では三国一、神保《じんぼ》流では琥珀散《こはくさん》、板《いた》坂《さか》流では二聖散《にせいさん》、大野流では安中散《あんちゆうさん》、曾我流では九色散《くしきさん》、円都寺《えんとじ》流では弘白散《こうはくさん》、大塚流では安平散《あんへいさん》などであった。

癒薬《いえぐすり》や洗薬の調合法の違いによって流派としての独自性をだしていたのだが、基本的な治療の手順となると、各派とも共通していた。まず負傷者に対し当座の気付（興奮剤）として問薬を与え、ついで血止薬としての血縛を施して出血を止め、洗薬によって疵《きず》を洗い、腸や脳の出ているときはこれを入れて縫合し、さらに矢尻や鉄砲の玉が体内に残っている場合には、抜薬によってこれを抜き、最終的には癒薬や内薬で創を治す、という方法である。

こうした金創医術の伝授に際しては、他の学問や芸道と同様に印可《いんか》（免許）の直書《じきしょ》が与えられるが、大隅《おおすみ》・薩摩《さつま》（鹿児島県）の国主大名島津義弘の場合、部将の上井覚兼《うわいかくけん》に相伝するに要した日数は一週間であった。戦陣医療であるだけに、家中での指導を厳密にしたものと思われるが、この金創すなわち疵治療の心得の特色は、助産への応用が効いたことである。〝産は腹の疵に同じ〟という考え方に基づいたもので、止血や癒薬といった医療の技能が活用されたのであった。

出産の場合、予め人参・沈香・川芎《せんきゅう》・芍薬《しゃくやく》・当帰《とうき》などの生薬の調合剤を内服させ、ついで陣痛の間に催生薬を投与するというのが、当代の共通の手順であった。逆子《さかご》や横産《よこざん》のような異常分娩のときは、内薬や塗薬を用い、胞衣《えな》の娩出や後産には、檳榔子《びんろうじ》の粉末を薄荷《はっか》の煎汁で丸めた挿薬《さしぐすり》を使用した。上記の義弘の薬方の特色は、胞衣が下らなかった場合の手当てとして、唐胡麻《とうごま》の皮をとり、実の油をしぼって産前の薬に加え、これを熱して服用するか、あるいは木瓜《ぼけ》の核を刻んで産前の薬に加えることの二通りの処方が示されていたことである。

義弘は自らの金創医術や助産の薬方を、一族や足下の武将らに相伝したばかりか、種子島《たねがしま》久時のような国内の外様《とざま》の領主層にも授けていた。久時の領内の医療の向上を図ったもので、医事行政につながる活動とされよう。

家伝の常備薬とその流通　当代にあっては、転換期の世相を反映して、貴族や寺院に家伝の秘薬として伝えられてきた常備薬とその製法が、家中を越えて広まり、贈答品として流通するようになった。公家《くげ》の三条西家に伝わる坎《かん》方および鶯《おう》方という常備薬が、婚姻関係を通して美濃の稲葉家に伝えられるといった流れとは別途に、白姜蚕《はくきょうさん》・蘇香油《そこうゆ》・安息香《あんそくこう》・訶子《かし》・没薬《もつやく》など五味を薬種とした調剤「大徳寺」の薬方のように、京の臨済宗大徳寺派の大本山の製剤法が出回るようになったのである。

家伝の常備薬の備えの必要性については、戦国初期の一四八〇（文明《ぶんめい》二）年ごろ、「五百年来」（菅原道真以来）の天才学者一条兼良《かねよし》の著作とされる『尺素往来《せきそおうらい》』に、――蘇合円《そごうえん》・至宝丹《しほうたん》・脳麝円《のうじゃえん》・沈麝円《じんじゃえん》・牛黄円《ごおうえん》・麝香丸《じゃこうがん》・兎糸子円《とししえん》・阿伽陀《あかだ》薬ならびに臘薬《ろうやく》などは、火打袋の底の薬入れに必ず保管せよ。これらを貯えない者は、恥辱と知れ――と説かれている。

こうした養生心得が世相に見合った形で浸透し、救急時に必要な用薬として、様々な家伝の常備薬の流通を促したとみられるが、なかでも際立ったのが、〝豊心丹《ほうしんたん》〟と〝蘇香円〟であった。美濃の稲葉家伝来の方によると、当時の豊心丹の配剤は、沈香二分、縮《しく〈しゆく〉》砂《しゃ》一分三朱ないし二分、木通《もくつう》二朱、泔《かん》（米汁）に一夜漬けて炒めた桔梗《ききょう》二朱、髪灰《はつかい》二朱、水洗いして天日に干した蓽撥《ひはつ》一分、樟脳《しょうのう》二朱、檳榔子《びんろうじ》二分、藿香《かくこう》一分三朱、丁子《ちょうじ》三朱、芎藭《きゅうきゅう》二朱、麝香《じゃこう》二朱、白檀《びゃくだん》一分、甘草《かんぞう》一朱、それに別儀として茶四両半をそれぞれ粉末にして糊で丸め、丹水（あかみず）で蒸し、衣に包んだものと知られる。薬種の成分から、鎮静・鎮痛・解毒・利尿・健胃・消化・消炎・排膿・祛痰・止血・解熱・収斂《しゅうれん》・駆虫などの効能を見込んだ常備薬と察せられる。

実際の使用例として、一五九九（慶長《けいちょう》四）年七月三日に急性の「虫」（虫気）を病んだ山田源太郎が、京都鹿苑院《ろくおんいん》の住職から治療薬として、この豊心丹一〇〇粒を遣わされている。まさに医者いらずの常備薬であった。

一方の蘇香円は、薫陸《くんろく》一両二分、犀角《さいかく》・沈香・白檀をそれぞれ一両二ないし三分、木通一両二分、白朮《びゃくじゅつ》二両四分、蘇香油一両二分、辰砂《しんしゃ》（丹砂）一両四分、樟脳一両二分、麻黄《まおう》二両四分、蜂蜜《はちみつ》一斤二両、丁子《ちょうじ》一両二分、訶子二両四分、蓽撥一両二分、萑木《かんぼく》（益母草《やくもそう》）三両六分、安息香一両二分という配合であった。丸薬として服用されている。

蘇香円も豊心丹と同様、常備の万能薬としてあらゆる症状に効能があるとされ、利用度の高い救急薬として、当代の代表的な贈答品とされていた。そのやり取りの様子は、『御湯殿《おゆどの》の上《うえ》の日記』のような宮中の女官の日記から、公家・神官・僧侶・武家の日記にいたるまで、当時の多くの人々の記録に記されている。出入りの町人や領民も含まれるから、一般化していたのであろう。ほかに香蘇散《こうそさん》・嘉蘇散《かそさん》・香薷散《こうじゅさん》・腎気丸《じんきがん》などが出回っていた。

四　近世の医療

1　徳川幕藩制社会の医制と医療

医者の身分と医員の職制　幕藩制社会の創出にともなう医療部門の整備により、その主要な担い手である医者は、所属や活動領域の違いから、幕府奥医師、大名お抱《かか》え医師（藩奥医師）、町医者に区別されることとなった。もっとも、徳川政権発足当初からこうした形に移行したわけではない。〝奥医師〟の身分の固定化にともなっての区別だが、その〝奥医師〟の制度的確立は、五代将軍綱吉の代の一六八三（天和《てんな》三）年七月、奥医師の曲直瀬正璆《まなせまさてる》（養安院）が「御匙《おさじ》」の職（奥医師の筆頭）に任命され、奥医師を統轄する診療体制が構築されてからであった。このころには奥医師の呼称も定着している。

そもそも事の起こりが一六二三（元和《げんな》九）年正月発令の「大奥法度《はっと》」で、奥厨所《おくずしょ》（大奥）に公式に出入りして診療に従事できる医師が、半井成信《なからいなりのぶ》（驢庵《ろあん》）、今大路正紹（曲直瀬延寿院玄朔《げんさく》）、同親清《ちかきよ》（曲直瀬元鑑）の三名に定められ、これが以後の法度に踏襲されたことにあった。

奥医師の制度化の過程で、その職域が細分化され、名義も多様化した。奥医師の任務は、将軍の薬の調剤を担当する御匙を含めて本道（内科）に限られ、ほかに〝奥外医〟〝奥口中（歯科）医〟〝奥眼医〟〝奥小児医〟〝奥鍼《はり》医〟などの分科をみたのである。ほかに待遇の面からの呼び名で〝奥医見習〟〝奥医並〟があった。

なお、奥以外の江戸城出入りの医師としては、将軍の診脈や調剤を担当し、実質的に奥医師と遜色のない働きをする〝奥詰医師〟、大奥の玄関口の御広敷《おひろしき》に詰めて奥女中の診療をもっぱらとした〝御広敷療治〟、隔日交替で城内に宿直《とのい》し、不時の病人や怪我人の治療に従事した〝御番医師〟（表御番医師）、医家の名門の出身ながら非役であった者や、役から退いた医師で構成される〝寄合医師〟、修業中で未熟な若輩医師や、成績が悪くて非役とされた医師で小普請《こぶしん》金を課された〝小普請医師〟、身分や所属にかかわりなく優れた業績のある医者から抜擢された〝御目見《おめみえ》医師〟などがあった。

身分制社会の枠内にあるものの、必ずしも世襲になじまない専門職としての医療において、幕府は小普請制を活用して不出来な医師を医療現場からはずし、一方で御目見の制度を利用して、町医者（市医＝市井の医者）や藩医などのなかから実績のある者の登用ができるようにし、医療の質の低下を防いでいたのである。

医員の細則と小普請制の運用　医術が専門職とはいえ、幕藩制の武家社会にあっては、その身分はあくまで武士のそれに準ずるものであったため、厳しい階級制が敷かれていた。幕府医員の官名（称号）は法印《ほういん》・法眼《ほうげん》・法橋《ほっきょう》であり、家格は〝寄合医師〟を基礎として、これより奥医や表医師となり、

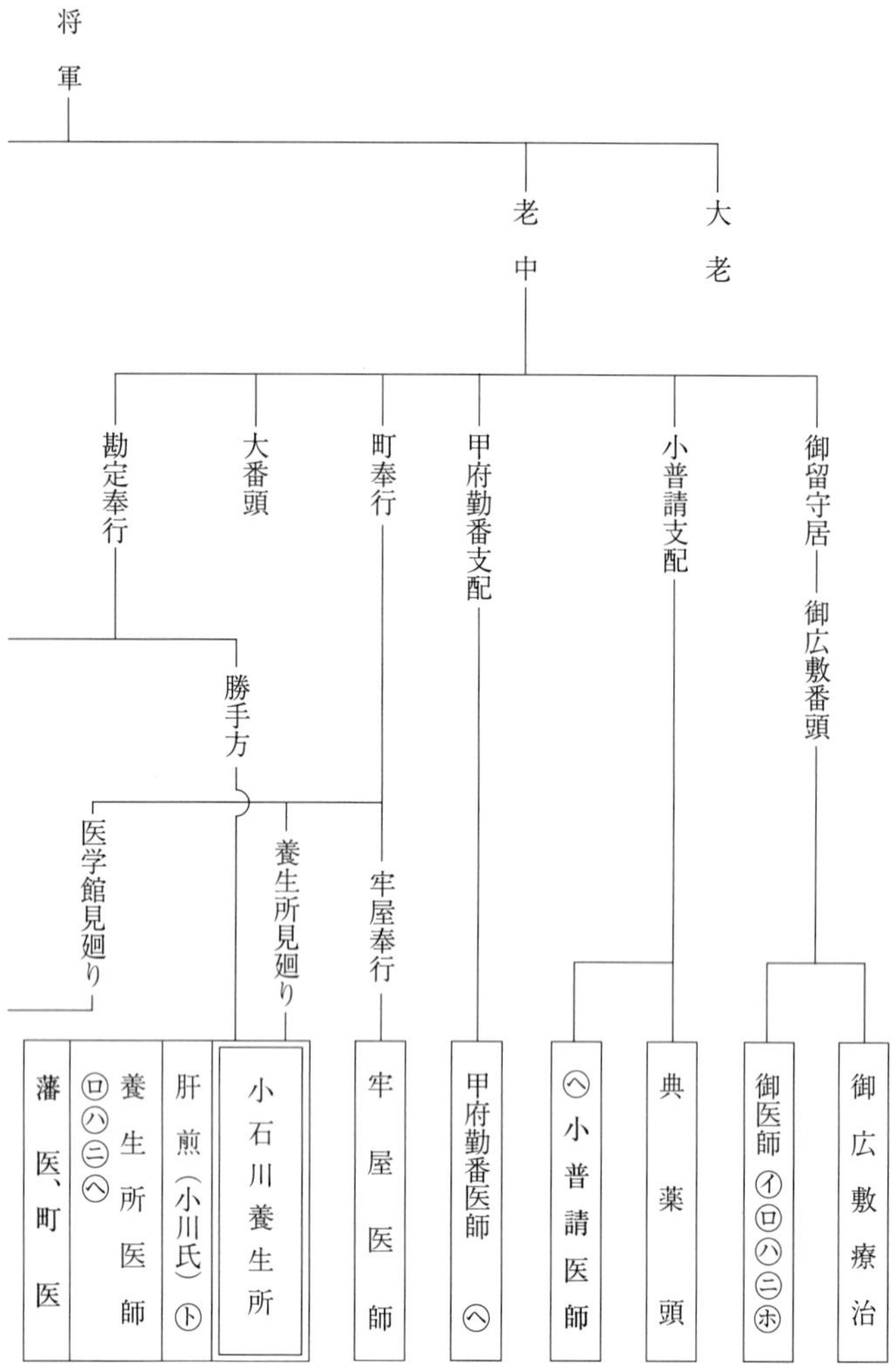

（医官の支配関係の概要を示す）

久志本常孝著『神宮醫方史』（私家版、一九八五年）第五章第一節第五図、二二三頁より転載。

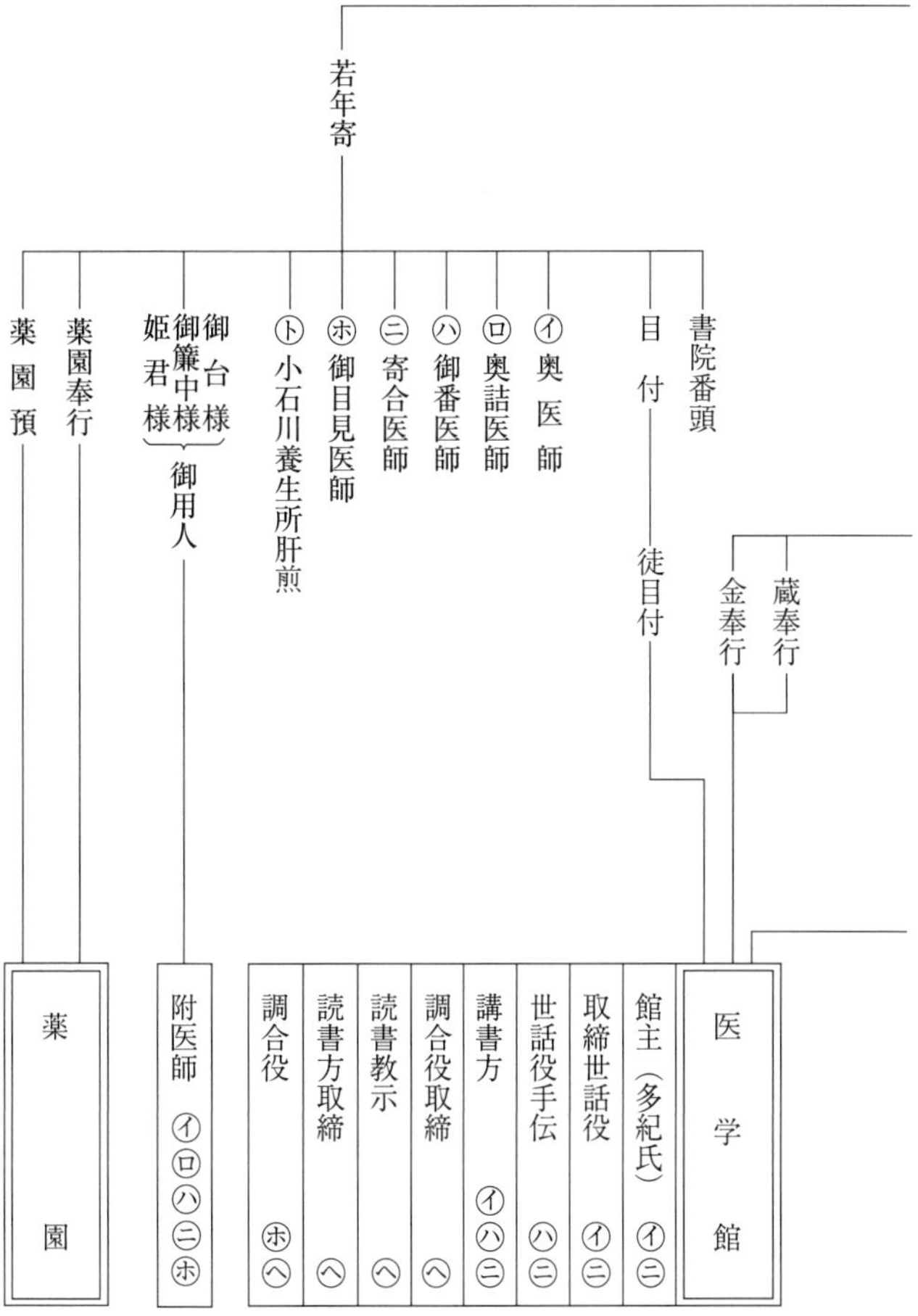

図20　徳川幕府（医員）の職制

再び戻ることのできる仕組みであった。寄合医師には代々寄合医師と一代寄合医師の区別があり、一代寄合医師の場合、嗣子《しし》は小普請に下げられる。

官名の法印や法眼においても、世代家格と一代限りに分けられ、法印への昇叙でも、法眼号を踏むものと、竹田式部・吉田意安《いあん》の両家のように直ちに法印に列することのできる〝直叙（世襲）法印〟との家格に分けられた。員数に制限がないため固定的に見ることができず、あくまでも目安だが、一七八九（寛政《かんせい》元）年六月時の場合、前者の世襲法眼で、代々（世襲）寄合には、曲直瀬養安院と岡本玄冶《げんや》の両家がはいり、ほかに代々寄合だけの家系として、久志本左京亮《くしもとさきょうのすけ》・曾谷《そや》長順・数原《かずはら》宗得・奈《な》須玄眞《すげんしん》・井関祐悦《いぜきゆうえつ》・武田叔安《しゅくあん》・渋江長伯《しぶえちょうはく》・土岐寛彦《かんげん》・久保玄長・泰寿命院・服部了元・野間安節《あんせつ》など、一二家があった。

これら幕府医員は大部分が若年寄《わかどしより》の支配を受けるが、小普請医師の場合、典薬頭《てんやくのかみ》とともに、老中配下の小普請役の支配を受ける。また幕府の医員ながら京都（朝廷）医官でもある施薬院《やくいん》法印は、京都所司代《しょしだい》の配下となる。

なお、幕府医員の出仕の細則について整理をしてみると、まず奥医師の柳営《りゅうえい》（江戸城）参向は御長屋門から出入りし、次いで御番医師は中之口御門からの出入りと定められていた。出仕の際の礼式は、奥医・番医ともに侍が二人、草履取《ぞうりとり》が一人、薬箱持が一人、挟箱持《はさみばこ》が一人、雨天の場合の傘持が一人と定められていた。奥医師以外の諸医の城内の詰所は、一六五八（万治《まんじ》元）年九月の掟で番医が款冬《かんどう》の間に、法印・法眼の医員は連歌《れんが》の間北縁に、寄合医師は医師の間に詰めることになっていた。年始

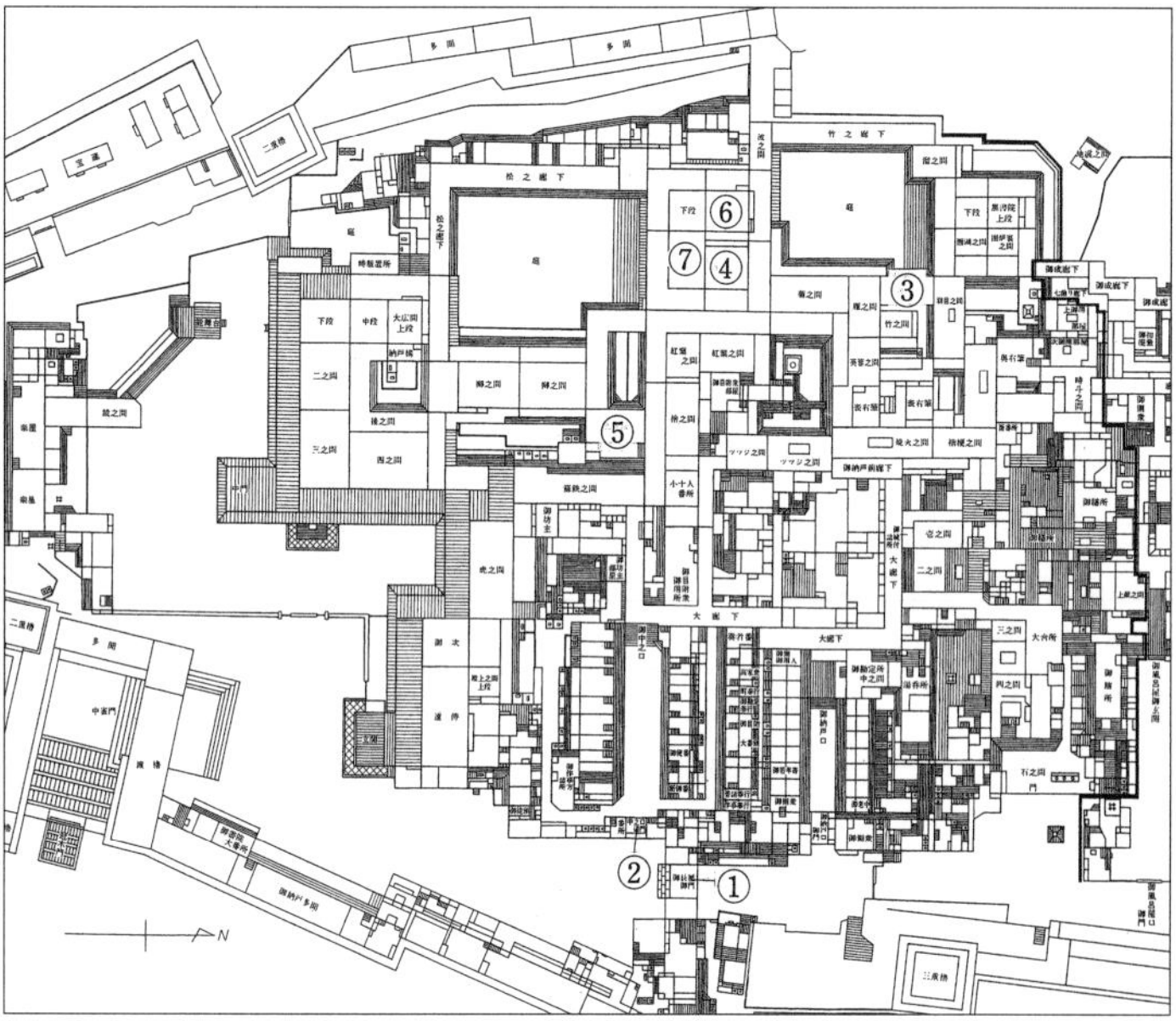

図21　江戸城本丸表

①御長屋門　②中之口御門　③款冬の間　④連歌の間　⑤医師の間　⑥白書院　⑦帝鑑の間

の参賀では奥・表医師の法印・法眼が元旦に白書院へ候し、寄合医師は二日に御広敷見廻りに、小普請医師は三日に帝鑑の間廊下にそれぞれ候して挨拶をした。

最後の小普請医師の場合、非(無)役であるが一六九〇(元禄《げんろく》三)年より、他の旗本・御家人と同様に禄高に応じ、小普請金の上納が義務づけられた。二〇俵以下は免除であるが、二〇〜五〇俵が金二分、五〇〜一〇〇俵は金一両、一〇〇俵〜五〇〇俵は一〇〇俵につき金一両二分、五〇〇俵以上は同じく一〇〇俵につき金二両の割合で上納することとなったのである。

この政令と前後して将軍綱吉は、

幕府医員のうち志水亀庵・内田玄勝《げんしょう》・吉田策元《さくげん》・田辺道哲《どうてつ》・山田仙庵・岡三琢《さんたく》・江藤良元《りょうげん》・川島周庵・坂寿三《じゅさん》ら一一名の廩米《くらまい》と宅地を没収のうえ、一〇里以外の地へ追放処分とした。一方で吉田盛方院浄友《じょうゆう》・田村長伯《ちょうはく》・岡良庵正房《まさふさ》・河野松庵通房《しょうあんみちふさ》・生野松壽宗邯《しょうじゅそうかん》・岡井玄卜《げんぼく》・大石益庵元寿・久志本常澄《つねずみ》・式部常尹《つねただ》・吉田宗通・松井玄昌《げんしょう》・須田玄貞《げんてい》・吉益玄悦《げんえつ》・吉益寿庵《じゅあん》・津軽楽信《らくしん》・天野良順・佐田道昆《どうこん》・伊達景豊《かげとよ》・笠原養琢《ようたく》（重元）・金保安斎元勝《もとかつ》・小崎三科《さんか》ら二一名を新たに小普請に加えている。翌十月四日には、美濃《みの》（岐阜県）大垣の隠医野間安節成之を召して抜擢し、二〇〇俵を充行なって幕府医員に加えたのであった。

世襲の弊害を抑えるべく、小普請の制度を広く活用し、医療の実をあげようとした将軍綱吉の改革の一手とされよう。

疝気・流行病とその対策　当代を通じて際立った病の傾向として、疝気《せんき》と流行病（疫病）を挙げることができる。〝疝気〟は腹部に激しい痛み（疝痛）をともなうため、難病視され、治療に種々の工夫が施されてきているが、この時代には鍼術《しんじゅつ》や艾灸《がいきゅう》による治療が盛んであった。ドイツ生まれのオランダ商館医師ケンペルは、二年余りの日本滞在中に実見した日本医療の特色について、〝疝気〟の治療に鍼が用いられていること、鍼には基本の打鍼《うちばり》と撚鍼《ひねりばり》の二種類のほか、管鍼《くだばり》のあることを指摘し（「日本でよく行われている鍼術による疝気治療」）、〝灸〟による治療とその製法やすえ方にも体験を踏まえて論及し、評価をしている（「シナおよび日本の艾灸」）。

流行病《はやりやまい》の方では、〝疫病〟が時代を通して断続的に猛威を振い、そのたびに多くの病死者をだした。

なかでも一六八四（貞享元《じょうきょう》）年に長崎で発生し、関東にまで広まった〝三日疫病〟や、一六九三（元禄六）年に流行った疫病はその代表格で、治療法として〝黄連香薷散《おうれんこうじゆさん》〟が用いられ、かなりの効能があったと伝えられる（『牛山方考《ぎゅうざんほうこう》』）。一六九九年に江戸で流行った疫病の場合、コロリと死んだことから〝古呂利《ころり》〟の呼び名が起こったといい、治療に南天の実と梅干を煎じた民間薬が用いられた。

この他では麻疹《はしか》や疱瘡《ほうそう》（痘瘡《とうそう》）がやはり断続的に流行り、〝葛根連翹湯《かっこんれんぎょうとう》〟による治療が行われた。もっともこの麻疹や疱瘡（痘瘡）に関しては、感染防止や予防医学の観点から、折々に幕府の政令が発せられている。まず一六八〇（延宝《えんぽう》八）年一一月に「疱瘡・麻疹・水痘遠慮の事」と題する法令で、疱瘡は病人（罹病《りびょう》期間は一〜二週間）が発病後三五日を過ぎてからの出仕、看病人が三番湯掛かり（酒湯による洗蒸の仕上げ）からの出仕と定められ、麻疹と水痘はともに病人が三番湯掛かり、看病人も同じく三番湯掛かりからの出仕と定められた。一七一六（享保元《きょうほう》）年八月の法令では、医師についての規定も加えられ、幕府医員の場合、疱瘡や水痘の病家へ往診した日の当日は出仕を遠慮し、翌日から出仕をするよう定められた。いずれも感染防止の対策である。

人参栽培の奨励と薬価統制　薬は病の療治ばかりか日々の滋養や保健・衛生にも需要があるだけに、薬屋による薬価の調節や偽薬の横行が絶えず、幕府もその対策に迫られることとなった。一六六六（寛文《かんぶん》六）年九月、江戸町中の薬屋仲間による独占的な薬種の購入と売り惜しみを禁じる一方で指定の座《ざ》を定め、偽薬に対しては営業停止の処分と決したのである。

しかし偽薬、それも朝鮮（唐《から》）人参《にんじん》のそれに関しては、消費経済が肥大化した綱吉の治世下で一段と盛んになったため、幕府は偽人参の商売を禁じつつ、和人参の商売を長谷川安清と香具屋《かぐや》信濃の両人に限定して、まぎらわしい人参の流通を防止した。さらにこの間の一六九〇（元禄三）年一〇月には、不当に高値での人参の商売を禁じ、吉宗の代の享保年間には、唐薬の取り扱いを江戸問屋二五人に限定して品質の保持を図っている。

この吉宗の代に幕府の薬種政策は一段と強化され、一七二〇（享保五）年から一七五三（宝暦《ほうれき》三）年までの三四年の間、一七五二年を例外として毎年にわたり薬草の〝見分《みわけ》〟（実地調査）が、植村正勝・丹羽貞機《さだき》・野呂実夫（元丈《げんじょう》）・阿部照任らの手で進められた。見分の実施に当たっては、江戸の町名主に触《ふれ》をだし、薬草見分の医師衆に付き添いの〝草草の功者〟を一般の生薬屋《きぐすりや》（薬種商《やくしゅしょう》）や町医から公募し、関八州をはじめとする本州一帯、それに蝦夷地《えぞち》（北海道）や伊豆諸島にまでその領域を広げたのであった（『正宝事録』）。

この見分に際して幕府は、各地の大名のお抱《かか》え医師（藩医）や現地の医者衆の実見を許可し、製薬法をも教えたため、本草《ほんぞう》知識が全国的に高められ、医療効果の引き上げを生んだが、何よりこの成果をもとに、薬草の人工的栽培を本格化させたことは、医療事情を大きく変えることとなった。一七二一年、江戸小石川薬園の面積をそれまでの四八〇〇坪（約一・五八ヘクタール）から、一挙に一〇倍の四万八〇〇〇坪へと広げ、全国の薬種をもれなくここに移植し、栽培を可能にすることで、薬価の引き下げに繋げようとしたのである。

当時すでに供給が需要に追いつかず、高騰していたのが人参で、寛文から延宝年間（一六六一―八

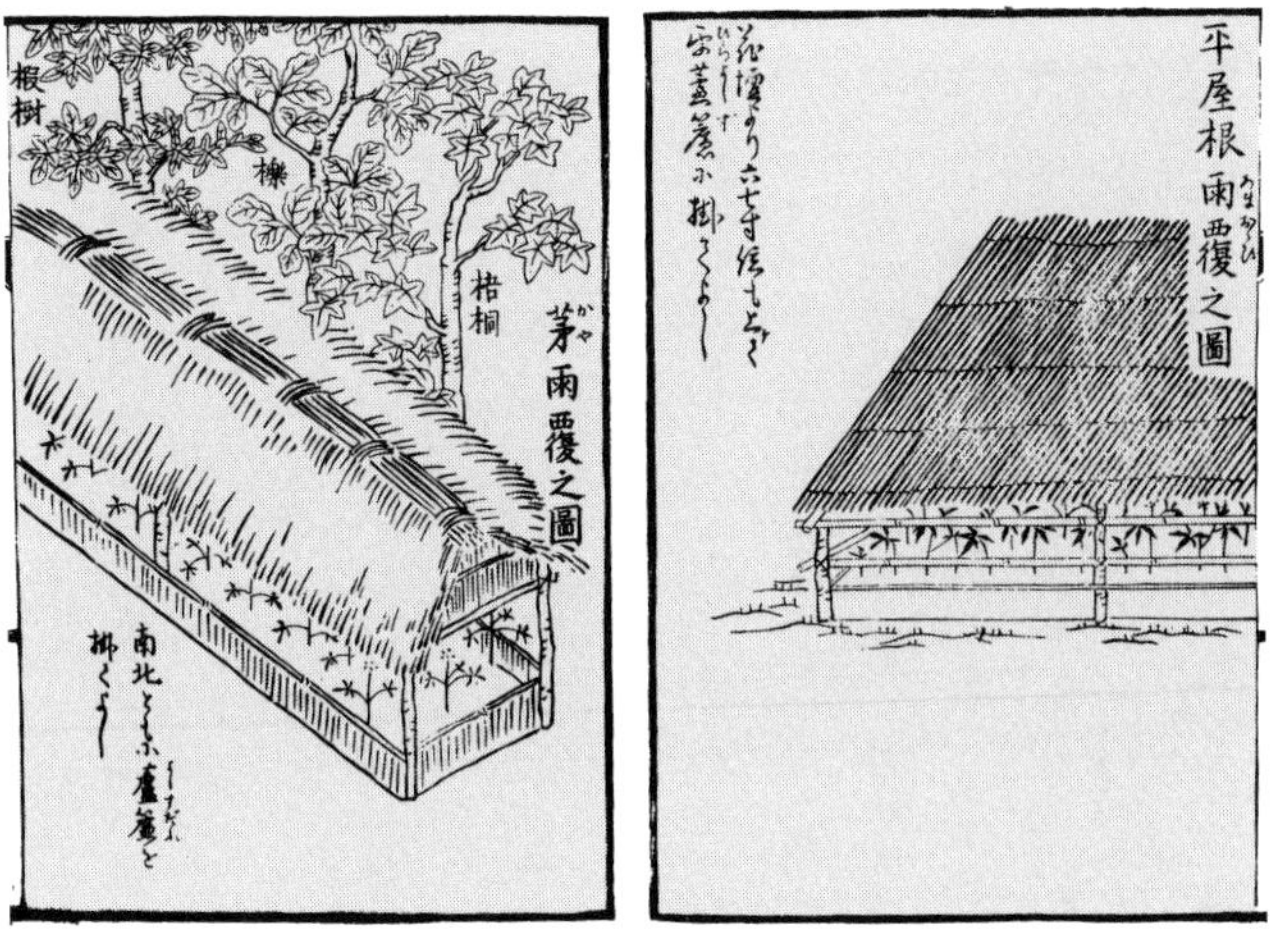

図22　人参の栽培

二）にかけての需要増を受けて設立された元禄年間（一六八八—一七〇二）の配給制の〝人参座〟が、機能不全に陥り、偽物が出回っていた。ために吉宗の薬種政策の主眼もこの人参に向けられ、はじめ対馬《つしま》藩（長崎県）を通じて朝鮮種人参の大量入荷を李氏朝鮮に働きかけたのだが、肝心な輸出元の朝鮮でも品不足をきたして清《しん》国にこれを求めるという状態であった。

ここに朝鮮（唐）人参の国産化を意図した吉宗は、対馬藩留守居《るすい》の鈴木左治右衛門から人参の植性の子細を提出させると、小石川薬園で朝鮮産人参苗の移植を試み、これに失敗するや、清国にわたって一八年間本草学を学んだ採薬師、阿部友之進の献言で生根から播種にきり換え、発芽させることに成功したのだった。以後、日光山麓今市宿《いまいち》（栃木県）などでの本格栽培が軌道に乗り、この技術を奥州や信州・上州（群馬県）などにも広めて、官営の国産人参の販路を原産地の清国にまで拡大したのだった。ここに人参不足が解消され、存分な治療薬が望めるようになったのである。(『朝鮮種人参由来記』)

小石川養生所の施療と看護　薬価の騰貴が抑えられても、当代社会とりわけ出稼《でかせぎ》人や日雇《ひやとい》・奉公人が多数集まる江戸では、そうした得分をも享受できない貧窮民が激増し、新たな社会問題となっていた。このため幕府(徳川八代将軍吉宗)は、江戸の町医者小川笙船《しょうせん》の上書《じょうしょ》をもとに一七二二(享保七)年一二月、江戸の小石川薬園内に総坪数二五四坪、病棟五棟、柿葺《こけらぶき》四〇人収容の長屋造りの養生所(施薬院《やくいん》)を設立して、これに備えた。

この養生所は、町奉行所《まちぶぎょうしょ》配下の与力《よりき》二人と同心《どうしん》一〇人が運営と警備に当たったたが、ほかに看病などのための下働きの男が八人、看病や洗濯のための女が三人、飯焚《めしたき》・汁焚・水汲《く》み・門番が各一人、小使と調剤師が各二人という構成であった。療治担当の医師は、発足当初から幕末の一八四三(天保《てんぽう》一四)年まで(以後は町医者に交替)、寄合医師と小普請医師が役料(本給)のほか隔年に銀七〜一〇枚という待遇でこれを担当した。その内訳は本道(内科)と外科・内科に分かれ、一七二二年からは発足当初の本道二人(岡丈庵と林良適)に加え、外科二名と眼科一名という体制となった。

養生所における施療対象は、看病人のいない病苦の貧窮者という当初の予定から、極貧の病人や行《ゆき》倒《だおれ》人《にん》にその範囲が広げられ、しかも収容(入所)人員が当初の四〇人から翌年に一〇〇人、一七三三年に一一七人に引き上げられ、入所手続も町奉行所を通さず直接に養生所へ願い出られるよう改められた。

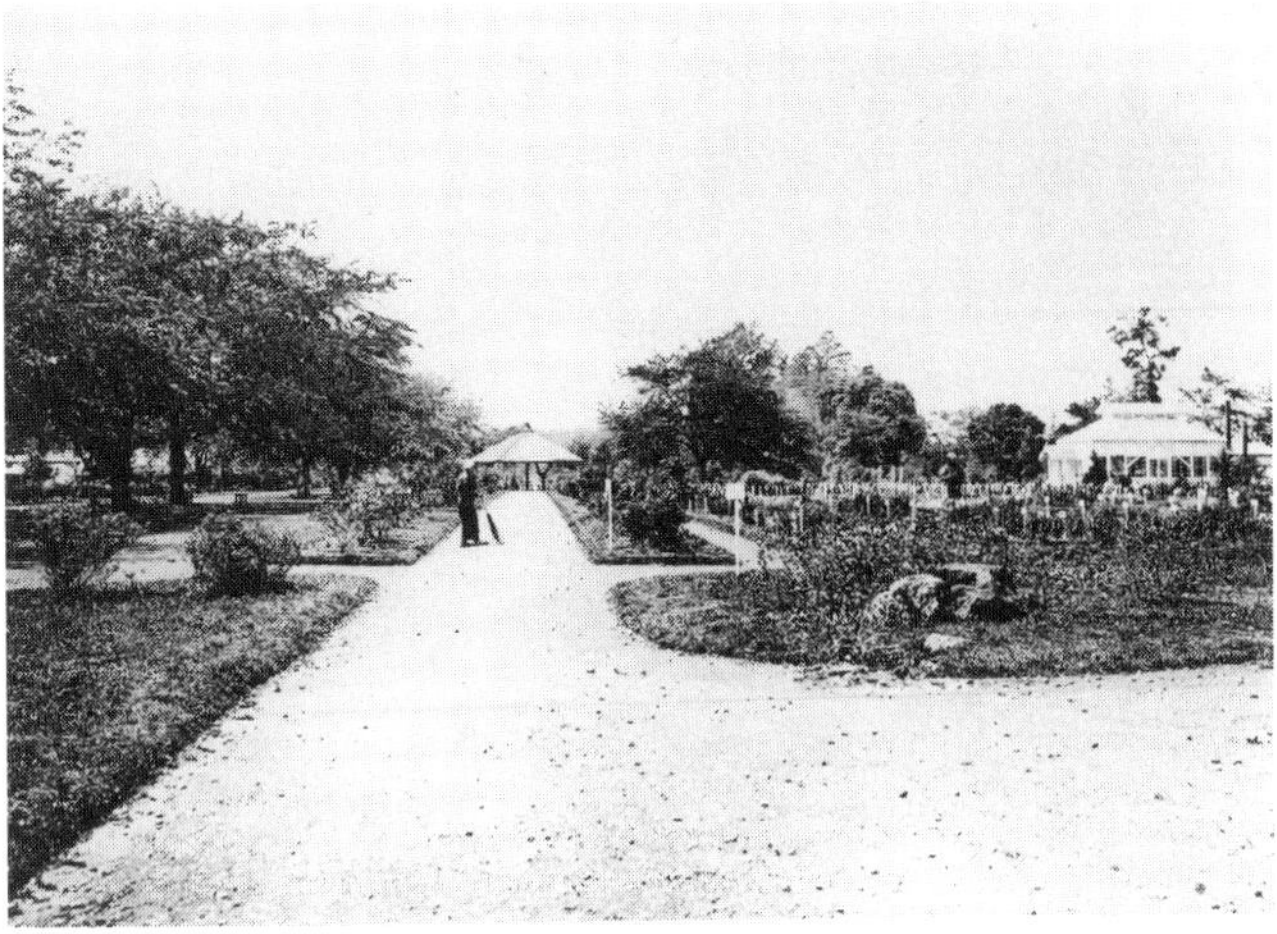

図 23　小石川植物園　明治 30 年ころ

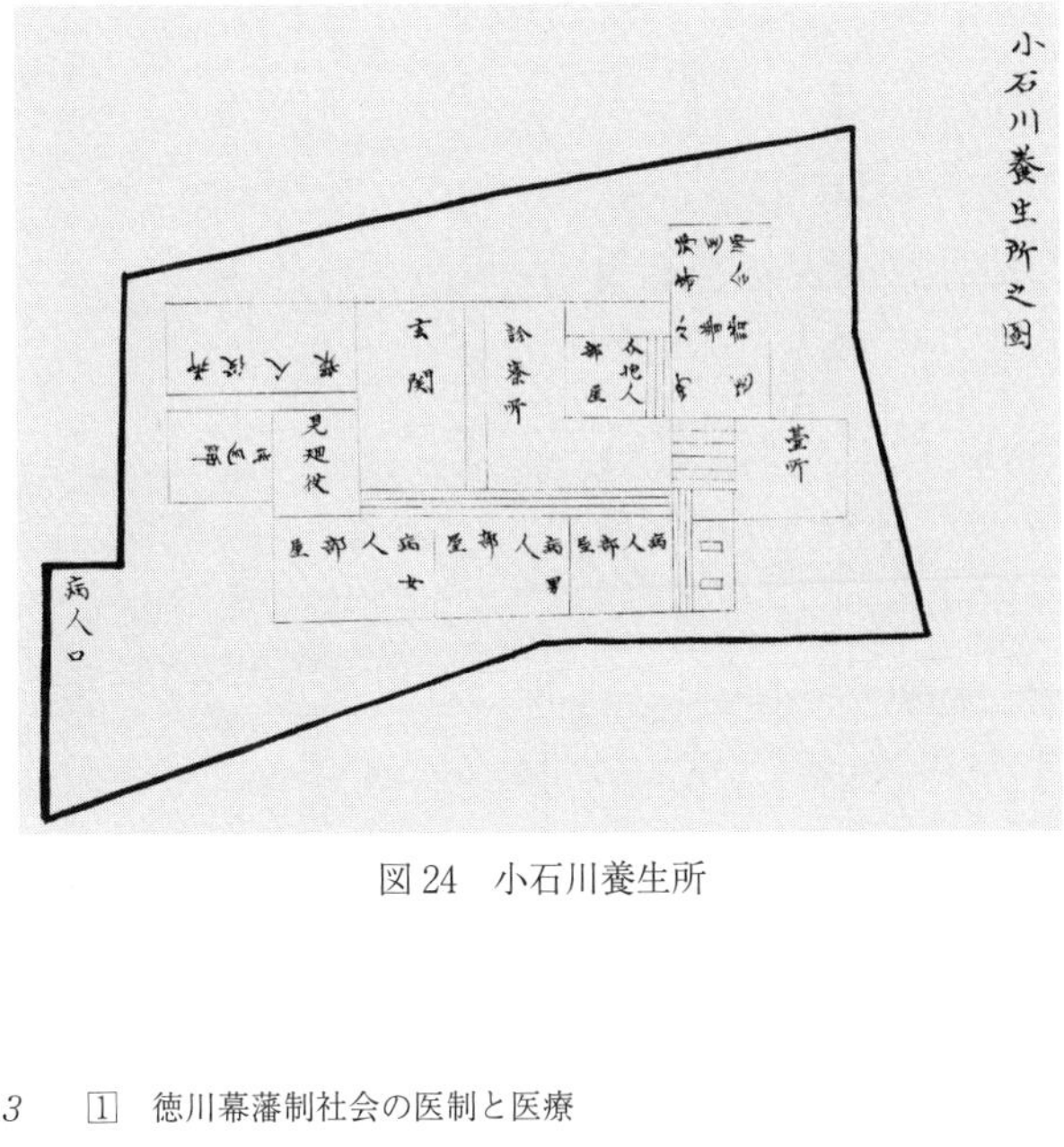

図 24　小石川養生所

このため一七二三年八月の「逗留病人」（入所者）は五七人、「帰来人」（通所者）は三一四人にのぼり、医者不足から以後の通い病人（通所者）の診療を廃止している。逗留（入所）期間も、当初は定めがなかったが、一七二六年に二〇ヵ月、一七三〇年に一二ヵ月、一七三三年には八ヵ月と短縮され、退所時と同じ病での再入所は禁じられた。一七二七年中の施療の状況は、前年からの逗留病人九〇人を加えた総数三五〇人（男三一六人・女三四人）のうち全快が一三四人、難治で帰った者が八二人、願いにより帰った者が二二人、病死が一二人で、残る一〇〇人が翌年への居越逗留の病人であった（『享保撰要類集』）。

養生所を「御救之場所」とする幕府の民政理念のもと、入所者には無料の療治のほかに、男五合、女四合の割で食料が支給され、粥《かゆ》や葛《くず》も症状に応じて与えられた。ほかに生活必需品としての衣類（夏は帷子《かたびら》、冬は布子《ぬのこ》〈綿入れ〉）や月々の鼻紙、髪結賃、暖房用の薪炭や湯湯婆《ゆたんぽ》なども支給され、夜具蒲団《ふとん》や紙張・膳・椀などが貸与された。要するに一物も持たない貧窮病人が、着の身着のままで入所できる仕組みであったわけである。

幕末近くになると、この「御救」の理念も役人や医者の怠慢、看護人らの不正によって損われ、医療・介護施設としての機能低下を招いて一八六五（慶応《けいおう》元）年九月、ついに幕府奥医師の多紀養安《たきようあん》と同安叔《あんしゆく》の預かり（幕府の経営放棄）とされるにいたった。

表3　天保期養生所の入所・施療の内訳と全快率

年月	医師名		全快	願下	欠落	相帰候者 風聞不宜	不揃	掟背	病死	合計	全快病死差引全快之分
天保2年12月朔日より天保3年閏11月晦日まで	本道	井上玄丹	21	7	0	0	1	0	8	37	7分7厘4毛余
	同	峯岸昌菴	21	15	1	0	0	0	10	47	6分7厘7毛余
	外科	牧野升朔	24	9	1	0	0	2	7	43	7分7厘4毛余
	同	西　玄長	38	11	0	1	1	0	7	58	8分4厘4毛余
	眼科	馬場瑞伯	24	11	1	0	1	0	6	43	8分
	本道見習	井上三菴	8	2	0	0	0	0	3	13	7分2厘7毛余
	同	高木済菴	6	2	0	0	0	0	3	11	6分6厘6毛余
	同	成田活元	1	4	0	0	0	1	5	11	1分6厘6毛余
	本道	小川太左衛門	23	0	1	0	0	1	10	35	6分9厘6毛余
	本道見習	小川謙次郎	5	2	0	1	0	0	1	9	8分3厘3毛余
	同	塙　主齢	2	7	0	0	0	0	0	9	
	同	鎌田庭雲	0	0	0	0	0	0	2	2	
天保3年12月朔日より天保4年11月晦日まで	本道	井上玄丹	17	7	0	3	0	0	12	39	5分8厘6毛余
	同	峯岸昌菴	12	8	0	0	1	0	6	27	6分6厘6毛余
	外科	牧野升朔	15	3	1	0	0	0	7	26	6分8厘1毛余
	同	西　玄長	24	15	2	2	0	0	7	50	7分7厘4毛余
	眼科	馬場瑞伯	12	7	0	2	0	0	3	24	8分
	本道見習	井上三菴	4	0	0	0	0	0	2	6	6分6厘6毛余
	同	高木済菴	4	1	0	0	0	0	1	6	8分
	同	成田活元	4	1	0	0	0	0	0	5	
	本道	小川太左衛門	12	9	1	2	1	0	3	28	8分
	本道見習	小川謙次郎	5	0	0	0	1	0	1	7	8分3厘3毛余
	同	塙　主齢	4	7	1	1	0	0	7	20	3分6厘3毛余
	同	鎌田庭雲	4	2	2	0	0	0	3	11	5分7厘1毛余

『養生所書留』より

南和男著『江戸の社会構造』(塙書房, 1969年) 324～5頁「天保期の実態」より転載.

② 医師と病と医療

医学館の医師養成　幕府＝将軍家の医員の制度が調えられる一方で、肝心な医師の技能すなわち医術の組織的・系統的な継承の場が求められるようになった。こうした医療事情を考慮して、一七六五（明和《めいわ》二）年四月、幕府奥医師多紀元孝《もとたか》（安元）が幕府に願い出たのが、医学校の建設であった。願いの通り受理されると、神田佐久間《さくま》町二丁目の天文台跡の地を借用して起工し、同年一一月九日に講堂を落成させたのだった。これが幕府医員の子弟らをはじめ、江戸町中の全ての医者を対象にした専門教育機関の「医学館」（躋寿館《せいじゅかん》）である。

この医学館について幕府では、若年寄《わかどしより》の松平忠恒が落成の翌月に当たる同年一二月七日、医道を志す者は、幕府医員の子弟も、藩医も、町医者も、全てこの医学館で「勝手次第」（自由）に学ぶようにとの通達をだした。ために翌年六月に創業者の元孝が享年七三で没したにもかかわらず軌道に乗り、その子の元悳《もとのり》（安元、藍渓）に代わって二年目の一七六八年六月には、はやくも町屋敷一ヵ所が附属される盛況となった。

その後、一七七二（安永《あんえい》元）年二月の火災で類焼し、私財を擲《なげう》っても独力での再建が困難と見てとった元悳は、幕府に願い出て、江戸中の医師より寄附銀を年に一ないし二匁《もんめ》ずつ（二匁を限度に）募って再建資金とした。一七八六（天明《てんめい》六）年正月二二日、湯島天神《ゆしまてんじん》裏を火元とする火事で再度の類焼

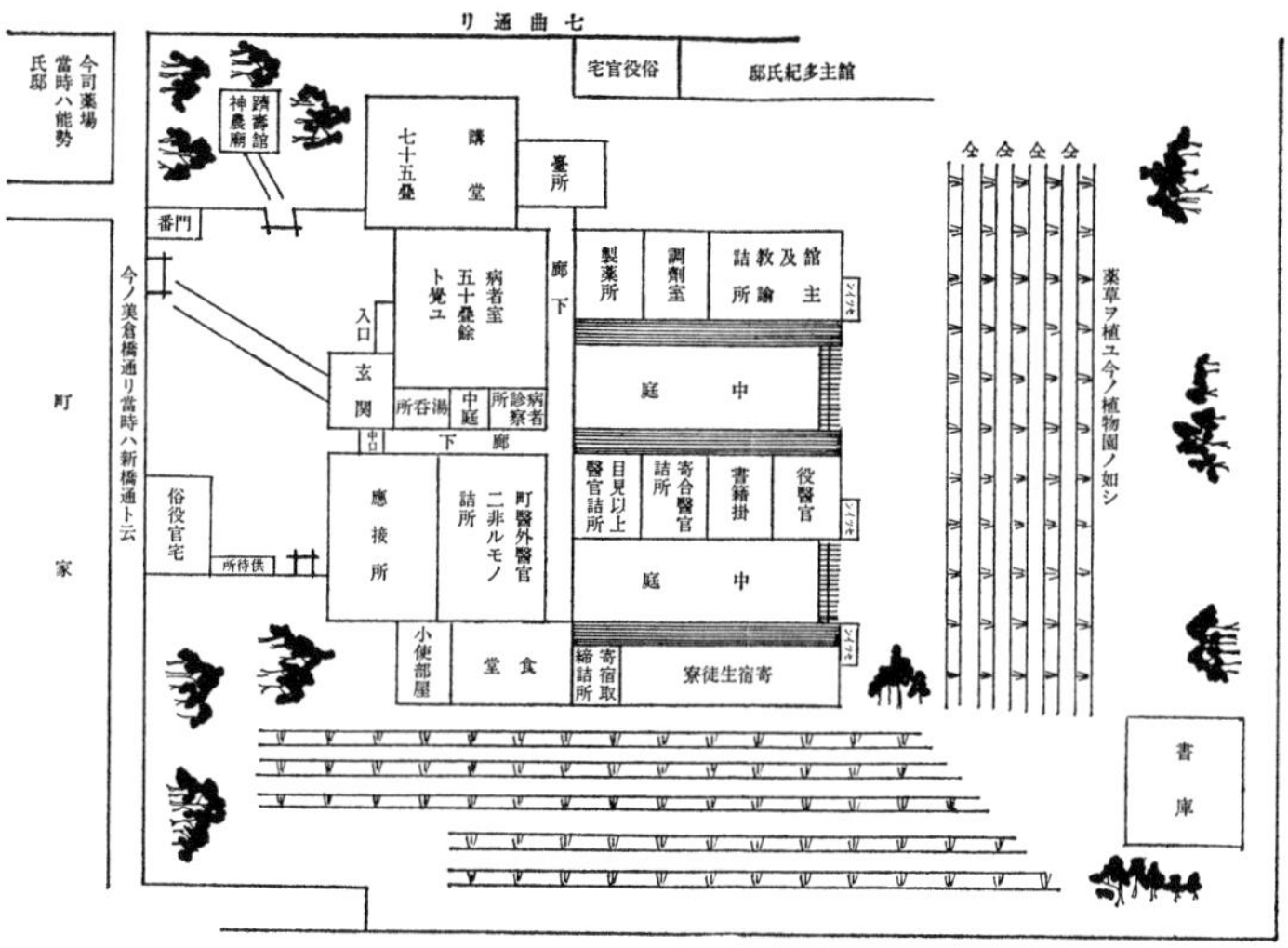

図25　江戸医学館の規模

に遭ったものの、この月一三日に若年寄安藤対馬守《つしまのかみ》（信明）が発給した「医学館教育仕法の儀御触書《おふれがき》」に則っての復興と改革が図られることとなったのである。

この医学館教育仕法の趣旨は、㈠毎年二月中旬から五月中旬までの一〇〇日間、諸医師の子弟や医道に志のある者を医学館中の学舎に止宿させ、医学教育を施す。㈡止宿しての教育を希望する「陪臣（医）」すなわち藩医の場合は、家中の担当役人を伴って正月晦日までに医学館へ出向き、学館役人に請人を立てた出願書類を提出すること。㈢居宅から通学を希望する者は、同じく正月晦日までに親や兄弟、または親類を伴って学館役人のもとへ出向き、証人の書付《かきつけ》を添えて手続きすること。㈣通学の場合、必ず出入りの刻限を帳面に記すこと、というものであった。

教育の内容については、㈠一〇〇日のうちに『本草《ほんぞう》』『霊枢《れいすう》』『素問《そもん》』『難経《なんけい》』『傷寒論《しょうかんろん》』『金匱要略《きんきようりやく》』の六部の医書の講釈と会読を行い、流派を問わず、医師としての基礎力を培う。㈡経絡《けいらく》や穴処取りの技術を、一〇〇日のうちに身につけさせる。等を目標とするが、六部のうちには巻数の多いものとそうでないものがあり、また『千金方《せんきんほう》』『外台秘要方《げだいひようほう》』ほかの必要医書もあるので、できるところを希望に応じて会読または講釈する、という方針であった。

さらに就学の心得としては、㈠止宿の者は一〇〇日の間、決して門外に出てはならないこと。㈡飲酒や勝負ごと、遊芸などはたとえ詩歌であっても、堅くこれを禁じること。㈢止宿の者は自分賄《まかな》いであるので、学館内で不自由のないように取り計らうこと。㈣貧窮のために志を遂げられない者は、名主や町役人を通して証人や請人を立てたなら、学館より食事を支給し、書物や夜具なども貸与すること。㈤止宿の者で禁制を破った者は、吟味《ぎんみ》のうえ請人や証人を呼んで知らせ、学舎より退居させること。㈥医学館における講説ならびに会読の教授料は、医学館がこれを支払い、受講者からは一切徴収しない。等の事項が定められていた。

この翌一七八七年、医学館の百日教育が再開されるに当たり、老中《ろうじゅう》の松平定信が主座として改革の指揮をとることとなった。一七九〇（寛政《かんせい》二）年に町屋敷三ヵ所が附属として学舎に加えられ、一七九一年一〇月には、元悳の上申によってそれまでの多紀氏私有の躋寿館としての医学館から、幕府公立の医学館に名義変更され、多紀氏は改めてその世襲館主となったのである。こうした沙汰は、若年寄の堀田正敦《まさあつ》の御触書で周知されるとともに、改めて医学の教育と医師の人格形成の徹底が図られたのであった（『徳川禁令考』第三帙）。

“気”を重んじた治療

当代の医療上の特色の一つに、伝統（漢方）医学の治療法をめぐっての分派形成があげられる。医学館の教材に強いて「流派」を問わずと謳われたのは、こうした医療界を認識しての気配りであった。が、その分派形成すなわち医術治方の改良の先駆をなしたのが、名古屋玄医である。その治療は、「万病は皆、風寒湿によって生ぜざるはなし。細かく分かてば則ち風寒湿の三気なり。総じて言えば、ただ一箇の寒気の人を傷《やぶ》るなり。陽気の虚するによってなり。陽気は何ぞ。元気なり」（『医方問余《いほうもんよ》』）というもので、万病の因を寒気の一気のみとして、陽気すなわち元気を得ることとの必要性を説いている。従来の道三《どうさん》流医術が温補であったのに対し、「熱補」の治療を主張したのである。そして「陽気」を補う方剤として、自ら「百発百中の方」と自讃する痢病薬の「逆挽湯《ぎゃくばんとう》」を製剤したのだった。桂枝人参湯《けいしにんじんとう》を元にした加味方であって、「外邪を表に挽《ひ》きもどして、発汗によって下痢を治す」という意味とされる（喩昌『医門法律』「痢疾門」）。

こうした玄医の医術は「古方派」と称され、子弟関係のない後藤艮山《こんざん》によって医術の学派としての元が築かれることとなった。

艮山は何ごとにも形式にはとらわれなかったようで、髪を剃り、僧衣を纏い、僧官を拝受するという通常の医師の様式をとらず、髪を蓄えて束ね、平服を着用していた。このため、住居のあった地元京都の香川修庵や山脇東洋《やまわきとうよう》らをはじめとする二〇〇名余りの門人ばかりか、門外の医師たちまでもが、これに倣って僧体を脱したと伝えられる。

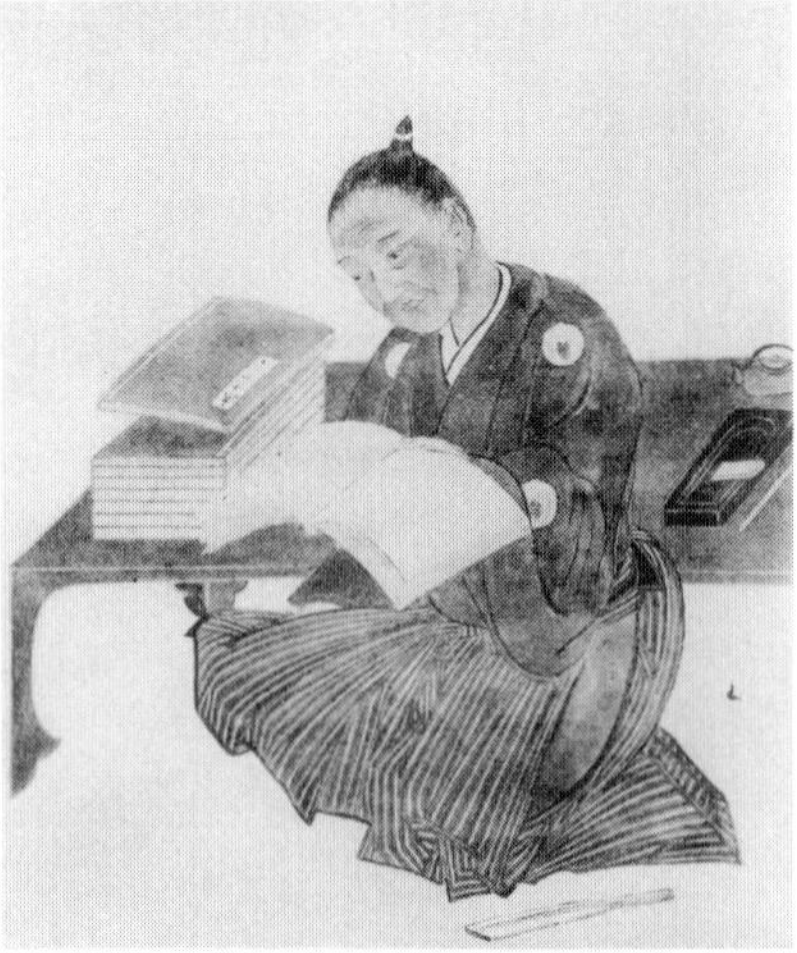

図26　後藤艮山

この姿勢は、師と覚しい師を持たなかったとされる医術や医療の面でも貫かれた。艮山の医術の原理は、多くの和漢の医書を学びながらも「百病は一気の留滞に生ずる」という独自の〝一気留滞説〟であって、具体的には「およそ病の生ずる風、寒、湿によれば、その気滞り、飲食によるも滞るなり。七情によるも滞るなり。皆、元気の鬱滞《うったい》するより成るなり。ゆえにその支ゆるものは大概かくのごとく違えども、その相手になり滞るところは一元気なり」と説明される（『師説筆記』）。まさに今日用いられるところの〝病は気から〟という考え方である。

病因を純化することで病症をより鮮明にし、治療をしやすくしてその効果を高めようと図ったものである。したがって治療法も、順気剤を重視しながら、灸や熊胆《くまのい》、温泉、それに蕃椒《ばんしょう》（唐辛子）や瀑《ばく》布泉《ふせん》（滝にうたれる療法）、それに食餌《しょくじ》療法の重視など、民間療法の積極的な運用が説かれており、きわめて現実的であった。これらのうち、感染症など外因性の疾患には薬物療法で臨み、様々な内因性の疾患に食餌療法を活用したのだった。

民間療法や温泉療法、それに食餌療法というと、いずれも〝医者いらず〟の治療法で、医療を生業にする職業医師の行う療治の方法とは思えない。が、こうした合理的な実利の探究には、単に形式にこだわらないといった姿勢にとどまらない、艮山の次のような信念が投影されていた。「業《なりわい》にすれば、どうでも医者根性と云うものになる。医は病を治する名にして、業の名にあらず。医家者流の其者《それしゃ》（医業の達人）になるも、医に心を用いず、第一業が主になるゆえ、いろいろ私欲が出て来て名聞利害にわし《（走）》るなり。病人のためになることは工夫せず、私に覆《おお》われるゆえ、きき《（効）》もせぬ薬をむりにうり《（売）》つけて、反《かえ》りて害をなすなり。不仁の甚だしきなり」（『師説筆記』）。つまり、医の道でなく、医者としての道に通じてしまえば、病を治すことよりも利益を優先するようになり、過剰な薬を売りつけることになりかねないというのである。極論するなら、医を業とすること自体が悪であるという考えに裏付けられていた。

医門の流れと牛山処方　当代（江戸時代）も半ばに入ると、上記の玄医や艮山、それに艮山の門下生である修庵や東洋、東洋の推挙が転機となって独自の医説である〝万病一毒〟論（諸病とも一毒によって発現するゆえ、これまた毒である薬物をもって攻め、体内から毒を除いて治すという考え方）を大成し、後世に継承される〝腹診〟法（脈状に加え、腹は万病の宿る所として重視）を普及させた吉益東洞《よしますとうどう》らのような新たな学派（古方＝古医方）の台頭をみる。が、一方で道三流医術を土台とする後世派の医師からも京都で劉（完素）・張（子和）医書の講釈を行なった玄朔の門弟饗庭《あえば》東庵や林市之進、同じく玄朔の門弟で師から『万病回春《まんびょうかいしゅん》』を与えられ、将軍秀忠・家光の侍医を勧めて後世に治験に基づく処方を伝えた岡本玄冶《げんや》、玄治と同様に自ら開発の処方を『医方口訣集《いほうくけつしゅう》』として後世に伝え、〝口《く》

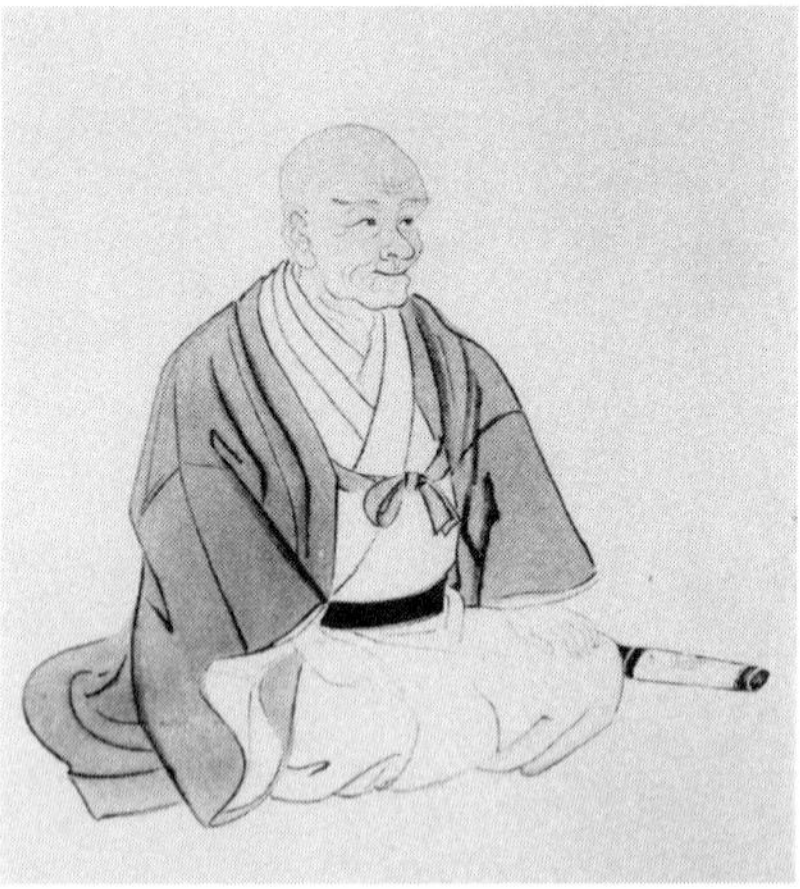
図27　香月牛山

訣派《けっぱ》〟と呼ばれた土佐出身の京医長沢道寿らの成果を踏まえつつ、この頃（一八世紀前後）に学統を振ったのが、香月牛山《かつきぎゅうざん》であった。

牛山は筑前《ちくぜん》（福岡県）出身で、筑前黒田藩医の鶴原玄益から医術を、同藩儒官の貝原益軒《かいばらえきけん》から儒学を学んで豊前《ぶぜん》（大分県）中津藩主小笠原氏の侍医となったが、一四年間出仕した後の一六九九（元禄《げんろく》一二）年、四四歳にして禄を辞し、京都に上って二条に居宅を求め、開業した。その医術は、かれの儒学の師ながら医師でもあった益軒が自身の主治医に頼んだほどの力量であった。とりわけ上京のおり、東山《ひがしやま》天皇の上意で大覚親王の舌瘖《ぜついん》の病を診療することになった際、この症候を鬱痰《うったん》と鑑別し、諸医が躊躇《ちゅうちょ》する劇薬を投与して痰を吐かせ、二ヵ月余りで回復させたことから、一躍その医名を馳せたとされる。

だが、牛山の偉業は、身分や老若男女の差別なく行われた疫病治療とその対処方（方剤）の工夫にあった。一七〇八（宝永《ほうえい》五）年の秋から翌年にかけての麻疹《はしか》の大流行のおりの診療活動について牛山は、その著『牛山活套《ぎゅうざんかっとう》』で「宝永戊子《ぼし》の秋より冬に至り、明くる己丑《きちゅう》の歳の春まで、日本六十余州おしなべて麻疹流行して男女老少を問わず一般の疫麻なり。貴となく賤となくこの患にて死する者多し。

予、京師《けいし》の高倉の旅館にあってこの病を治すること五百三十余人なり。そのうち一人も死する者なし」と記している。

半年余りの間に麻疹の患者五百三十余人を療治し、一人の死者も出さなかったというのである。この牛山の特記する通り、一七〇八年の秋から翌年春にかけての全国的麻疹の流行は深刻で、日本の政庁たる江戸城内にあっても、一二月九日に将軍の継嗣《けいし》に定まっていた大納言家宣《いえのぶ》が罹患したのに続き、同月二八日には、将軍綱吉までもがこの麻疹にかかって臥床《がしょう》したほどであった（『徳川実紀』第六篇）。綱吉の場合、奥医師の久志本常治・曲直瀬正璆《まなせまさてる》・河野通房らに配剤を指示するなど、自ら療治を指揮したが、そうした自己治療の甲斐もなく、正月一〇日に享年六四で遠行《えんこう》した。

罹患するまで実に精力的に政《まつりごと》を行なっていた将軍をも、用捨なく取り殺す麻疹に対し、牛山は次のように対応したのである。

皆これ（麻疹）を治するの医、あるいは寒涼を過し、あるいは辛熱を用い、あるいは補薬を用いてその害夥《おびただ》し。予、一方を製す。葛根連翹湯《かつこんれんぎようとう》と名づく。葛根・連翹・升麻《しようま》・白芍薬《はくしやくやく》・酒茈《さい》胡《こ》・酒黄芩《おうごん》・当帰《とうき》・桔梗《ききよう》・山査《さんざし》（子）・蘇梗《そこう》（紫蘇茎）・山梔子《さんしし》各等分、甘草《かんぞう》減半、水に煎じ服す。紅点出がたき者には防風《ぼうふう》・牛房子《ごぼうし》を加え、泄痢ある者には扁豆《へんず》・砂仁《しやにん》（縮砂）・木通《もくつう》・車前子《しやぜんし》を加え、咳嗽《がいそう》甚だしき者には桔梗・甘草を倍し、前胡《ぜんこ》・桑白皮《そうはくひ》を加う。熱甚だしきには酒黄柏《おうばく》・酒黄連《おうれん》少し許《ばか》りを加え、あるいは淡竹葉を加え、口甚だ渇する者には麦門冬《ばくもんどう》・石膏《せつこう》を加え、血乾いて大便秘するには川芎《せんきゆう》・生地黄《しようじおう》・紅花《こうか》・大黄《だいおう》少し許りを加う。この方を用ゆるに百発百中奇々妙々、その効言うべからずなり。

すなわち、葛根・連翹など一二種の生薬《しょうやく》を軸に、症状に応じて一七の生薬をそれぞれ加味した葛根連翹湯を投与することで、この麻疹に対応したのであった。一人の死者も出さなかったというのも、一七三三（享保一八）年に板行した『習医先入《しゅういせんにゅう》』（医家のあるべき倫理を示す）などから想像される牛山の性格と理念から察して、決して誇大ではないように思える。

牛山は還暦を過ぎた一七一六年、九州小倉《こくら》城主小笠原忠雄・忠晴父子に請われて小倉に移り住み、著述に専念しながら、一七四〇（元文《げんぶん》五）年三月、八五年の天寿を全うし、死して上記のほか『牛山方考《ほうこう》』『小児必用記《しょうにひつようき》』『医学鉤玄《いがくこうげん》』『老人必用養草《ひつようやしないぐさ》』『巻懐食鏡《かんかいしょつきょう》』『螢雪余話《けいせつよわ》』『薬籠本草《やくろうほんぞう》』『万里神《ばんりしん》交《こう》』『国字医叢《こくじいそう》』『遊豊司命録《ゆうほうしめいろく》』『婦人寿草《ことぶきぐさ》』ほかの医書や手引書を残し、医療の発展に貢献したのであった。

儒医の養生論　当江戸社会を反映して本来の意味を根本から変えられた医療関連語に〝儒医〟という呼称がある。道三流医術（後世方）の根本理念に儒学のそれが採り入れられたため、当代に入って儒学を究めた堀杏庵《ほりきようあん》・江村専斎《えむらせんさい》・板坂宗憺《いたさかそうたん》・森雲竹《もりうんちく》らの医師が出現した。まさしく正真正銘の儒医とされようが、幕府が儒学の一体系の朱子学《しゅしがく》を官学とし、儒者の身分の引き上げを図ってついに一六八三（天和《てんな》三）年には、改訂武家諸法度《ぶけしょはっと》にそれまでの「医陰両道」の表記を、「儒医諸出家」と改めたことなどの影響から、儒医の呼称が悪用されるようになったのである。つまり、儒者で医術に詳しいというのでもなければ、医者ながら儒学に通じているというわけでもなく、それどころか儒学に不案内にも拘《かかわ》らず儒学者らしく振る舞い、それを看板に患者を集め、暴利を貪《むさぼ》るという悪徳医をして儒医、と称するにいたったのだった。

むろん、儒学の慈仁を根本とする道三流（後世派）医学の理念に変化はなく、それゆえに医学と儒学の両道を究め、医師から儒者への転向を主君の筑前《ちくぜん》黒田藩主から命じられた貝原益軒のような儒医も健在であった。益軒の場合、牛山との絡みで触れてきたように、筑前藩黒田氏の儒官ながら、医師としての経歴を活かし、かつ自身の生涯八五年という長生を参考に、臨終《りんじゅう》前年の一七一三（正徳《しょうとく》三）年、八四歳にして『養生訓《ようじょうくん》』を著している。現代にも広く知られるこの養生書は、全八巻に鍼と灸法を加えるという大部のもので、既存の養生書の集大成の観もあるが、なにより重視されるのは、記載される薬方や効能書き、症状の多くが、かれ自身の罹病体験や服薬例、それに家中の妻初（江崎氏＝東軒）や下男・下女、知人らに与えた投薬や治験・症状に基づいたものという点にある。

内容は、疾病予防のために必要な心身の備えから立居振舞、呼吸法の子細が総論の上下（第一・二）で説かれ、そのうえで飲食や飲酒、飲茶、交接の方法の是非、体の手入れの仕方、排尿・排便や洗浴の仕方、病中・病後の対策、医者の選び方、薬の用い方、老人への心遣いと接し方、老後の心掛けと保養法、丈夫な子育て法、鍼と灸の使い方、等の詳細が巻三～五と追加の項で説明されている。

総論で説かれる心身の備えなどは、いかにも儒者の作品らしく、随所に儒教倫理が反映されているが、予防医学の観点からみて矛盾はなく、何れもが合理的道理である。むろん、個々の対策に至ってはさらに具体的、実証的である。その根拠は、たとえば巻二の真気を丹田《たんでん》に集めることの意義を説いた部分で、「臍下《せいか》三寸を丹田と云。腎間の動気ここにあり」とし、続けて「難経《なんけい》に『臍下腎間の動気は、人の生命なり。十二経の根本なり』といへり」と、その出典（斉《せい》の秦越人著『八十一難経』）を明記していることである。

さらにこれに加えて、巻五の「牙歯をみがき、目を洗う法」の説明の行に、「予もまたこの法によりて、久しく行うゆえ、そのしるしに、今八十三歳にいたりて、なお夜、細字を書き読み、牙歯固くして一も落ちず、目と歯に病なし」とあるごとく、自らの体験とその成果をもって証明していることである。このことは、益軒六六歳のおりの日記（『雑記《ざつき》』）に、「塩を牙歯に摺《す》り、眼目を洗う。元禄八年二月十一日始む」とあることから、空説でないことが裏付けられる。

『養生訓』の出典は、益軒がかねて記録し保存していたものを門弟の竹田定直（春庵）が編輯し、一六八二年（益軒五三歳）に刊行した『頤生輯要《いせいしゆうよう》』に基づいている。『頤生輯要』は漢文体で専門書風のため一般への普及は困難と見て取ったのであろうか、あるいは自身の長生の秘訣をも加え、より平易に一般に伝えたかったのであろうか。いずれにしても益軒が、養生法の決定版ともいうべき『養生訓』を、京都堀河の書肆《しよし》永田調兵衛のもとより一部八冊につき銀子七匁《もんめ》で公刊し、当代の人びとばかりか、後世の人びとの保健・医療知識の向上に果たした役割は、評価されよう。

[3] 家庭の疾病対策

合せ薬の流通　江戸時代の医療の特徴的傾向の一つとして、家庭薬としての合《あわ》せ薬の普及があげられる。合せ薬は、前述の戦国織豊《しょくほう》期《き》の「常備薬」の項で触れたように、すでに戦国初期ごろ、公家《くげ》の一条兼良《かねよし》が救急時の備えとして保存するよう説いているが、乱世に後押しされる形で、伝統的寺院の家伝薬としてのそれ（合せ薬）が、それまでの施薬の対象としての救済品から、公家・武家・富有層の間の贈答品として流通するに至った。そうした家伝薬としての合せ薬が、この期に一般家庭に浸透するようになったのである。

前代の貴重な贈答品から当代の著名な家庭薬へと、変身を遂げた合せ薬の典型に、まず、〝豊心《ほうしん》丹《たん》〟があげられる。一名〝沈麝丹《じんじゃたん》〟とも称される西大寺《さいだいじ》家伝のこの合せ薬は、一七九一（寛政《かんせい》三）年ごろまでには同寺本坊の製剤所ばかりでなく、寺内の各塔頭《たっちゅう》で包装のうえ販売されていた（秋里籬島〈舜福〉著『大和《やまと》名所図会』版本）。需要が増していたことを裏付けるが、とりわけ一六九二（元禄《げんろく》五）年三月八日より一ヵ月にわたって催された東大寺《とうだいじ》大仏殿再興に際する開眼供養《かいげんくよう》の行事では、参集した来観者の多数が土産物としてこの豊心丹を購入したため、製剤が追いつかず、たちまち品切れになったと伝えられるほどであった。

この豊心丹と同様、貴重な寺院家伝薬から一般化したのが、開基鑑真和上《がんじんわじょう》持参の薬方とされる唐《とう》招提寺《しょうだいじ》伝来の〝奇効丸《きこうがん》〟であり、奇応な効き目からその名がつけられたとされる東大寺の〝奇応《きおう》丸《がん》〟である。一七八一（天明《てんめい》元）年に刊行された『道三丸散重宝記』（京都大学・富士川文庫）に見える豊心丹の配剤薬種は、①沈香《じんこう》②麝香《じゃこう》③白檀《びゃくだん》④木香《もっこう》⑤藿香《かくこう》⑥丁子《ちょうじ》⑦龍脳《りゅうのう》⑧樟脳《しょうのう》⑨蓽撥《ひはつ》⑩人参《にんじん》⑪

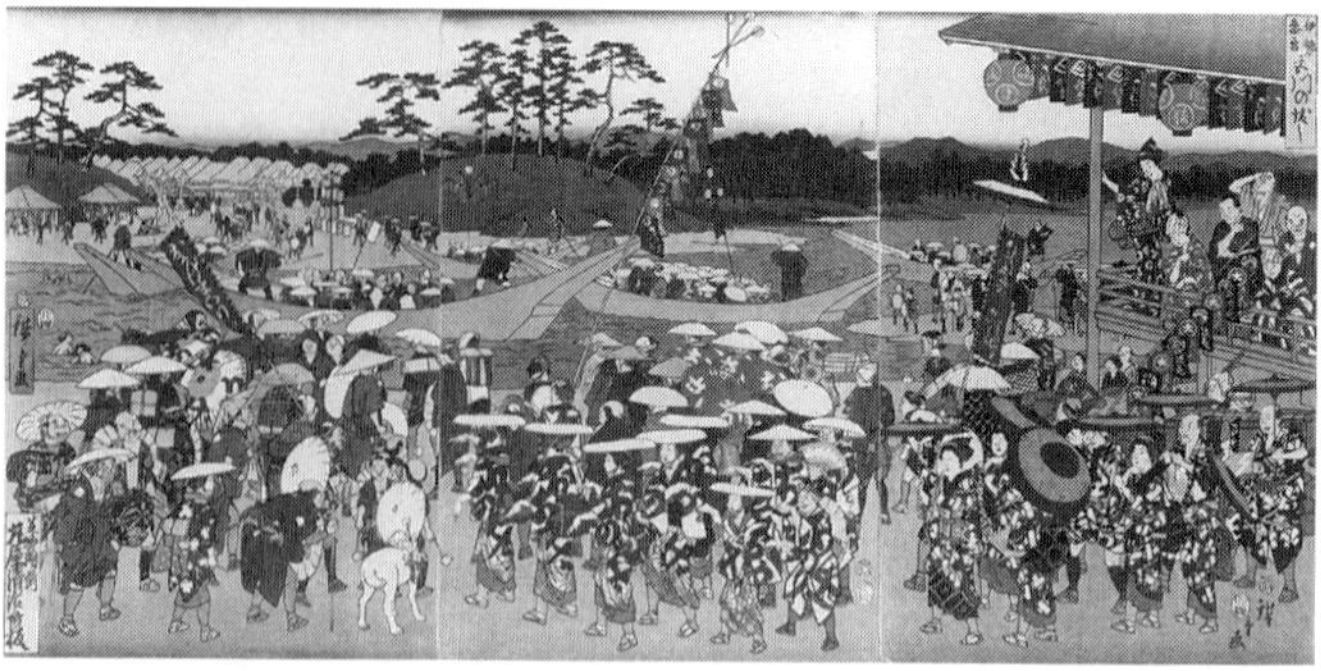

図28　伊勢へのお蔭参り

縮砂《しゅくしゃ》⑫桔梗《ききょう》⑬檳榔子《びんろうじ》⑭古茶⑮甘草《かんぞう》というように、⑫と⑭を除く大部分が舶来薬種という豪華な調剤である。だが、後者の二剤も、奇効丸がこの一五味のうち⑤⑥⑦の三味を除く全て（『雑医薬方《ざついやくほう》』）、奇応丸も①沈香②麝香⑩人参という舶来薬種を基本に、熊胆《ゆうたん》や金《きん》箔《ぱく》を加えた高級剤であった。

寺院伝来の家伝薬を元とする当代の著名な家庭薬としては、上記のほかに伊勢の〝万金丹《まんきんたん》〟や大峯《おおみね》（金峯山《きんぷせん》）の〝陀羅尼助《だらにすけ》〟があげられる。万金丹では朝熊《あさま》岳金剛証寺《こんごうしょうじ》が祈禱の後に販売したと伝える野間《のま》の霊方万金丹、朝熊岳明王院《みょうおういん》伝来の明王院無頼万金丹、泉州《せんしゅう》堺の薬問屋小西家に由来するという神宮下宮口八日市場の小西神仙万金丹、などの三種が広く知られている。いずれも腹薬であるが、前二者は太神宮の鬼門にあたる朝熊岳、後者は外宮《げくう》というように伊勢参りの参詣者を当て込み、そうした〝伊《い》勢講《せこう》〟〝神明講《しんめいこう》〟などの講中の土産物としていた。その賑わいは、一八三〇（文政《ぶんせい》十三＝天保元）年の半期だけで霊方万金丹本舗の野間家の山田の出店の場合、宿泊が日に数十人ずつ、施行粥《せぎょうがゆ》が合わせて六〇石、宿泊総数二一六三名に及んだとある（『文政十三年御蔭参《おかげまいり》雑記』)。

参詣者を当て込んだという点では陀羅尼助も同様である。黄柏《おうばく》を基本にした腹薬で、修験道の祖始役小角《えんのおずぬ》(役行者《えんのぎょうじゃ》)が用いて霊験《れいげん》を得たと伝えられ、修験道《しゅげんどう》の霊山である大和吉野の大峯山や紀伊《きい》の高野山《こうやさん》、大和の浄土宗当麻《たいま》寺内の中ノ坊(真言宗)などで扱われていた。大峯山(金峯山)は、江戸時代に本山派修験道の聖地とされ、先達《せんだつ》に導かれた同行《どうぎょう》(山伏《やまぶし》)が修行の究極の場として全国各地から当山に参集するのであるから、帰国時の手土産としての陀羅尼助の需要は相当であったであろう。同行を通して諸国在々の病人の手に届けられ、村の医療に役立てられていたのである。

一方、来歴も尤《もっと》もらしいが、手軽さや効き目、流行性で当代庶民の保健と医療を担った合せ薬も次々と出回っていた。『江戸名所図会』に詞書《ことばがき》付きで登場する、上野《うえの》池之端仲町の〝万病錦袋円《きんたいえん》〟、同図会に江戸大森の店舗の賑わいを載せる万能薬の〝和中散《わちゅうさん》〟などその代表格である。とくに和中散は、当代の専門医薬書『延寿和方彙函《えんじゅわほういかん》』や『医道日用重宝記《いどうにちようちょうほうき》』に記される処方で、シーボルトも、一八二六年の江戸参府紀行(『日本』)で、胃痛や頭痛に験を得たと記している。

打撲《だぼく》や捻挫《ねんざ》、疵《きず》、肩こり、腰痛ほか、日常生活上のさまざまな痛みに対応する金創《きんそう》治療薬として開発された安栄湯《あんえいとう》、いわゆる〝山田振薬《ふりぐすり》〟(振出し薬)や、〝太乙膏《たいいつこう》〟(『医学入門』)や各種〝万能膏〟類などの膏薬類(貼り薬)も道中記や絵詞、戯作《げさく》類に散見されるほどに出回っている。が、この時代に流通した合せ薬の代表格は、二代目市川団十郎が一七一八(享保《きょうほう》三)年の正月歌舞伎「若緑《わかみどり》勢《いきおい》曾《そ》我《が》」で外郎売《ういろううり》を演じた(自らも持病の咳と痰の治療に用いる)ことから、一躍その名が世間中に浸透し

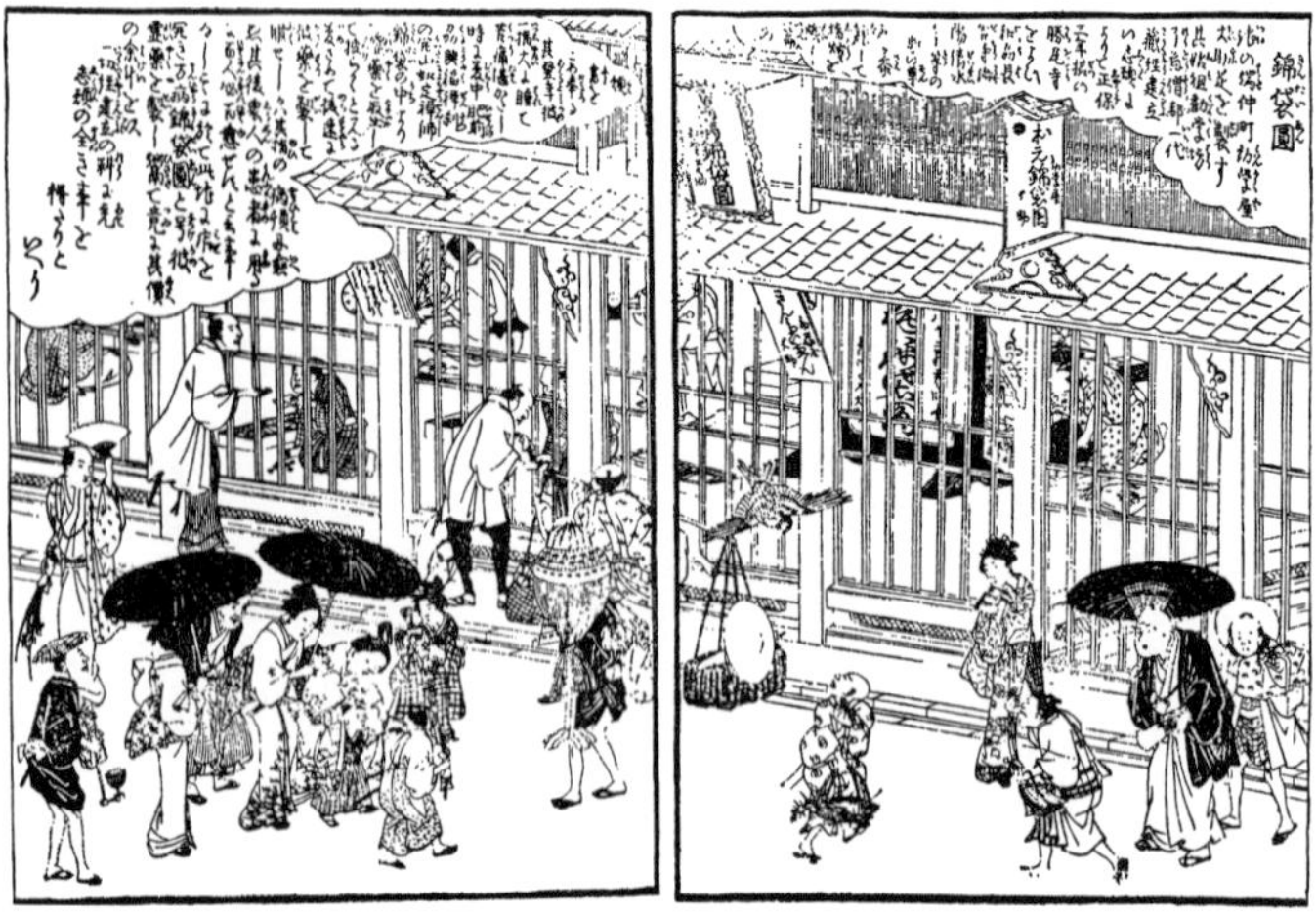

図 29　上野池之端仲町の錦袋円

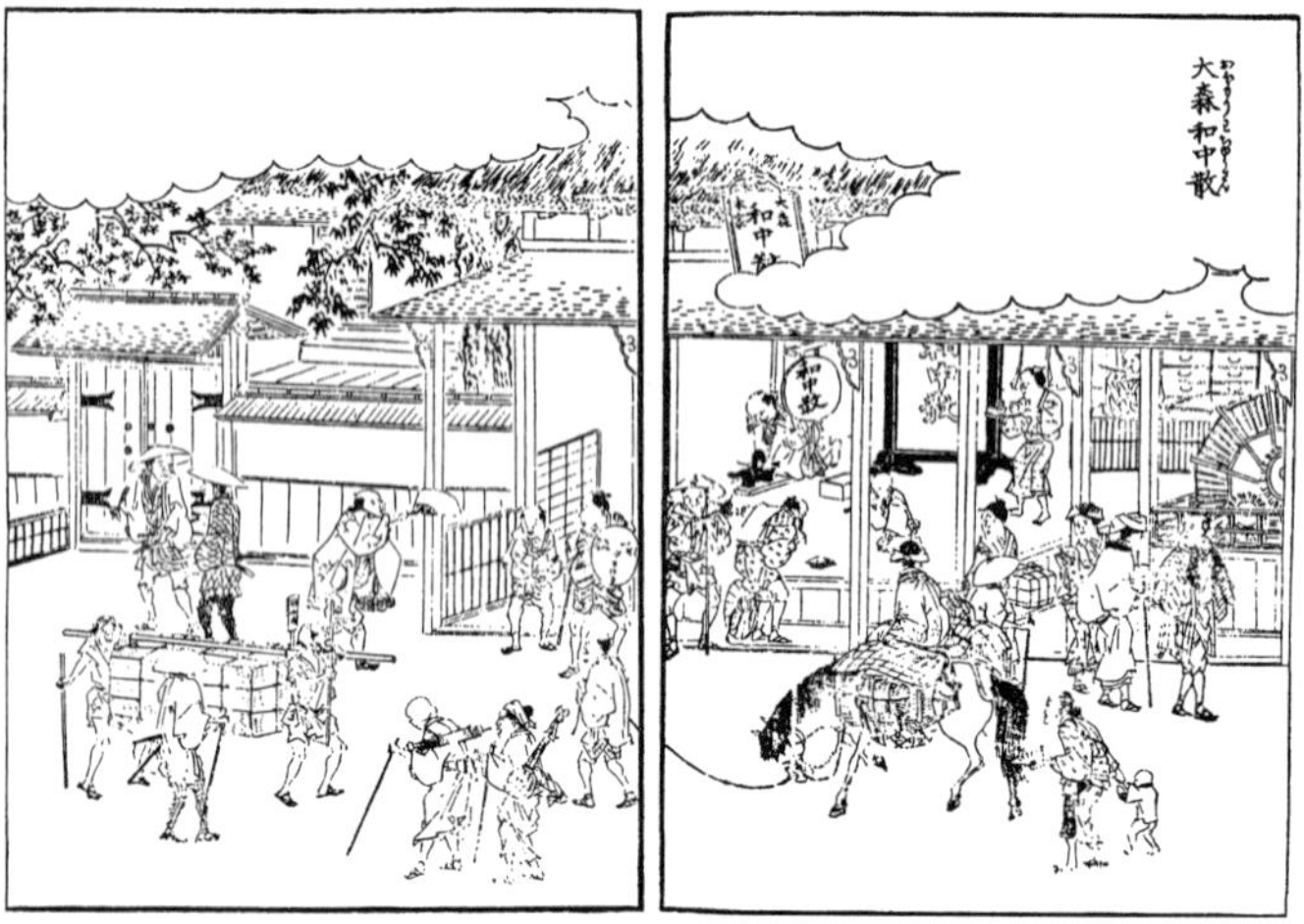

図 30　大森の和中散

た〝小田原外郎《ういろう》〟（透頂香《とうちんこう》）であろう（『歌舞伎年代記《かぶきねんだいき》』）。室町期の陳外郎が伝えた万能薬系の合せ薬で、舶来の薬味を多数用いていることに特色があり、すでに前代から歴史的評価のあった薬である。

薬売りと置き薬　家伝・秘伝の合せ薬の一般化には、一面で町医者が存在しても村医者はいないに等しく、またその町医者にしても近現代の開業医と異なって、往診中心の診療であったという特殊事情が影響していた。つまり、中央と地方、都市と田舎を問わず、いずれの家々でも救急時に備えての家庭薬としての〝置き薬〟の必要に迫られていた。こうした医療事情を踏まえ、各地に民間薬の派生や伝承がもたらされたのだが、それらは主として修験道などの山岳信仰の成果であって、幕府や藩の医療上の施策は弱薄であった。前述のように、幕府の経営になる薬園には、人参の国産化など見るべき成果もあり、諸藩でも尾張《おわり》藩の御深井《おふけ》薬園や鳥部屋《とべや》薬園（いずれも名古屋城下）、南部《なんぶ》藩の日新堂《にっしんどう》御薬園（盛岡市東中野）、秋田藩の台所町《だいどころまち》御薬園（秋田市）、会津《あいづ》藩の御薬園（会津若松市）、福岡藩の奥御庭薬園（福岡市）、熊本藩の蕃滋園《ばんじえん》（熊本市）、島原藩の御薬園（島原市）、萩藩の萩八丁薬園（萩市）、薩摩藩の吉野《よしの》御薬園（鹿児島市）・佐多《さた》御薬園（佐多市）などでの薬種の栽培や研究が行われた。だが、高松藩の栗林《りつりん》薬園の経営に従事した藩医の池田文泰が、一七九六（寛政八）年一一月に提出した上申書（『御薬園一件存念書』）に、栽培薬草を薬種に仕立てるなら利益が得られると献言していることから察せられるように、薬園の成果を薬種の販売につなげたり、あるいはその薬種をもとに、より付加価値の高い合せ薬の製剤を図ろうとする動きはみられるものの、領内民生用の医薬品とするような仕法は見当たらない。

一方で製剤技術のある藩にあっては、金沢（加賀）藩の前田氏のように、一六七〇（寛文《かんぶん》一〇）年六月、家伝の〝耆婆《きば》万病円〟〝紫雪《しせつ》〟〝烏犀円《うさいえん》〟の三剤（のちには蜜丸・赤龍丹・白薬をも加える）の調剤と販売を福久屋新右衛門に許可するなど、秘方の流通を図っており、また、岡山藩（池田氏）と弘前《ひろさき》藩（津軽氏）のように、木村道硯《どうけん》と和田玄良というそれぞれの藩医を通して〝一粒金丹〟（滋養強壮の万能腹薬で薬味の一つに阿片《あへん》を用いる）という合せ薬の調剤法を相伝し、池田領内から津軽領へと家伝の秘薬を広めている。

これらは、何れも限られた範囲での製剤と流通にとどまったが、本藩と伝統を同じくする金沢（加賀）藩の支藩の富山藩（前田氏）の場合は、二代藩主正甫《まさとし》のもとで〝反魂丹《はんごんたん》〟（霍乱《かくらん》・解毒などの万能薬）を主とする良質の合せ薬の製剤と販売の組織化を図り、販路を自領ばかりか、幕府や諸藩の領域にまで拡大するなど、支配の枠を越えて全国規模で展開するにいたった。藩で呼ぶところの〝反魂丹商売人〟の出現であり、世にいう〝越中《えっちゅう》富山の薬売り〟がこれである。越中立山《たてやま》の修験者（御師《おし》）が立山産の熊胆《くまのい》や黄蓮《おうれん》を諸国の檀那場廻《だんなばまわ》りの際、護符《ごふ》とともに配り置いたという伝統を基盤としての、〝置き薬〟方式を採用し、行く先々の諸藩の許可を取り、あるいはその掟に従いながら、村々を回り、「懸場《かけば》」とよぶ得意先の家庭を訪問して薬を売り置いたのである。

富山の薬売りの持参薬には、反魂丹のほかに万金丹《まんきんたん》・神仙丹《しんせんたん》・錦袋円《きんたいえん》・龍脳丸・奇応丸・万能香・痢病丸といった万病薬系の名だたる合せ薬も含まれていた。とくに江戸や大坂のような市街部では、売薬人（行商人）自ら鞠《まり》の芸を見せ、人が集まったところで薬の口上をのべたり、また居合抜や独楽《こま》

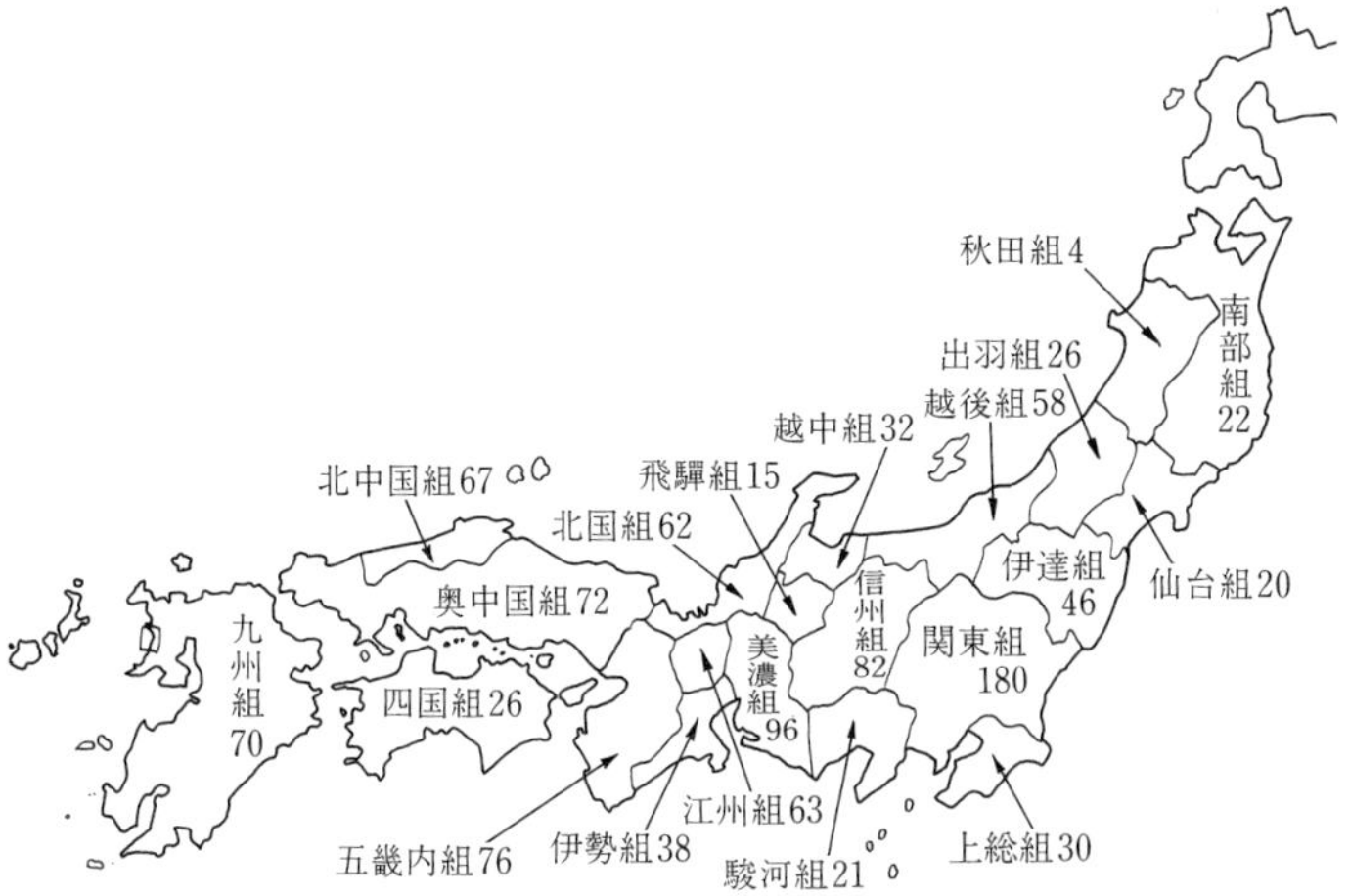

図31　富山の薬売り行商人（反魂丹商売人）の全国展開図

廻しに託して捌《さば》いていた。

越中富山の薬売りの実情は、図31・表4のような次第だが、他国の売薬人の活動も富山のそれと前後して活発化した。とりわけ九州各地に売薬の販路を広げた府中（対馬《つしま》）藩田代領（肥前基肄《きい》・養父《やぶ》両郡の内）の田代売薬人や、京や大坂に売薬の販路をのばした大和の売薬人、近江《おうみ》日野や摂津《せっつ》辻本の売薬人らが同様に置き薬方式をとって、富山の薬売りと張り合っている。もっとも、一八一三（文化《ぶんか》一〇）の年に商売人二〇組、二五〇〇人を擁した反魂丹商売人が、厳しい価格統制を行い、薬価の安定を図っていたにもかかわらず、購買力が下がることはなかった。それだけ家庭に密着し、その救急医療を担っていたといえよう。

同行（山伏）の病封じと処方　名だたる常備の合せ薬（いわゆる置き薬）を服用しても治らず、医師を呼んで治療を受けても一向に病の改善を見ない病人や、町方の長屋や諸国の村々にあって、医者はおろか、薬売りの高価な合せ薬なども入手できない人びとのなかには、当代に入ってすっかり町や村の住民の仲間入りをした修験同行（〝里修験〟と称される山伏のこと）に、病封じを頼む者が少なくなかった。ここに、もともと治病を宗教活動の主要な目標とする修験の地域医療への参画が、より一層活発となる素地がつくられた。

　修験の宗教儀礼のなかで、とりわけ重要とされる治癒儀礼の特徴は、小祠の祭りや卜占《ぼくせん》・巫術《ふじゅつ》・憑祈禱・息災護摩《ごま》、それに調伏法《ちょうぶくほう》や符呪《ふじゅ》、まじないなどの儀礼を土台としていることである。たとえば虫歯なら「虫歯の呪《まじない》」、小児の疳症《かんしょう》なら「驚動風虫加持《かじ》」（『修験常用秘法集《しゅげんじょうようひほうしゅう》』）、流行病に「疫病加持」、痘瘡《とうそう》に「疱瘡除《よ》け守呪」、「疱瘡除けの符」、瘧《おこり》（マラリア）に「瘧の呪」や「治瘧法」（以上『修験深秘行法符呪集』巻八）というように、〝まじない〟や呪符・御札・御守などの〝護符〟を用い、とり憑《つ》き、障《さわ》り、祟《たた》りをなす邪霊、邪鬼、邪神を除去して病苦から解放するという仕方である。

上納金額						
両	歩	朱		匁	分	厘毛
158.	3.	0	永	5.	6.	2
12□.	3.	0	永	1.	5.	5
89.	2.	0	永	2.	6.	5.5
77.	0.	0	永	24.	6.	1
57.	3.	0	永	21.	1.	0
44.	0.	0	永	3.	1.	2
44.	1.	3				
39.	0.	2	永		7.	8
34.	0.	0	永	7.	8.	1
30.	0.	2	永	5.	4.	7
29.	2.	2	永	9.	3.	7
18.	3.	0	永	10.	1.	6
16.	2.	0	永	5.	4.	7
14.	0.	0		□	□	□
9.	0.	0				
43.	3.	0	永		1.	8
37			永	10.	9.	3
7.	2.	0	永	5.	4.	7
25.	3		永	10.	1.	6
5.	3.	2	永	9.	7.	6
6.	2.	3				
両	歩	朱		匁	分	厘毛
913.	1.	0	永	10.	7.	2.5
	3.	2				
	1.	2				
両	歩	朱		匁	分	厘毛
914.	2.	0	永	10.	7.	2.5
	面					
内752　御勘定所へ上納						

表4　富山の薬売り行商人（反魂丹商売人）の組別人数と藩上納金

	春			秋	
組　名	名面数	連人数	上　納　金　額	名面数	連人数
	面	人	両 歩 朱　匁 分 厘	面	人
関　東	180	200	156. 2. 2　永 2. 5. 0	180	200
五畿内	76	90	121. 3. 0	76	90
美　濃	96	110	89. 2. 2　永 4. 6. 9	96	110
信　州	82	93	77. 0. 0　永 24. 6. 1	82	93
九　州	70	67	57. 1. 0	70	67
越　後	58	39	43. 2. 2	58	39
北中国	67	27	43. 2. 2	67	27
江　州	63	19	38. 2. 2	63	19
北　国	62	9	3□. 3. 2	62	9
伊　勢	38	29	29. 3. 2	38	29
上　総	30	36	28. 2. 0	30	36
駿　河	21	22	18. 3. 0	21	22
南　部	22	14	16. 1. 0	22	14
四　国	26	17	14. 0. 2　永 7. 8. 2	26	17
飛　驒	15	4	9. 0. 0	15	4
奥中国	72	38	43. 2. 0　永 □. 4. 2	72	38
伊　達	46	37	36. 2. 0	46	36
仙　台	20	12	7. 1. 0	20	12
出　羽	26	34	25. 3. 0	26	34
秋　田	4	—	3. 0. 0　永 4. 5. 0	4	0
越　中	32	44	6. 2. 1	32	44
	面	人	両 歩 朱　匁 分 厘	面	人
	1,106	941	901. 2. 0　永 3. 9. 6	1,106	940
外	年季の内上納		2		御礼金
	売券料（377通）		2. 2　永 3. 3		上　納
			両 906　匁 分 厘 永 7. 2. 6		
		内	両 850　御勘定所へ上納		

〝組〟は株仲間（営業主）で〝名面〟に同じであり，〝連人〟は傭われ行商人.
図31とも『富山県史　通史編Ⅳ近世下』〈富山県〉18・24頁より転載.

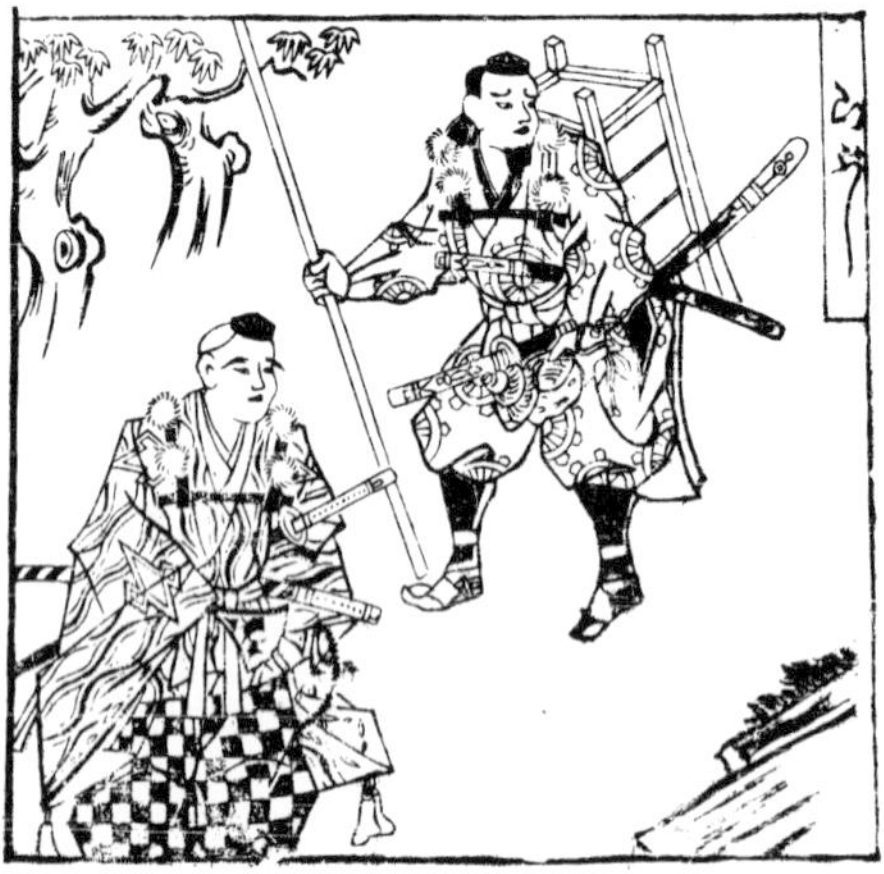

図32　山　　伏

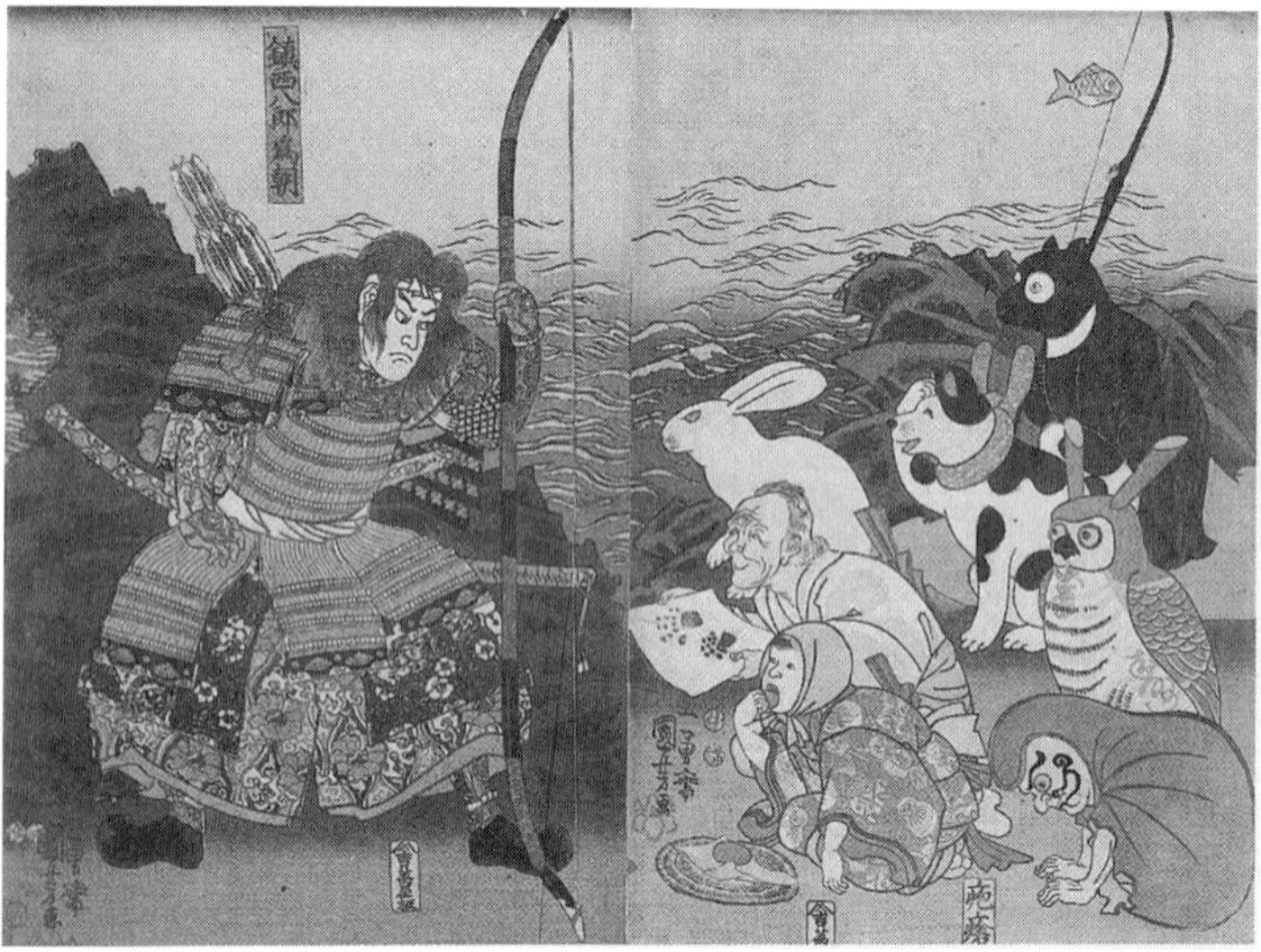

図33　疱瘡除けのお守り

皇漢医学《こうかんいがく》でいうところの〝病は気から〟という格言に作用し、元気を引き出す効果を生む療法とされよう。が、さらにもう一点、これらに加えられるのが〝占筮《せんぜい》〟（易《えき》による卜占）によって病因を探り出し、〝六三〟（人体を一から九までの九部分に別け〈男女で左右が反対〉、当事者の年数を九で割って、残った数にあてはまる場所を病因と見なす）によって原因不明の病因とされる体の場所を特定する方法がとられた。特定されたなら、その部分に灸をすえるといった治方がとられた。

後者の〝六三〟は前者の〝占筮〟の結果が得られない場合という、特異な例での神頼みを指すが、占筮は『察病伝』（宮家準著『修験道儀礼の研究』〈春秋社〉で明らかにされる）をもとに求めるべき病因を割り出した。この結果は表5に具体的なごとく、五体では頭痛や胸痛、腹・腰・足の痛み、五臓で脾腎の虚弱（精気減退）、疝気《せんき》（胃痛）、ほかに神経症や婦人病、皮膚病、小児病などの症状が割り出され、その原因の諸神・諸霊を特定して治病の祈念や方違え《かたたがえ》（方位の指示）、投薬を行なったのであった。

加持祈禱と施薬を巧みに併用して、治病の実績をあげ、後代にまでその存在を示し続けた修験（同行＝山伏）の医療行為の成果は、やはりその本草《ほんぞう》（薬物）知識の豊富さにあったとみられる。前述の大峯山の胃腸薬で著名な陀羅尼助は、その象徴とされようが、そうした合せ薬とは別途に修験たちは、いずれも自宅に薬種を砕いて細抹するための薬研《やげん》や、蒸留水（酒）すなわち聖水をつくるための蘭引《ランビキ》、包み紙用の薬名版木ほかの道具を備えていた。とりわけ当代の世上で最も恐れられた疫病の痘瘡（疱瘡）に関しては、上記の疱瘡除け符を配り、祈禱を行う一方で、「疱瘡七神伝」と題する疱瘡の病理

表5　修験道の治癒儀礼（病状・病因・治病法）一覧

Ⓐ　病名（病状）一覧

分類	病名	数	計
五体等に関する病気(痛)	頭痛	9	91
	胸痛	5	
	腹痛	31	
	腰・足	20	
	手・足	11	
	骨・すじ	8	
	口中・のど	5	
	眼病	2	
五臓等の病気（痛）	脾腎の虚病(精気のおとろえ)	16	80
	疝気(胃)等	6	
	肺病	2	
	心臓	2	
	胆臓(胆石・黄疸)	3	
	腹塞(腸チブス)	3	
	癪	25	
	熱	23	
神経症および脳病	心気のつかれ等	13	39
	鬱症	13	
	のぼせ等	7	
	乱症等	4	
	卒中	2	
婦人病	血	19	33
	産	6	
	こしけ・胎毒等	8	
皮膚および泌尿器	はれもの・かさ	17	32
	疱瘡	3	
	痳(淋)病	6	
	瘡(梅毒)	3	
	痔	3	
小児病	虫	16	23
	驚風(ひきつけ)	6	
	はしか	1	
その他	風邪	9	25
	毒(酒毒等)	11	
	その他	3	
	不明	2	
計			323

Ⓑ　病因一覧

神仏関係			
神	神一般	19	82
	山の神	5	
	水神	20	
	荒神	10	
	地神	5	
	方位神	23	
仏	仏	3	7
	三宝	4	
その他		3	3
計			92

諸霊			
生霊	女の生霊	32	71
	男の生霊	4	
	生霊	12	
	人のうらみ	11	
	元の妻	5	
	その他	7	
死霊	死霊一般	22	39
	女の死霊	7	
	水死霊	3	
	その他	7	
動物霊		19	19
計			129

Ⓒ　治病法一覧

祈念	15	23
祈念に吉とされる方位の指示	8	
吉とされる方位の指示		29
障ありて薬効なし		13
医師		12
計		77

宮家準著『修験道儀礼の研究〈増補版〉』(春秋社, 1985年) 295～6頁より転載.

に基づく症候の子細と、「疱瘡除薬」という名称の合せ薬が口伝として伝えられ、同行の間で広まっていた（『日野岡家文書』）。この症状の鑑別法や合せ薬は、いかにも実証的であり、修験が山岳でなく在所（里）にあって、地域の総合的な医療の担い手として存在したことを示している。

湯治と汲み湯　当代における庶民家庭単位の疾病対策の一つに、湯治《とうじ》がある。前後の時代にも共通するものだが、具体的にその効能が喧伝《けんでん》され、湯元《ゆもと》と湯治者の双方の記録が数多く残されるようになったのは、まさに江戸期に入ってからである。医療関係者による体験記や研究書も続出し、皇漢医学では、一六九四（元禄七）年に豊後（大分県）の別府《べっぷ》温泉を訪れた貝原益軒《かいばらえきけん》の紀行文に「町半ばに川あり。東へ流る。この川に温泉湧出す。その下流に朝夕里の男女浴す。海中にも出ず。潮干ぬれば浴するもの多し。塩湯なれば殊によく病を治すという」（『豊国紀行』）とある。良く効く温泉で里の男女の多くが沐浴《もくよく》を兼ねて慰安に、保養に、治病のために毎日利用していた様子について知られよう。

益軒と同じ学統を継ぐ後藤艮山《こんざん》は、こうした温泉の治病効果を専門医療に応用し、百病の原因をなす一気の留滞が、温泉に浴すること、すなわち湯治によって寛解《かんかい》できると説き、この治方が一七三八（元文《げんぶん》三）年に門弟香川修徳の医書『一本堂薬選』続篇に継承されて、より具体的に痔《じ》・脱肛《だつこう》・梅瘡《ばいそう》・便毒《べんどく》・疥癬《かいせん》・諸瘡・結毒・婦人腰冷・帯下《たいげ》などの諸病に適応することが明らかにされた。

もっとも世上では、体験的治癒効果をもとに、学説の有無にとらわれることなく、温泉が盛んに活用されていた。保養のための湯治の例を在所に見てみると、上野国《こうずけ》（群馬県）勢多《せた》郡原之郷村（富士見村）の農民伝次平の場合、一町歩前後の田畑の耕作に加え、養蚕《ようさん》と生糸《きいと》をも扱う多角経営で多少の余裕ができると、家中の病平癒のための寺社詣での旅に加え、湯治の旅をも行なった。伊香保《いかほ》温泉と草津《くさつ》温泉という歴史的な湯治場が身近にあったという利便性も手伝ってか、農閑期などを利用して別表6のように湯治を行い、体調を維持していた（『家財歳時記』）。

農民伝次平のように、身近に湯治場がない人びとの間では薬効を求めて汲み湯も流行った。その最たる例が江戸城（徳川将軍家）のそれであって、伊豆《いず》（静岡県）の熱海《あたみ》温泉からの汲み湯の量は、一七二六（享保一一）年から一七三四年の九ヵ年の間に、樽詰が三六四三樽であり、一七八四（天明四）年八、九月と翌年三月、四月の間の八度の輸送だけでも二二九樽（一度の輸送平均が二八樽余）であった（「熱海名主代々手控書抜書」）。諸大名らも将軍家に倣い、献湯や御前湯・取湯・樽湯御役湯などと称した汲み湯を領内の温泉などに課していた。戯作者山東京山《さんとうきょうさん》が一八三〇年に著わした『熱海《あたみ》温泉図彙《おんせんずい》』には、汲み湯用の樽は温泉に三十日ほどひたし置いたものを用いるとして、「一樽の代銀（は）船賃とも銀五匁《もんめ》で江戸日本橋に至る」とあるから、江戸城内ばかりか民間（町屋）からも依頼があったのであろう。

治病に慰安と保養を兼ねた湯治だけに、温泉宿の側もその効能を積極的に広報した。たとえば加賀（石川県）の山中温泉が、一八一三（文化一〇）年に現住法印《ほういん》良応の筆で公刊した入浴心得書、『山中温泉湯治養生巻』（『日本の民間医療』所載）によるとその趣旨は、入浴の手順、効能、症状に応じての一日の入浴回数、入浴の加減（湯温）、出入りの際の外気の注意、瘡気（瘡症類や皮膚炎など）の際の湯温心得、湯治中の飲酒のあり方とその慎み、入浴過多の弊害とその対処法、湯治中の気分の転換

表6　上野国原之郷村の農民伝次平家の湯治と物詣で

年(西暦)	摘要	費用金額				
天保10(1839)	根本参詣		1分2朱			
	江戸小遣	1両	1	2		200文
※　11(1840)	草津入湯	1				
	伊勢参宮	6	2			350
12(1841)	迦葉山参宮					800
13(1842)	山名小遣			3		
※　14(1843)	草津入湯	1				400
15(1844)	足利小遣		2			450
	太十参宮餞別		1			
※嘉永2(1849)	伊香保入用		1			
※	父草津入用	1				
	市造石尊宮	1	3			
※　3(1850)	おかち伊香保入用		1	2		
※　4(1851)	伊香保入用		3	2		50
	江戸入用	3	1			400
※　5(1852)	草津入湯	1				
※	伊香保入湯		3			200
6(1853)	善光寺詣2人分	1	1			
※	伊香保入湯2人分	1		2		400
	迦葉山詣3人分		1	2		100
7(1854)	秩父詣		1	2		320
安政3(1856)	日光参詣		2			
※	伊香保入湯	1		1		
4(1857)	十二社妻沼		3			
※	伊香保入湯		1			
※　5(1858)	伊香保入湯		2	3	1〆	400
	茂山明神		1			
万延元(1860)	富士山・大山詣・江戸	2	3			421
※文久元(1861)	伊香保入用		2	1	1〆	479
	二嶽入湯		1	3		47
※　2(1862)	伊香保入用		2			631
※　3(1863)	川中湯入湯		3	1		100
計		33両1分1朱(概算)*				

＊銭6〆500文1両替.
「家財歳時記」より作成.
※は湯治を示す.
高橋敏著『近世村落生活文化史序説—上野国原之郷村の研究』(未来社, 1990年) 148頁より転載.

（解放）と昼寝の禁止および秋冬の入湯の発汗防止心得、濡れた浴衣の着替え心得、入浴後の食事心得（堅く強《こわ》い不消化物を避けること）、雨風激しいときの入浴の禁止と足を冷やさないことの注意、などである。

まず体を湯温に馴らせてから、病が治るよう心に期して入るなら、血経（全身の血のめぐりや気のめぐり）を正し、気分を引き立て、痰気を止めて痛む所を治すというのだが、それには入浴の際に生ずるさまざまな危険や弊害が伴うこと、それの除き方など、事前に湯治を願う者が知れば嫌になるほどの情報が逐一列挙され、実に細々とかつ分かり易く合理的に説かれている。このことは、裏を返せば、当代の山中温泉の利用目的が、療養・治病本位であり、それも利害損得を積極的に公開できるほどの通の人びとであったこと、湯治者の絶対数そのものも高かったことを示唆しよう。

要するに湯治やその汲み湯による薬湯浴は、江戸期の人びとにあっても、官民・男女・貧富の格差なく、必要な療養・治病の手段たりえたのであった。

五　近世の西洋医学と医療

1　ヨーロッパ医学との出会い

キリシタン医療の展開　一六世紀の日本へ渡来した南蛮人（ポルトガル人・スペイン人）の伝えた医学は南蛮医学と総称され、より狭義には、キリスト教布教時におけるキリシタン医療と、禁教下における南蛮流外科とにわけてよぶことができる。また、江戸時代初期に紅毛人《こうもうじん》（オランダ人・イギリス人）が伝えた医学を紅毛流外科とよぶ。

貿易商で医師のポルトガル人ルイス＝デ＝アルメイダ（一五二五〜八三）は、イエズス会の宣教師として、領主大友義鎮《よししげ》（一五三〇〜八七）の援助をうけて、一五五七（弘治《こうじ》三）年、豊後《ぶんご》府内（大分県大分市）に、わが国最初の西洋式病院を開いた。アルメイダが外科を担当し、日本人医師キョウゼン・パウロが内科、のちミゲル＝内田トメーが漢方医学で診療した。開院早々から患者で盛況となり、一六人が収容できる病院となったが、一五八六（天正《てんしょう》一四）年に、島津軍が大友軍を破り府内を占領した際に、病院は焼失した。

一五八三年、堺出身のジュスティーノ夫妻によって、長崎にミゼリコルジア（Misercordia 慈悲屋）という救貧、救病の組織がつくられた。オスピタリ（Hospital 養生屋《ようじようや》）という病院やらい療院の世話組織もつくられた。いずれも信者による医療ボランティア組織であり、当時の社会から捨てられつつあった貧者、病者の救療を目的としていた。ミゼリコルジアの組織は、一五五九（永禄《えいろく》二）年、山口に設立されたのを始めとして、豊後府内・平戸・長崎など九州地方各地や、大坂・高槻《たかつき》にもみられ、キリシタン医療の中心的活動をになった。

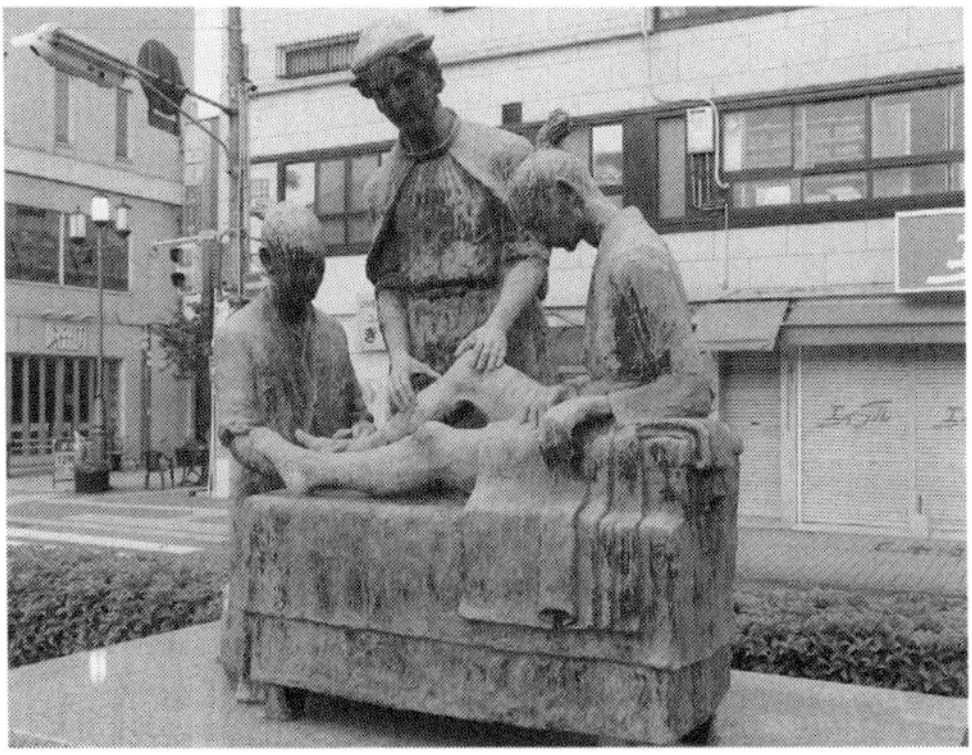

図 34　西洋医術伝来記念碑
診察するアルメイダ像　大分市遊歩公園

豊臣秀吉のバテレン（宣教師）追放令、徳川幕府の禁教令後も存続したミゼリコルジアは、長崎では一六二〇（元和《げんな》六）年にとうとう破壊され、一六三三（寛永《かんえい》一〇）年に、ときの会頭で薬種商ミゲルの殉教により解散した。

南蛮流外科の導入　キリシタン外科の流れは、禁教下で南蛮流外科として、沢野忠庵《さわのちゆうあん》（一五八〇～一六五〇）と栗崎流とに伝えられた。一六一〇（慶長《けいちよう》一五）年に来日したイエズス会宣教師クリストヴァン＝フェレイラは、拷問に苦しめられ、ころびキリシタンとなり、帰化して禅僧沢野忠庵となった。外科の心得があり、南蛮通《つう》詞《じ》の西吉兵衛《きちべえ》（?～一六六六）とその子西玄甫《にしげんぽ》（?～一六

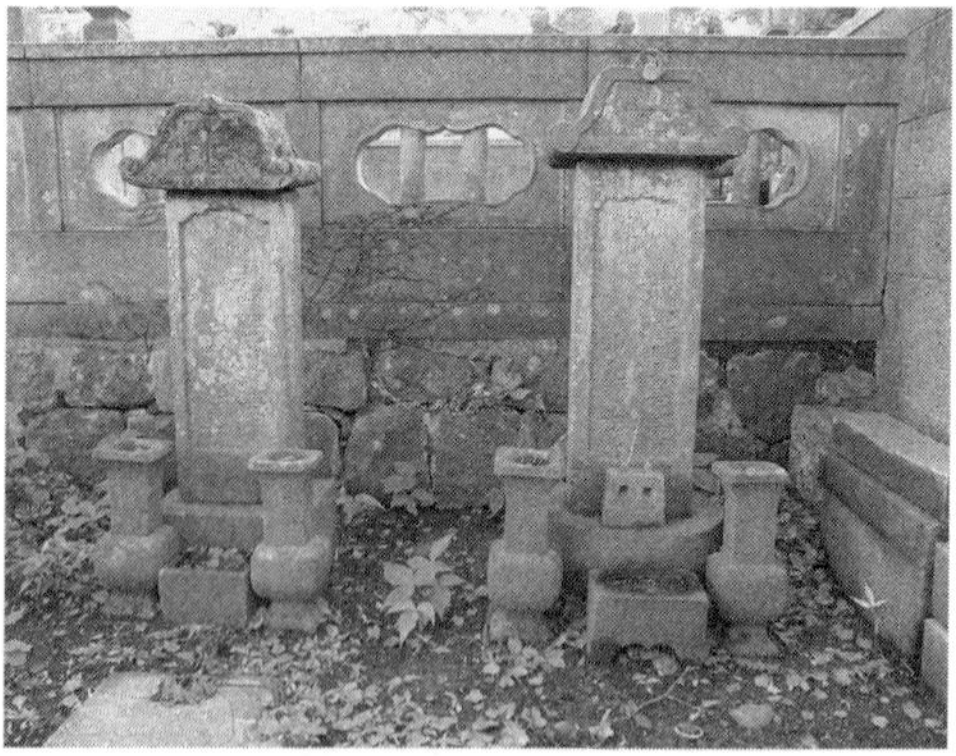

図35　栗崎家墓地　　長崎市寺町深崇寺
写真右が顕曜院道喜正元居士（1631没）.

八四）、娘婿の杉本忠恵《ちゅうけい》（一六〇八～八九）らが学び、門下の彼らが幕府医官にとりたてられた。

南蛮流外科の栗崎流は、ルソン島で栗崎道喜《くりさきどうき》（一五八二～一六六五）が南蛮人から刀傷などを治療するいわゆる金《きん》創《そう》外科《げか》を学んだといわれ、長崎で金創（切り傷）の治療などにあたった。口述書に『外科秘訣《げかひけつ》』がある。道喜の子らが南蛮流外科をうけつぎ、孫の道有正羽《どうゆうまさゆき》（?～一七二六）は、幕府医官として江戸に招かれてからは、江戸参府《さんぷ》してきたオランダ人医師らとの医学交流につとめ、紅毛流外科を吸収した。

南蛮流外科の医学思想は、サンギ（Sanguis 血液）、コレラ（Chorera 黄胆汁）、ヘレマ（Phlema 粘液）、マレンコンヤ（Malanchoria 黒胆汁）の四体液説の不調を病理とするが、処方の基本は金創に対する膏薬外科であった。青膏（Verde Unguento）、白膏（Branco Unguento）、黄膏（Amarello Unguento）、赤膏（Cornado Unguento）、黒膏（Negro Unguento）が基本膏薬で、これにメイチャ（ほつし木綿糸）やヤシ油、ポルトガル油（オレフ油）、テレメンテイナ（生松脂《まつやに》、テレビン油）などの舶載薬物と若干の洋薬を使用した。傷口の洗浄に、アラキ酒（焼酒）とよぶ蒸留酒を使用したことは、それまでのわが国の金創医よりもすぐれた処置であった。アラキ酒の製造にはランビキが使われ、以後普及した。

忠庵流が紅毛流外科と混淆し、発展解消したのにたいし、栗崎流は中国系癰疽《ようそ》（悪性できもの）論なども吸収して漢洋折衷的な体系として存続した。とくに、越前《えちぜん》栗崎氏は一六六六（寛文《かんぶん》六）年から一八六九年まで、奥外科医として代々福井藩に仕えて、道喜自筆『家流金瘡秘伝書』・『南蛮流金瘡口《く》伝目録《でんもくろく》』など南蛮流外科を伝える史料を残している。

２ 紅毛流医学の伝来

オランダ商館医カスパル　長崎の出島には、オランダ商館付き医師が二、三人日本に随行してきていた。初期の商館医でよく知られるのが、一六四九（慶安《けいあん》二）年に来日したカスパル（一六二三〜一七〇六）で、オランダ漂流船の取り扱いやポルトガル船の長崎入港をめぐる対立があり、一時、悪化した日蘭関係の好転を図るためのオランダ側特使一行に随行してきたのだった。新任の商館長とともに江戸参府に同道して、医学伝習と砲術伝習のために江戸滞在を命じられた。カスパルは一〇ヵ月ほど滞在し、翌年春も参府し、紅毛流医学を日本人医師らに伝授し、幕府要人の診療にあたった。このときのカスパルの医方を伝える『阿蘭陀《おらんだ》外科《げか》医方《いほう》秘伝《ひでん》』には、ミイラ（没薬《もつやく》）、ヘイシムレイル（人魚）、テレメンテイナ（テレピン油）などの薬名がみられる。カスパルの医方は伝習をうけた日本人医師たちにより、カスパル流外科として広まり、その後のオランダ商館医らの医方も加えて、紅毛流医学

表7　長崎オランダ人医師からの修行証書

オランダ人医師	修業者	発行年
ダニエル＝ブッシュ	嵐山甫安	1665
アーノルド＝ディルクセン	京都の瀬尾昌琢	1668
アルバート＝クローンら	筑前藩医原三信	1685
アーノルド＝ディルクセンら	西玄甫	1668
メステル＝タニイら	岩国藩朝枝喜兵衛	1665
アーノルド＝ディルクセン	大田黒玄淡	1668

の代表的流派として影響をあたえた。

カスパルより少し時代が下るが、ライデン大学で医学を学んだウィレム＝テン＝ライネ（一六四七〜一七〇〇）が、一六七四（延宝《えんぽう》二）年に来日し、二年の滞在中に二度の江戸参府も随行し、幕府要人の診療にもあたった。帰国後は鍼灸術《しんきゅうじゅつ》や日本産樟脳《しょうのう》などをヨーロッパに紹介した。一六九〇（元禄《げんろく》三）年にオランダ商館医として来日したドイツ人医師ケンペル（一六五一〜一七一六）は、日本の国情や動植物の観察をすすめ、のちに『日本誌』を著している。

伊良子《いらこ》道牛（一六七一〜一七三四）は、一六八六（貞享《じょうきょう》三）年、長崎にいき、カスパル流外科を一〇年ほど学び、一六九六年京都伏見で開業した。乳癰《にゅうよう》（乳房炎）と乳ガンの区別をし、肺癰《はいよう》（肺壊疽《えそ》）、腸癰《ちょうよう》（盲腸炎）などにそれぞれの治療薬法を示し、切開法、止血法、縫合法などに一定の方式をもって外科手術を施した。癰、疔疽《ちょうそ》の漢方的治療に洋方の観血手術を加味した医法は、伊良子流外科として伝えられることとなった。伊良子家に外科道具が四〇種ほど現存している。伊良子家の門人帳には、一六九七年から一八四六（弘化《こうか》三）年までに二三一人の門人が記されている。一七二七（享保《きょうほう》一二）年入門の伊藤伴蔵《ばんぞう》は、のちの大和見《やまとけん》水《すい》であり、その養子の大和見立《けんりゅう》に学んだのが華岡青洲《せいしゅう》である。

紅毛流医学の人々　平戸の松浦藩医嵐山甫安《あらしやまほあん》（一六三三〜九三、本姓伴田）は、出島のオランダ商館医アルマンス＝カアツやダニエル＝ブッシュに紅毛流医学を学び、一六六五年には、ブッシュの署名入りの修業証書を得た。のち、京都嵐山に居住し、嵐山姓を得た。門人に桂川甫筑《かつらがわほちく》（一六六一〜一七四七、本姓森島）がいる。甫筑は、一六九六（元禄九）年に甲府藩主徳川綱豊に仕えたが、綱豊が六代将軍家宣《いえのぶ》になったため、幕府奥医師に登用され、桂川家は代々幕府奥医師の名門となった。

オランダ人医師から医術伝授状をうけた紅毛流の医師が、門人にも自らが証明書を発行した。西玄甫が美作《みまさか》津山藩医の久原甫雲《くはらほうん》に一六七七（延宝五）年に阿蘭陀流外科伝授状を与えている。

オランダ通詞の医学　オランダとの交渉にあたる日本人通訳をオランダ通詞《つうじ》といい、ケンペルの『日本誌』によれば、元禄年間（一六八八〜一七〇四）には全部で一二三人ほどいたという。オランダ通詞は貿易取引のための通訳であって学術研究者ではなかった。しかし、オランダ商館医らとの直接の接触によってオランダ医学を学ぶ機会があり、少数ではあるが医学を心がけ、成果を生んだ者もいた。本木良意《もときりょうい》（一六二八〜九七、庄太夫）と楢林鎮山《ならばやしちんざん》（一六四八〜一七一一、新五兵衛）が知られる。本木良意は、ドイツ人のヨハネス＝レムメリンの著した解剖書の蘭訳本を『阿蘭陀経絡筋脈臓腑図解《おらんだけいらくきんみゃくぞうふずかい》』（一六八一〜二頃）として訳し、わが国へ最初に西洋解剖学の知識を紹介した。一九世紀前後になって、『金瘡跌撲図《きんそうてつぼくず》』は、弘前《ひろさき》の大槻玄沢《おおつきげんたく》門人高屋東助《たかやとうすけ》（生没年不詳）が解剖的治見を得るため所蔵していた。

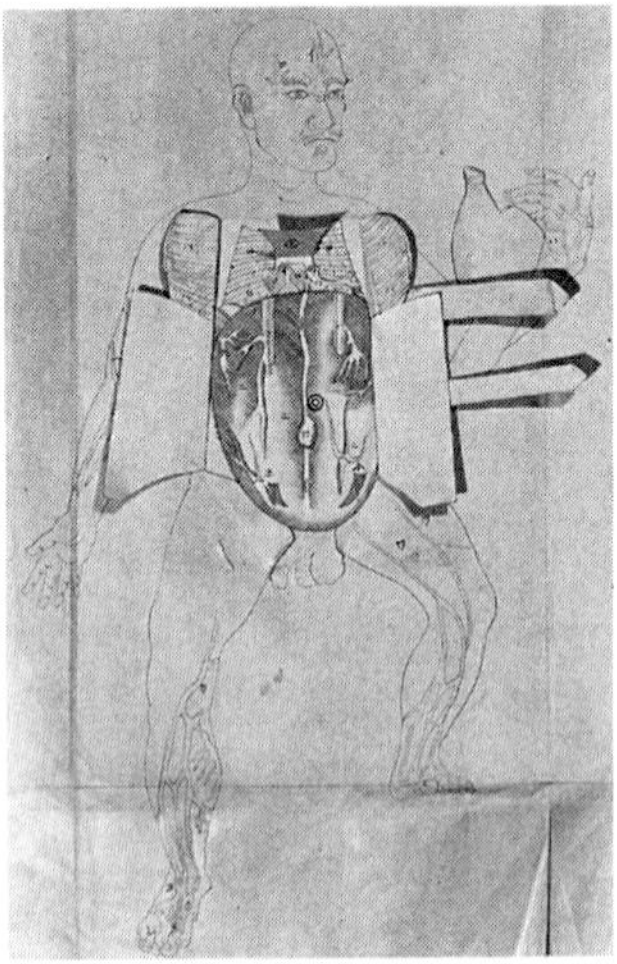

図36　『阿蘭陀経絡筋脈臓腑図解』
1687年に筑前藩医原三信が長崎遊学中に写したもの.

楢林鎮山は、歴代の商館医に学んだ成果を『紅夷外科宗伝《こういげかそうでん》』（一七〇六）にまとめた。仕掛書・金瘡書・金瘡跌撲図・油取様書・膏薬書から成り、ルネッサンス期のフランス外科医アンブロシウス＝パーレの外科書の蘭訳本をもとに紅毛諸説や漢方医説をいれてまとめたものである。鎮山二男の新吉（一八六七〜一七五六）が創製した膏薬は、鉛丹《えんたん》、金密陀《きんみつだ》、猪脂、鶏卵油《けいらんゆ》に松脂末を加えて練り上げたもので、のちに阿蘭陀膏薬などと呼ばれ、効能があった。

このような通詞系医学の頂点にたつのが吉雄《よしお》耕牛《こうぎゅう》（一七二四〜一八〇〇、幸作）である。耕牛は、通詞職のかたわら出島《でじま》の商館医らと交流し、外科学だけでなく内科学、診断や治療学をきわめた。一七六二（宝暦《ほうれき》一二）年に入門した讃岐《さぬき》出身医師合田《ごうだ》求吾《きゅうご》（一七二三〜七三）が書き留めた耕牛の講義録『紅毛医言（西洋医述）』（合田家文書）によれば、熱病、腫脹《しゅちょう》、吐薬《とやく》、狂犬病などの疾病《しっぺい》に薬物の内用を主とする内科的医法が記されている。家猪《ぶた》の胃袋に木製の小円筒をつけたものを用い、袋のなかに薬汁を入れ、肛門にさし込み、袋を絞って肛門内に薬汁を注ぎ込むという肛門吹薬法を行なっていた。また、カテーテルや舶来寒暖計も使用していた。耕牛は、西洋解剖書にもとづき病理解剖の必要性を説き、死んだ母体の中で胎児が生きている場合には帝王切開をすべきと述べている。求吾の弟、大介（一七三八～九五）も吉雄家に学び、カンケル（悪性腫瘍）治療法や乳ガンの切除手術を記した『紅毛医術聞書』などを記録している。

耕牛は洋書や紅毛医薬も輸入し、門人らに伝えた。大介宛書簡に、メルロサアルム（痔や梅毒《ばいどく》の洗薬）が効力あったことを伝えている。耕牛の秘伝書『南蛮外科手術図巻』（一七九〇頃）には、外科器械図や血の強く出る筋（血管）を麻糸でくくっている四肢切断図などが、末尾に秘伝であることを記載している。

3 蘭学の勃興

実学奨励策と蘭学への道程　八代将軍吉宗の実学奨励策により、漢訳洋書輸入の禁の緩和、全国各地の産物調査が行われ、博物学的認識が高まった。医学の分野でも、オランダ語研修を命じられた青木昆陽《こんよう》（一六九八～一七六九）は、オランダ語入門書『和蘭文字略考《おらんだもじりやくこう》』（一七三六）などを書き残し、野呂元丈《のろげんじょう》（一六九三～一七六一）は、わが国最初のオランダ本草《ほんぞう》翻訳書といえる『阿蘭陀本草和解《おらんだほんぞうわげ》』をまとめた。

一八世紀の前半から漢方医学の側でも実証的な風潮が高まり、吉益東洞《よしますとうどう》（一七〇二～七三）などが古医方による実証的な医学、親試実験主義を主張した。山脇東洋《やまわきとうよう》（一七〇五～六二）が人体解剖書『蔵志《ぞうし》』（一七五九、乾坤二巻）を刊行し、古河《こが》藩医河口信任《しんにん》（のぶただ）（一七三六～一八一一）は自らの解剖にもとづく解剖書『解屍編《かいしへん》』（一七七二）を刊行した。『解体新書』以前に、実証的な医学が高まっており、蘭訳書も入り込んでいた。本草学・博物学的な知識の普及、親試実験主義の広がり、人体を見る眼の発達が蘭方医学勃興へとつながった。

『解体新書』刊行　一七七一（明和《めいわ》八）年、小浜《おばま》藩医杉田玄白《げんぱく》（一七三三〜一八一七）や中津藩医前野良沢《りょうたく》（一七二三〜一八〇三）らが、江戸千住小塚原《こづかっぱら》の刑場で死体解剖を実見し、携えていた解剖書『ターフェル・アナトミア』の正確さに感動し、翻訳を決意した。

苦闘一年半後、玄白らは、一七七四（安永《あんえい》三）年、本文四巻、付図一巻の『解体新書』を江戸の須原屋市兵衛より刊行した。訳者を代表して玄白は、解剖学が医家の「淵原《えんげん》」であり、漢土古今の医家で「蔵腑骨節《ぞうふこっせつ》」を説く者も少なく、気がついても解体の法を知らなかった事などを新事業を成し遂げ得た気概をもってしるしている。

『解体新書』では、今まで漢方医学で知られなかったものとして大幾里児《だいきりいる》（すい臓）、門脈《もんみゃく》、奇縷管《げーるかん》を指摘し、神経、軟骨、十二指腸・盲腸の語を適切に使用した。『蔵志』で分明できなかった大腸と小腸の区別についても、厚腸《こうちょう》（大腸）薄腸《はくちょう》（小腸）として区別している。

『解体新書』刊行後の玄白は、小浜藩医として勤務のかたわら、自宅で診療所兼医学塾の天真楼《てんしんろう》を経営した。玄白は、「梅毒《ばいどく》ほど世に多くしかも難治にして人の苦悩するものはなし」と考えて、この難病だけはうまく治療したいと治療法を研究した。「毎年千人あまりも療治するうちに、七、八百人は梅毒患者」（『形影夜話《けいえいやわ》』）というほどであったから、吉雄耕牛《よしおこうぎゅう》から教示をうけた水銀液による梅毒

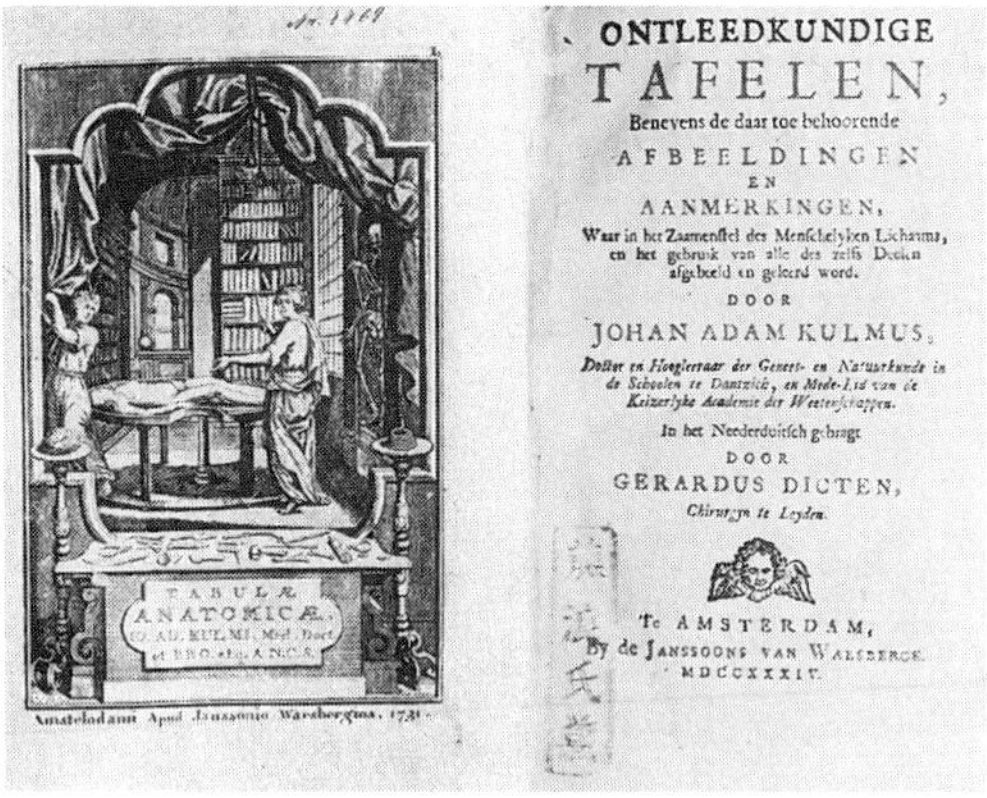

図37 『ターフェル・アナトミア』
ドイツの解剖学者ヨハン＝アダム＝クルムスの解剖学書『アナトミッシュ　タベレン』（1733年）第3版オランダ語訳書『オントレードクンディヘ・ターフェレン Ontleedkundige・Tafelen』で，この書の扉にあるラテン語の「タブラエ・アナトミカエ（Tabulae Anatomicae）」を書名と考えていたのが一般化したものである．

治療で流行医として繁盛した。

玄白の日記『鷧斎日録《いさいにちろく》』によると、一七九五（寛政《かんせい》七）年には、病用（診療）五二七箇所のうち、近所（浜町）九四、下谷四三、吉原三七、本庄三七箇所へでかけた。同年六月は、一ヵ月のうち二二日病用にでかけ、八日は加川病論会、二三日は藤阪病論会とあり、医学交流の病論会へも月二回参加していた。他年度の日記でも吉原への病用は上位をしめており、梅毒治療との関連が推測しうる。大晦日に記された年収の記録をみると、一七七九年二五〇両一分、一七八三（天明《てんめい》三）年三〇五両一分、一七九〇年四六〇両一分、一七九五年四七六両二分と年々上昇し、一八〇一年（享和《きょうわ》元）年にはピークの六四三両二分二朱もの収入をえて、流行医ぶりがわかる。

玄白門人の活躍

『解体新書』翻訳作業が大詰めに近づいた一七七三（安永二）年正月、一関《いちのせき》藩医建部清庵《たけべせいあん》（一七一二〜八二）門人衣関伯龍《きぬどめはくりゅう》（?〜一八〇七、甫軒《ほけん》とも）という医生が、師匠から託された質問状を持って玄白のもとを訪れた。質問状には、日本でオランダ流といえば外科ばかりだが内科はないのだろうかなどオランダ医学への疑問と期待が書かれていた。

玄白は、来日のオランダ医師は内科もしていること、膏薬ばかりでなく内薬を用いており、煎湯や丸散などの製薬方法はたくさんあること、輸入書の情報などを敬愛の念をこめて返信し、できたばかりの『解体約図』（解体新書の内容案内図、五枚一組）を添えて、伯龍に託したのであった。

清庵は、玄伯の懇切な答書とその精密な解剖図をみて、感涙にむせび、以後、書簡を通じて交流を深めた。さらに清庵は老いた自分の代わりに、三男の亮策《りょうさく》（一七五五〜一八三二、由水）と次いで五男の勤《つとむ》（一七六二〜一八三三、由甫）、門人の大槻玄沢《おおつきげんたく》（一七五七〜一八二七）を玄白の門に学ばせた。亮策は帰郷して一関藩医三代目建部清庵として活躍し、勤はのち玄白の養嗣子となり杉田伯元《はくげん》として杉田家を継ぎ、玄沢は玄白の学問における後継者となった。まさに、草創期蘭学における玄白と清庵の出会いが、蘭学を興隆させることとなった。

大槻玄沢は、ドイツの外科医ハイステルのオランダ語訳外科書を『瘍医新書《よういしんしょ》』（一八二五）として翻訳し、『解体新書』をより正確に精密にした改訂版『重訂解体新書《ちょうていかいたいしんしょ》』（一八二六）を完成させた。『重訂解体新書』は、医学用語の統一をはかる意図もあり、原義にもとづいて肫《じゅん》（ほおぼね）、膣《ちつ》、摂護《しょうご》（前立腺）、あるいは解体、神経、濾胞《ろほう》（キリール、腺）などの新造語がなされている。濾胞は形態学的、生理学的にも実態を正確に示した言葉であり、実証的な玄沢の学問態度がうかがわれる。
玄沢の芝蘭堂《しらんどう》塾へ一八一七（文化《ぶんか》一四）年に入塾した越中《えっちゅう》高岡（富山県高岡市）の医師長崎浩斎の備忘録『東都雑事録《とうとざつじろく》』によると、芝蘭堂では、二の日に『解体新書』を、七の日には蘭書、三と八の日の夜には『外科正宗《せいそう》』（明の陳実功著）をテキストとしてもちい、三の日には縛《ほう》（包）帯実技も行なっていた。

津山藩医宇田川玄随《げんずい》（一七五五〜九七）は、良沢や玄沢に学び、内科への関心を深め、一七九三（寛政五）年に『西説内科撰要』（三巻）を刊行した。これはわが国における最初の西洋内科専門書となった。本書を読んで発奮した吉田長叔《ちょうしゅく》（一七七九〜一八二四）が玄随に就学し、日本で最初の西洋内科専門医として江戸中橋に開業している。

玄随養子となった宇田川玄真《げんしん》（一七六九〜一八三四）は、オーストリアのプレンクの蘭訳版眼科書を『泰西眼科全書《たいせいがんかぜんしょ》』（一七九九成稿）として翻訳した。玄真の講義は門人諏訪士徳（一七七八〜一八四五、藤井方亭）により筆記され、『医範提綱《いはんていこう》』（一八〇五）として刊行された。その付図（一八〇八刊）は、洋風画家亜欧堂田善《あおうどうでんぜん》（一七四八〜一八二二）が描いたわが国最初の銅版解剖図である。本書は解剖学から生理学・病理学まで平易に述べており、当時最良最高の西洋医学書であった。玄真の養子宇

表８　翻訳上の新造語

『医範提綱』にみる新造語
vet →脂肪，clavicule →鎖骨，band →靱帯
『舎密開宗』の訳語
☆今も使われている訳語
groundstof →元素，wet →物質
verbrandig →成分，bewerktuigde →燃焼
temperatuur →温度，kristal →結晶
☆現代とは別のもの　（　）内が現代用語
舎密（化学），真空（無気），流体（液体）

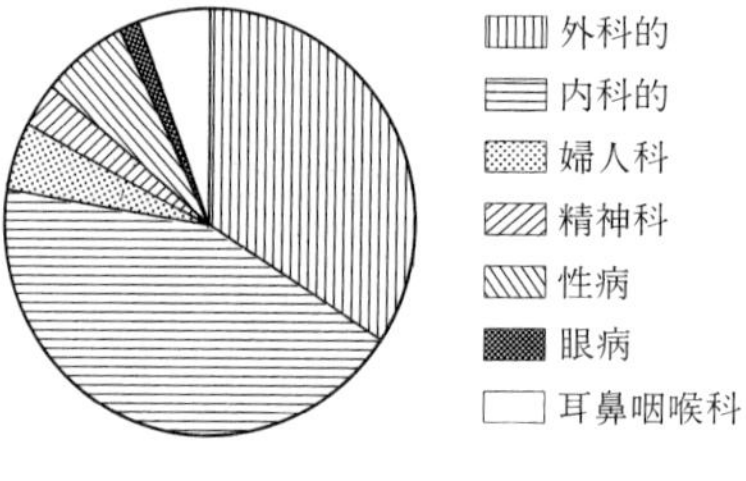

図38　清庵塾患者の病例
大島晃一氏調査

田川榕庵《ようあん》（一七九八〜一八四六）は、『菩多尼訶経《ぼたにかきょう》』（一八二二）、『植学《しょくがく》啓原《けいげん》』（一八三五）で西洋植物学の大綱を紹介し、『舎密開宗《せいみかいそう》』（一八三七）で西洋化学を体系的に紹介した。舎密はオランダ語の Chemie の音訳で化学を意味する。開宗とはおおもとを啓発する意味である。

建部清庵塾の医療　三代目建部清庵の子由章《よしあき》（のち四代目清庵）も一八〇二（享和二）年に江戸の杉田玄白に入門し、一八〇六（文化三）年に帰郷して医療活動を行なった。文化八、九年の清庵塾での一七五例の診療記録を、佐々木寿仙という医生が『医方随筆・聴看記《ちょうかんき》』として書き留めていた（大島晃一氏論文）。それによれば、患者の階層は、藩士層が一九例（一〇・九％）、百姓三八例（二一・七％）、町人六四例（三六・六％）、その他は五四例（三〇・六％）で、一一〇石取りの藩医清庵塾で診察を受けた九割近くが庶民層であった。

男性は九三例（五三・一％）、女性は六六例（三三・七％）、不明一六例（九・一％）で、病症をみると、癰《よう》などの腫れ物・できもの・湿疹《しっしん》など三八例（二〇・四％）、切り傷・骨折・打撲・火傷二四例（一二・九％）など外科的病状が三三・三％、全身水腫（むくみ）八・流注《るちゅう》（膿《うみ》の流れ出るできもの）八・血塊六・喘息《ぜんそく》・咳嗽《がいそう》（せき）六・癆症《ろうしょう》（労咳《ろうがい》、肺結核）四・痢疾四・蚘虫《かいちゅう》（寄生虫症）四・痘瘡三など内科的なものが八〇例（四三％）、ほかに帯下《たいげ》（こしけ）など婦人科的なものが一〇例（五・四％）、癲癇《てんかん》など精神科的なものが六例（三・二％）、梅毒など性病が一三例（七％）、眼病が三例（一・六％）、耳鼻咽喉科的病状が一〇例（五・四％）などで、外科に限らずほとんどの病気を治療した。

診療は先生（由章）のほかに門人の代診もあった。五十余歳の平右衛門という男性を佐々木寿仙が診察した。癰を患い、背に根回り共に八、九寸もある癰で、石のように固く、底に膿が少々あるようだった。熱があり、食欲はなかった。先生（由章）がこの症は陰症なのでいたってあやういといい、黄蓮人参《おうれんにんじん》などを加えた補中益気湯《ほちゅうえっきとう》などを服用させた。その後、寿仙が、癰に針を入れ、はじめに十文字を入れ、すぐにスミチガイ（対角線）に切り、底の膿のあるところまで切り通した。このことを、先生に報告すると、先生は翌日、病家にでかけて平右衛門を診察して、塾に帰って、寿仙に、あの切り方は大変よくない、元気不足な病人には、まず浅く十文字に切り、次の日とその翌日に少しずつスミチガイに切り、段々一日増しに切るのがよいと指導した。その後、平右衛門は具合が悪くなり、切ったところを膏薬をはったが、やがて落命した。

産後の婦人が悪血で腰から下がいうことがきかなくなった。小腹に異物があり、数日患者を治療していると、虫が下った。翌日、三、四度気絶し、てんかんの症状が出た。俗におおねかきという。手足の筋がひきしめられ、胸に二本の棒をたてたるようであった。乳腺や神穴（へそ）に灸をしたら、乳腺だけが通じた。先生（由章）はアントを用い、アヘンを用いて眠らせた。先生は、この証は蚘虫（寄生虫）の証に、癇症（てんかん）を兼ねたものであると言った。小半夏《しょうはんげ》、桂枝《けいし》などを用い、大便を通ずるように、大黄甘草丸《だいおうかんぞうがん》五〇粒を用いたが通じなかったので、スポイト（灌腸《かんちょう》）をした。

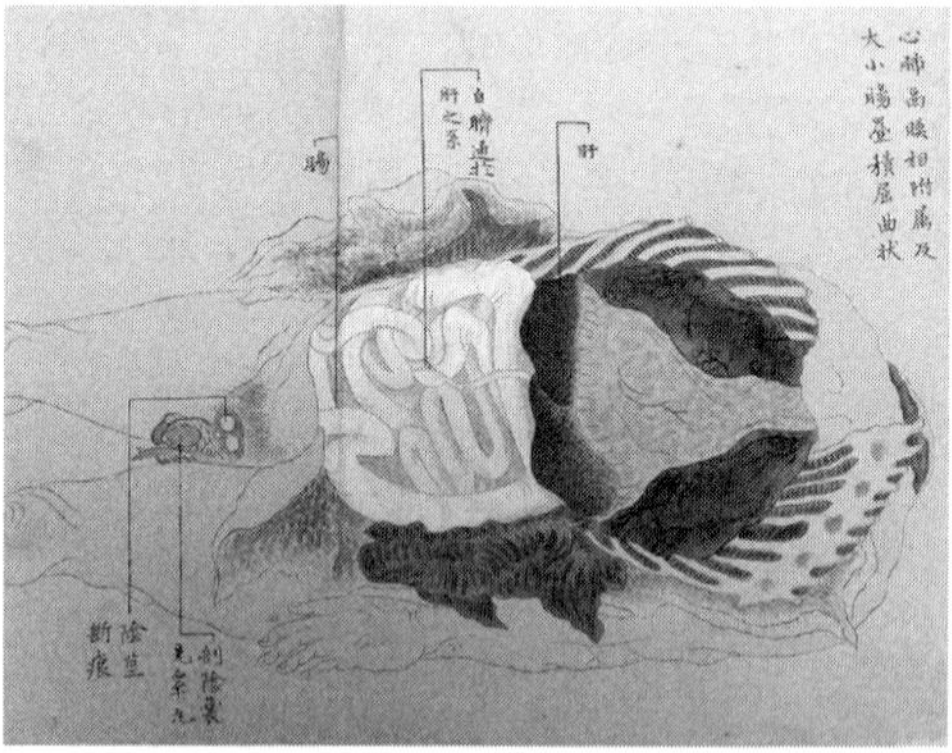

図 39 「平次郎臓図」の模写図
岡藩藩医黒川家伝来で，解剖知識の地方への広がりを示す．

文化年間（一八〇四～一八）の清庵塾では、漢方薬に蘭方医薬を交えた投薬治療が中心であり、灸もよく使われた。薬の調合のしかたは、まず大人・小人・老・少や病の初発・病の終わりなど、すべてに心を用いて調合すべしとあり、人や症状に応じた調合を行なった。腫れ物切開が二例ある程度で、外科手術は記録されていない。これは玄白・玄沢に学んだ蘭方医に共通する傾向と推測できる。

解剖の広がり　京都の医師小石元俊《こいしげんしゅん》（一七四三～一八〇八）は、杉田玄白らと交流を深め、一七八三（天明三）年、伏見での解剖が平次郎臓図として描かれた。一七九八（寛政一〇）年には、京都の三雲環善が実施した解剖を指導した。この解剖図は五九図あり、「施薬院解男体臓図《せやくいんかいなんたいぞうず》」とよばれている。

図は吉村蘭洲《らんしゅう》（一七三九～一八一六）らが実写し、大槻玄沢と小石元俊門人の橋本宗吉（一七六三～一八三六）が各器官を蘭名で記入している。寛政年間（一七八九～一八〇一）に京都を中心にいくつかの解剖図が作られたが、これほど精密で蘭学の影響がはっきりでているものはいままでに作成されなかった。小石元俊は塾を究理堂《きゅうりどう》と名付け、門人らには『解体新書』をテキストにして、学習を深めさせた。

『解体新書』で新知識として指摘された「奇縷管《ゲール》」（乳《にゅう》び管《かん》＝胸管、リンパ管）を解剖で実際に観察しえたのは、一八一二（文化九）年藤林普山《ふじばやしふざん》（一七八一～一八三六）、小森玄良《こもりげんりょう》（一七八二～一八四三）らが京都において実施した男の解剖によってであった。ほぼ一〇年後の一八二一（文政《ぶんせい》四）年、小森玄良門人の池田冬蔵らによって京都の西刑場で男屍の解剖が実施された。このときの解剖スタッフ四三人、手伝い二〇人、見学者六〇人、総計一二三人が参加するという大きな解剖となった。参観者のなかに尾張《おわり》の伊藤舜民《しゅんみん》（一八〇三～一九〇一、のち伊藤圭介）や、越後の森田千庵（藤林普山・宇田川

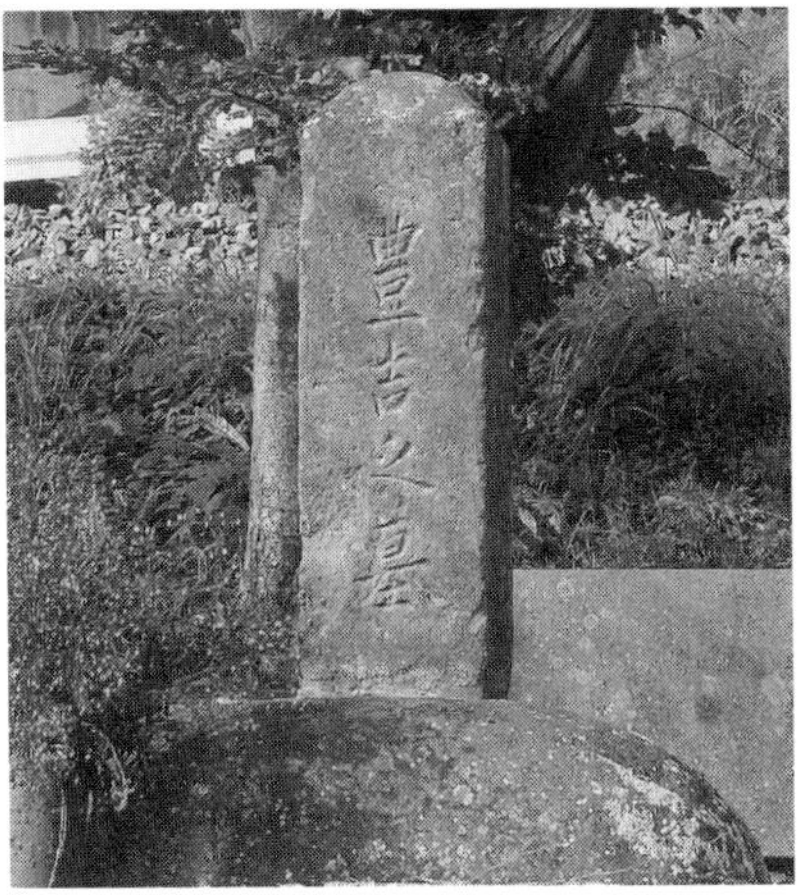

図40　豊吉の墓　一関市
1785年に解剖された刑死人豊吉の慰霊墓

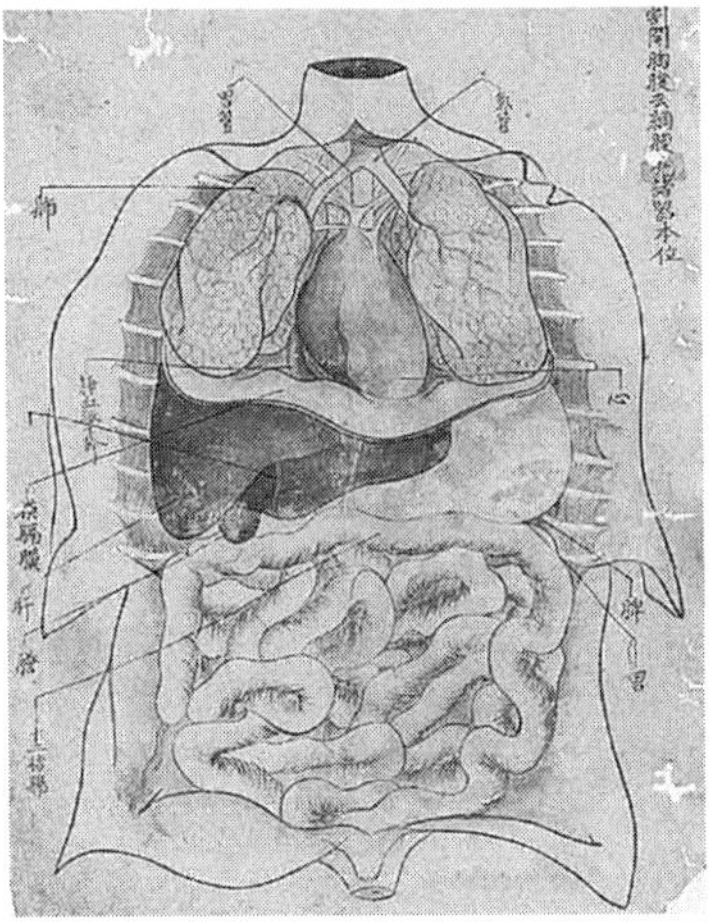

図41　「解体正図」
下野壬生藩で1840年に実施された解剖を絵師の高倉東湖が描いた八葉の彩色解剖図の「割開腹去綱膜見諸器本位」部分.

榕庵門人）らがみえる。この解剖は、翌年刊行された『解臓図賦《かいぞうずふ》』（一八二二）とともに、各地に解剖の気運を高めることともなった。

一関市に豊吉の墓という墓がある。豊吉は犯罪を犯し斬首となった。一七八五年、一関藩医菊池崇徳ら一六人は、その屍体を藩からもらいうけ解剖を行なった。また、米沢藩医堀内家では、一七六四（明和元）年と一七七九（安永八）年に罪人の解剖を実施したといわれる。

佐々木中沢《ちゅうたく》（一七九一〜一八四六）は、建部亮策に学んだのち、江戸で大槻玄沢門人となり、帰郷後は一関藩医また仙台藩医となった。女性の生殖器の解剖所見を得るため、一八二二年に仙台藩では初めての女屍の解剖を行い、その記録『存真図腋《ぞんしんずえき》』を著した。

大坂では一七九六年に、大坂城御定番保科《ごじょうばんほしな》侯藩医宮崎彧《いく》（生没年不詳）が合掌州にて解剖を実施し、一八〇〇年に橋本宗吉門人で産科医の大矢尚斎《おおやしょうさい》（一七六五〜一八二六）が大坂の葭島《よしじま》刑場で女刑屍の解剖を実施した。この解剖で大矢尚斎は、左の腎臓に穴をあけ青い液を注入し、輸尿管の役割を確かめるなどの実験も行なった。

一八四二（天保《てんぽう》一三）年には、緒方洪庵《こうあん》が緒方郁蔵《いくぞう》（一八一四〜七一）と図って、解剖学社を結成し、しばしば解剖を試みたのも葭島であった。下野《しもつけ》国の壬生《みぶ》藩では、藩医の斎藤玄昌（玄正）らを会主として一八四〇年に解剖を実施した。

農民がつくった解体人形　信濃《しなの》国田野口村（長野県佐久市）の農民小林文素《ぶんそ》（ふみもと）（一七六九〜一八二六）は、『解体新書』を参考にして、一八二二（文政五）年に解体人形という人体模型を製作した。

この人形は、身長五四センチほどで、和紙と桐材と針金をはりあわせ、臓器を精密に製作し、とりはずしてその構造を研究できるようにしてある。男女の生殖器も交換することができる。文素は、文政八年にも松本で池田冬蔵《とうぞう》『解臓図賦』や河口信任『解屍編《かいしへん》』などを参考に、もう一体の解体人形を作成した。現存の解体人形をみると、ゲール管（乳び管）が正確につくられ、大腸のくびれ、脊髄《せきずい》の骨の数など正確に作成されていた。

『解体新書』の影響は化政期になると、山村の農民にも及び、人体をみる目を発達させ、農民出身蘭方医を生み出し、なかには解体人形を作成する農民までもが現れるようになったのである。しかし、一七九八（寛政一〇）年に仙台藩で解剖を行なった藩医木村寿禎《じゅてい》が、「革坊のまね」をしたとして藩主の近くから遠ざけられるなど、解剖そのものへの反発のほかにケガレ意識は払拭《ふっしょく》されたわけではない。そういう偏見のなかで、みずから執刀した蘭方医らの実証的探求精神が医学を発展させていった。

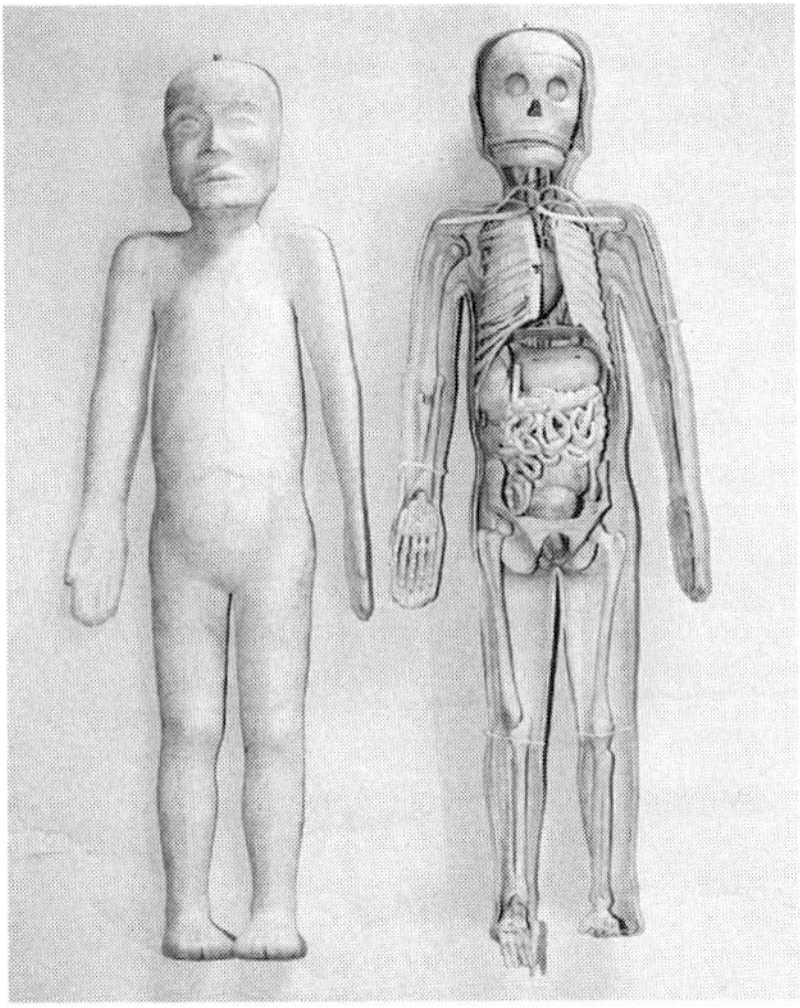

図42　小林文素作「解体人形」

漢方医・和方医からの批判　このように解剖とその知見は一九世紀前半には、各地の蘭学者門人らにより、ほぼ全国的に広がっていた。し

表９　『解体新書』以後の主な解剖

年	事　　例	実　施　者	場　所
1776	男屍解剖(男人内景真図)	山脇東門	京都
1783	男屍解剖(平次郎蔵図)	小石元俊・橘南渓	伏見
1783	男屍解剖	栗山玄厚・中原煥ら	萩
1790頃	刑屍二体(人骨模型製作)	星野良悦	広島
1792	解剖	岡崎良安	松山
1793以前	男刑屍解剖	諸葛君測・晃俊章	日光
1796	男刑屍	宮崎或	大坂
〃	解剖	小石元俊	京都
1797	男刑屍(解体瑣言)	柚木太淳	京都
1798	男刑屍(施薬院解男体蔵図)	三雲環善・山脇東海ら	京都
1800	女刑屍	大矢尚斎	大坂
1802	解剖(解体発蒙)	三谷公器	京都
1805	男刑屍	福井医学所浅野道有ら	福井
1812	男刑屍	藤林普山，小森玄良	京都
1815	女刑屍	各務文献	大坂
1815	解剖	高須松亭	江戸
1819	解剖	村上玄水	中津
1821	男刑屍(解臓図賦)	小森玄良，池田冬蔵ら	京都
1822	女刑屍(存真図腋)	佐々木中沢	仙台
1823	男屍	酒井元貞	久留米
1824	女刑屍	賀川秀哲，斉藤方策	大坂
1825	刑屍解剖	晋済	宇和島藩
1828	刑屍男女(女屍解試略次)	平野玄察，妻木敬蔵ら	福井
1833	無宿者屍	長岡藩	越後
1836	十余体(導窽私録)	小出君徳	大坂
1838	八、九体女刑屍	賀川秀哲	大坂
1839	刑屍	半井仲庵，田代万貞ら	福井
1840	解剖(解体正図)	勾坂梅俊	野州壬生
1840	無宿辰五郎	小野通仙，森沢三省ら	甲州
1841	刑屍	百武万里，武谷元立ら	博多
1842	解剖場設置	緒方洪庵，緒方郁蔵	大坂
1844	刑屍	市川保定，賀来佐一郎ら	島原
1849	刑屍	橋本左内ら	福井
1854	女刑屍	石黒通庵，伊藤圭介	名古屋
1859	解剖	秦魯斎	越前大野
1859	男刑屍	ポンペ	長崎
1859	女刑屍	村田蔵六	江戸
1861	男女二体(解臓図記)	細井東陽	福井

出典：小川鼎三「明治前日本解剖学史」(『明治前日本医学史』)等より作成.

かし、漢方医らからの批判がなかったわけではない。近江《おうみ》の医師で、本草家《ほんぞうか》小野蘭山《おのらんざん》（一七二九～一八一〇）の弟子三谷公器《こうき》は、みずからの動物解剖所見や蘭方医の解剖記録にもとづき一八一三（文化一〇）年に『解体発蒙《はつもう》』を刊行し、「施薬院解男体臓図」や『解体新書』の内容は、『素問霊枢《そもんれいすう》』などの古典にすでに説明されていると主張し、オランダの医説は顕微鏡を以て物を写すように繊細緻密であるが、かえって物にこだわりすぎて五体の調和にかかわる真実を見失いがちであると批判している。

大坂の解剖家、小出君徳《くんとく》（生没年未詳）は十数体の解剖所見にもとづき、漢蘭折衷の解剖書『導《どう》竅私録《かんしろく》』（一八三九）を著し、『解体新書』が蛮名を使用しているため、蘭学を知らない読者の思慮を労するのみであるので、その欠を補うことにしたという。その序文で儒学者後藤松陰《しょういん》（一七九七～一八六四）は、人は皆「惻隠《そくいん》之心」があり、本書によって人体の内景が明らかになった以後は「解剖之惨」を繰り返す必要がないことを述べている。解剖が「惨」であるという認識は、山脇東洋の『蔵志』への反発以来、多くの儒者や漢方医に共通の感情でもあったろう。

幕末の尊王攘夷《そんのうじょうい》思想のひろがりにより和方医とよばれる国学思想をもった医師からの批判もうまれた。駿府《すんぷ》の医師、花野井有年（一七九九～一八六五）は「皇国には皇国の法がかなうのである」（『医方正伝《いほうしょうでん》』一八五二）として、わが国の気候・風土・体質にあった固有の医方（和方）の存在を説いた。固有の医方といっても、それは従来からの民間医療のレベルであり、新機軸はみられなかった。しかし、地域風土に密着した医療を説くことによって、西洋にこそ普遍的な真理があるとして地域の特殊性を無視しがちな蘭方医にたいしては厳しい批判となりえた。

4　全国に広がる蘭学塾と医療

シーボルトの医療活動　日本の学術調査というオランダの命をうけてドイツ人シーボルト（一七九六～一八六六）がオランダ商館付き医師として来日したのが、一八二三（文政《ぶんせい》六）年であった。翌年には長崎に鳴滝塾《なるたきじゅく》を開き、医学および自然科学教育を行なった。一八二七年、長崎通詞《つうじ》で蘭方医《らんぽうい》吉雄幸載《こうさい》の青嚢堂塾《せいのうどうじゅく》へ出張し手術した六例の記録が残っている。『メイストンシーポルド直伝方治療法写取・外療』（天理大学図書館蔵、以下『治療方』と略称）と『シーボルト治療日記』（同所蔵、以下『治療日記』と略称）である。当時、吉雄塾で学んでいた信濃《しなの》国上山田村（長野県千曲《ちくま》市）の農民出身蘭方医宮原良碩《りょうせき》（一八〇六～八六）がこの手術を実見し記録していた。

『治療方』の第一例は、吉雄幸載のいとこで一九歳の諸熊仙輔の陰嚢水腫《いんのうすいしゅ》手術である。シーボルトは患部を針で刺し、水を抜いたあと、「ロードウェイン阿蘭の赤酒五勺斗」と水二、三勺を合した水薬で浸し、カスガイ膏をはった。内服薬として「サルヘイストル硝石二戔」と、水九十目の煎薬を一日一夜服用させた。「ロードウェイン」がないときは酢を代わりに用いてもよいとシーボルトが指示している。五月一六日に大便が通じ難いので、良碩の兄弟子が大便の投下剤をつくり便通させている。

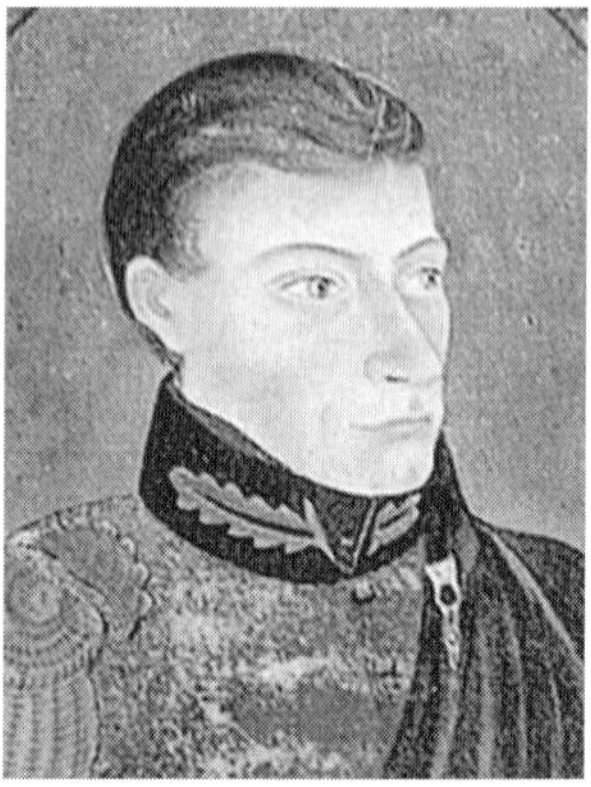

図43　シーボルト肖像画
川原慶賀画

第二例は、長崎在稲佐村お岩の咽頭部腫瘍《いんとうぶしゅよう》治療、第三例は、肥後《ひご》国熊本家臣西浜正蔵の痔瘻《じろう》治療、第四例は、崎陽平戸町人西浜正三郎の咽喉《いんこう》発痛治療、第五例は、長崎浜ノ田町河内屋九郎右衛門、五十有余歳の咽喉発腫の治療であった。第六例は、肥後国熊本細川家臣野口儀平の子で一二歳の律兵衛少年の頭部腫瘍手術で、シーボルトと助手のビルゲルが青嚢堂に出療し執刀した。

『治療日記』は『治療方』での第六例である野口少年の詳細な手術記録である。五月二七日に、少年の頭部にできた周囲九寸ばかりの脂肪瘤《しぼうりゅう》を除去する手術があった。シーボルトは、最初に腫れ物に墨をひき、尖芒刀《せんぼうとう》を用いて頭皮を切り開き、まるい刀で瘤を切りとった後、頭皮を縫いヲシコロシ膏を木綿にのばして貼り、巻木綿（蘭名フルバンド）で頭部を巻いて、一時間程で手術を終えた。術後の主方は「サルヘートル　二戔　水九十六文目ニテ煎服」であり、患者は「食事等ハ平日ノ如ク小水ノ通甚吉シ」と経過良好にみえた。

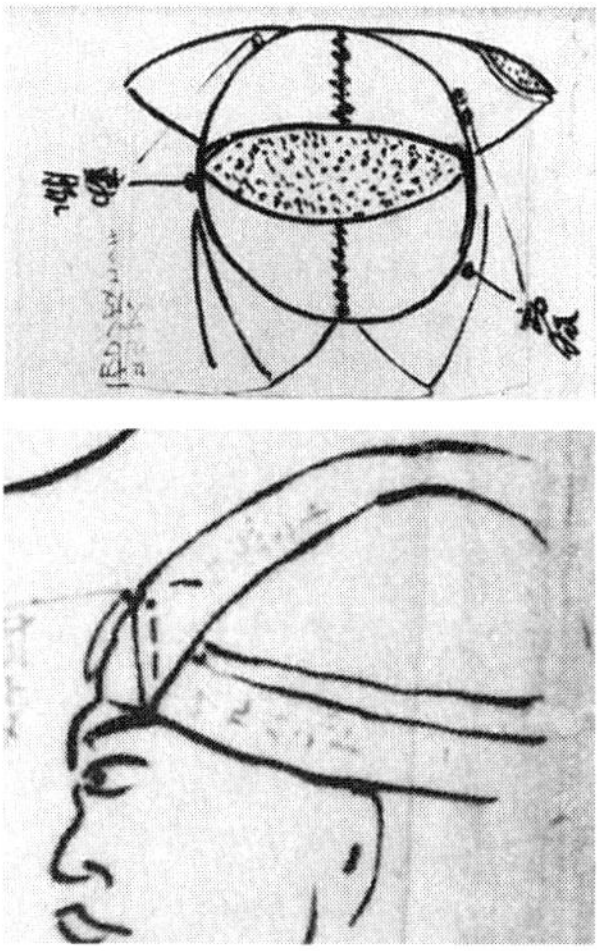
図44　シーボルトの手術の記録

五月二八日午前に出島のシーボルトに様子を伝え、繃帯《ほうたい》をしめ直す。経過良好にみえたが、午後四時頃より患者の発熱と頭痛がはげしくなり、ラウダニュムなどの鎮痛剤をあたえるが、益々はげしくなった。五月二九日の深夜になって四肢が痙《けい》攣《れん》し曲がって、呼吸困難となった。当直の岡研介、孝伯、中尾玉振《ぎょくしん》らがラウダニュムや硇砂精《どうしゃせい》を投与するが、如何ともしがたく、通詞の稲部市五郎と岡研介らで出島へ出かけた。出島は夜間出入り禁止なので、宿直の中山作五郎を通じてシーボルトに患者の容態を伝えた。シーボルトは「ジキターリス（利尿剤）四匁、水　半ポンド」にカロメル（甘汞《かんこう》、下剤）を加えた薬方や、頭部の冷しかた等を示した。二九日朝になっても、病勢は猖獗《しょうけつ》をきわめ、患者の手足の冷えを防ぐため、熱湯を帛にひたしてあたためた。六月一日、早朝に石井宗謙が出島に行って、シーボルトに容態を告げたところ、シーボルトはジギタリスの服用や瘡口の蜀葵《からあおい》汁での洗浄などを指示した。前夜徹夜したのは中尾玉振、周吉、豊田幸林、玄三、松下菊二の五人、良吉と宮本元甫は午前二時頃帰り、二宮敬作と石井宗謙は起きたり寝たりした。午後二時頃、敬作がシーボルトに薬方を聞いてきた。前方のごとくせよとのことであった。夕方、周一が出島に出かけた。「初更、米汁ヲ与フル事、法ノ如クス、二更後ニ、ジギターリスヲ半茶匕余用ユ、又、水蛭《すいてつ》（血すい蛭）ヲ貼スル事八条也、脈細数如前」でこの記録は終わる。最後に「文政丁亥夏五月廿七日〜六月一日迄日記　病人死　扣之信陽月都医司　於崎陽客館扣之」とあるので、この患者は六月一日に死亡した。

この手術はシーボルトの外科手術を実見する機会であり、多くの見学者があり、「文政十亥五月廿七日　シイホルト出療之節参候諸生之人数　（戸塚）静海《せいかい》、（岡）研介、（中尾）玉振、（松木）雲徳、（鈴木）周一、（二宮）敬作、（高野）長央（英）、（石井）宗謙、（伊東）救庵、已上九人」（『治療方』）とあり、戸塚静海、岡研介、高野長英らシーボルト門人らも見学に来ていた。また、吉雄幸載塾だけでなく吉雄権之介（一七八五〜一八三一）塾や楢林栄建（一八〇一〜七五）塾などからも、この手術を見学にきていた。
　この二つの手術記録からシーボルトの外科学的力量やシーボルトをとりまく長崎医界の様子をうかがい知ることができる。シーボルトはこのように実際に手術を行い、門人らに参観させ医学教育を行なった。それまで、蘭書による西洋医学研究が中心であったのに対し、わが国の臨床医学のはじまりとして記念すべきできごとであった。シーボルト門人のほか、長崎の蘭方医学塾の門人らが、シーボルトの手術を実見し、観察しつつ、自らの医療技術を高めていった。

シーボルト験方録　シーボルトは、薬学的には、ジギタリス（ゴマノハ草の多年草、強心剤、劇薬）やオクリカンキリ（蝲蛄《らっこ》石、アメリカザリガニの胃石。利尿剤）などを使っていたが、江戸参府のとき鉄にシアン化水素散を、石灰水に硝酸銀を加える実験を行なった。眼科では土生玄碩《はぶげんせき》（一七六二〜一八五四、四八年没説あり）、高良斎《こうりようさい》（一七九九〜一八四六）らに散瞳薬を伝授し、光学的虹彩《こうさい》切除の手術も行なった。梅毒《ばいどく》にも関心が高く、『シーボルト験方録《けんぽうろく》』に梅毒治療の記載がある。牛痘種法《ぎゅうとうしゅほう》も紹介している。また、体温測定も教えたらしく、門人の稲村宗庵が実地診療に体温測定を行なっている。

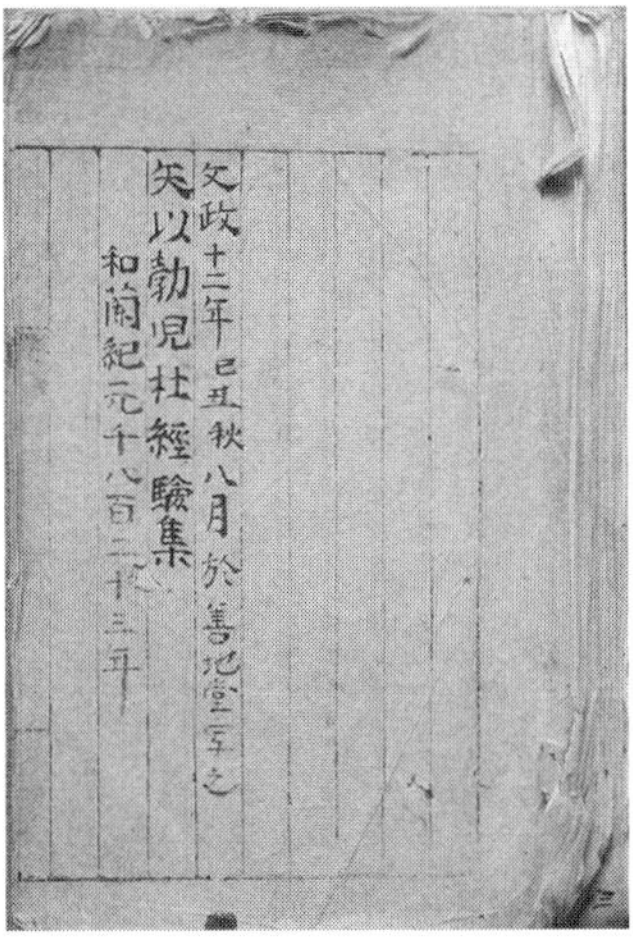

図45　村上玄水写本『失以勃児杜経験集（験方録）』

　シーボルトの薬方をまとめた『失勃児杜《シーボルト》験方

録』（以下『験方録』）などには、常用薬として竜胆《りんどう》（健胃）、大黄《だいおう》、薄荷《はっか》（強壮）、桂皮《けいひ》など日本人に入手しやすい薬が掲げられており、薬物療法も教えた。この処方も各地の蘭方医らにより筆写され、それぞれの見聞を加えたかたちで伝えられた。現存の『験方録』は四七点知られる。

中津の蘭方医村上玄水（一七八一〜一八四三）も、『験方録』を写している。玄水本には、黴毒《ばいどく》（梅毒）治療方として初日に「芒硝《ぼうしょう》（硫酸ナトリウム）八戔」などを下剤として投じたあと、入浴などをして二七日目に「温湯ニ浴シ石鹸《せっけん》及ヒ火酒ヲ以テ洗ヒ而シテ新衣ニ換ヘ清涼ノ居室ニ移スヘシ　メルキュールサルフ二十四戔　芒硝四十八戔　カラノハ一二戔　蜀葵百八十二戔　甘草《かんぞう》百九十二戔　石鹸十六戔　火酒半カラス　鶏十二羽　右廿七日間用ユル所諸薬分量ノ通計」という他の『験方録』にない独自の記述があり、シーボルトもしくは玄水が、梅毒に対してメルキュールサルフ（灰白水銀膏）を中心に投薬治療をしていたことがうかがえる。なお、玄水は一八一九（文政二）年に中津長浜刑場で人体解剖を行なっており、この解剖を実見した中津の医師辛島正庵《からしましょうあん》（一七七九？〜一八五八）は、のち中津の種痘導入に中心的役割を果たした。

尾張高須《おわりたかす》藩医の子野村立栄《のむらりゅうえい》（一七五一〜一八二八）は、吉雄耕牛《よしおこうぎゅう》に学び、一七八三（天明《てんめい》三）年に帰郷して、名古屋城下で開業し、尾張蘭学の創始者となった。交遊記録『免帽降乗録《めんぼうこうじょうろく》』には、尾張、三河《みかわ》などの居住者との交遊のほか、蘭日辞書『ハルマ和解《わげ》』の京都版を大坂の升平（升屋平右衛門）が各一二両ほどで二部購入したことや、シーボルトの江戸参府紀行の際に、立栄門人水谷豊文《みずたにほうぶん》（一七七九〜一八三三）らが博物学上の知識を交換したことなども記している。

名古屋の町医伊藤圭介（一八〇三〜一九〇一）は、一八二七年吉雄常三《じょうさん》（一七八七〜一八四三）の添書を持って大通詞吉雄権之助宅に寄寓し、シーボルトに学んだ。一年後、名古屋にもどり、医療活動と本草学の研究に従事した。一八三八（天保《てんぽう》九）年五月から一二月にかけての幕府による西ノ丸再建用材伐りだし一行に、二代目野村立栄と伊藤圭介が随行を命ぜられた。付知《つけち》村（岐阜県中津川市）蘭方医田口養圭《ようけい》、三尾精庵《せいあん》の協力を得て一行や村民らの治療にあたった。圭介の『錦窠翁日記《きんかおうにっき》』には、山草の採取やマグネシアなどを用いての医療が記されている。その後、圭介と交流をもった田口養圭らが、東美濃地方への種痘《しゅとう》導入の中心的役割を担った。

紀伊国春林軒の麻酔手術

紀伊《きい》平山（和歌山県）の華岡青洲《せいしゅう》（一七六〇〜一八三五）は、京都に出て、内科を吉益南涯《よしますなんがい》（一七五〇〜一八一三）に、オランダ流外科を大和見立《やまとけんりゅう》に学び、帰郷して、漢蘭を折衷した臨床外科を行なった。麻酔《ますい》の実験をすすめ、南蛮・紅毛流《こうもうりゅう》外科で催眠・鎮痛に使われていたマンダラゲ（朝鮮アサガオ）と、整骨医らが鎮痛麻酔薬としても使っていた烏頭《うず》（キンポウゲ科ヤマトリカブトとその根）を主にビャクシ、トウキ、センキュウ、テンナンショウを一定の割合に配合した麻酔薬、通仙散《つうせんさん》（麻沸散《まふつさん》とも）を生み出した。その配合実験の過程で被験者の妻加恵が失明する事故もあったが、薬効面で安全な全身麻酔薬を発明し、独特の手術用具で多くの外科手術を行なった。

一八〇四（文化《ぶんか》元）年に、青洲は初めての通仙散による全身麻酔での乳ガン摘出手術を行なった。患者は、大和宇智《やまとうち》郡五条宿（奈良県五条市）の芦屋利兵衛生母勘女であった。勘女は齢六〇歳、去年の夏ごろ乳房が少し腫れて最初は豆のようだったが、だんだん大きくなってきたという。老婦は脚気《かっけ》疼痛《とうつう》も患っていた。青洲は老婦にむかって言った。私の術は華陀《かだ》（中国の麻酔を使った外科医）の術で、肉を切り結核（ガンの核）を取り除くとき、正気を失うがそれでもよいかと問うた。老婦はいったん帰宅したが、二〇日ほどして再来して乳ガンの手術を依頼した。青洲は、千金蘇子などを与えて体調をととのえさせて、二十有余日たって、手術の日になった。老婦は通仙散を飲むと全身に痛みを感じなくなった。その間に、青洲は、コロンメス（手術用メス）で乳房を縦に切り裂き、傷口から指をいれてガンの核と肉を離し、コロンメスで切り除き、焼酎で消毒して傷口を縫い上げた。老婦が気がつ

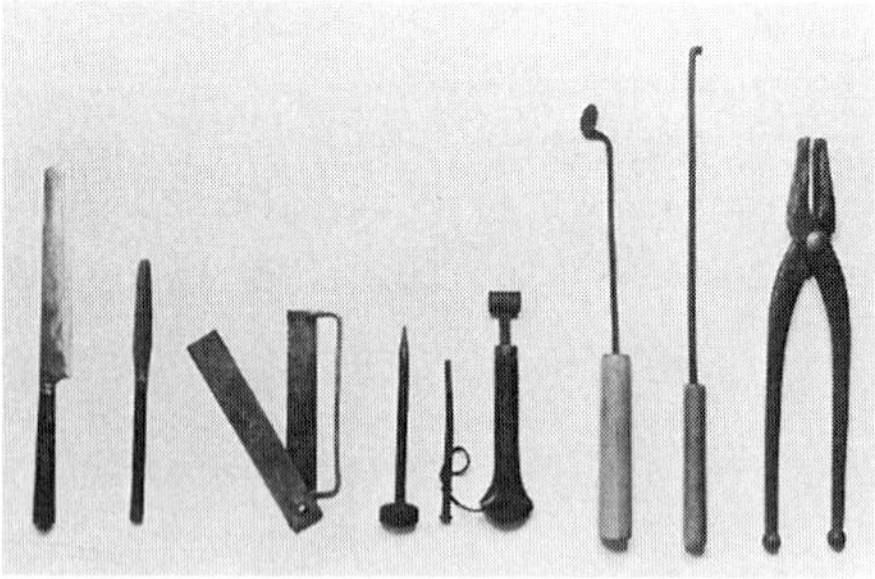

図46　華岡青洲の独特な手術用具

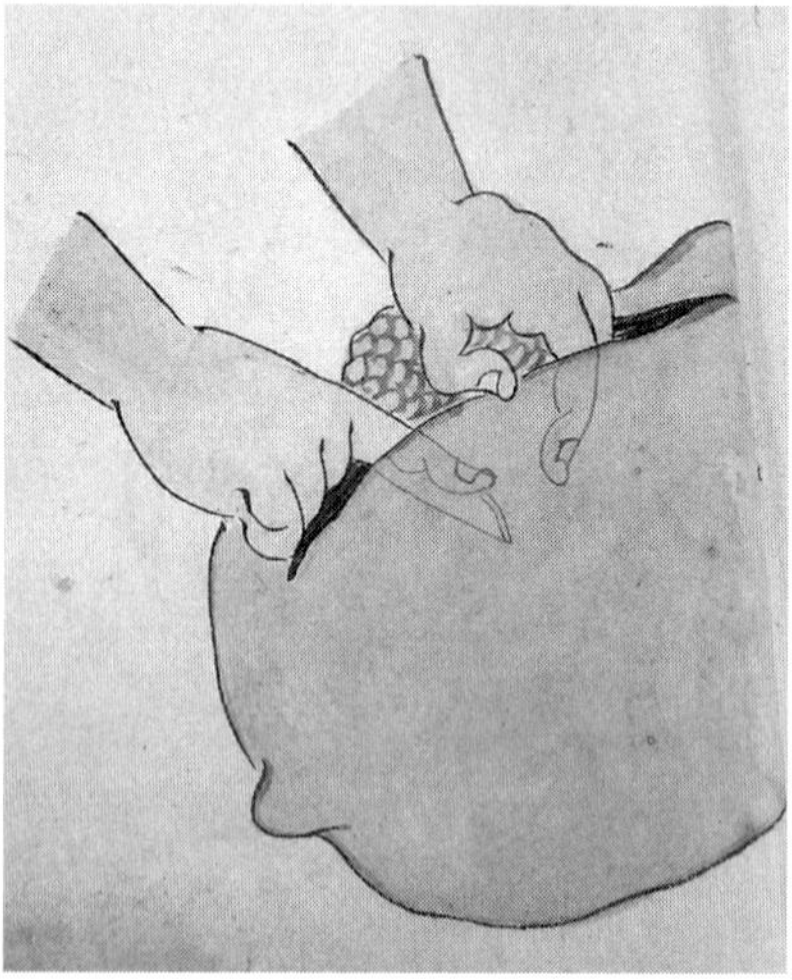

図47　乳ガン治療の図

いたとき、乳房の腫れが取り除かれて、しかも痛みをまったく感じなかったことに大変喜んだ。手術の成功のニュースは全国に伝わり、患者も門人も南紀の華岡塾春林軒へ参集した。青洲の乳ガン記録『乳癌姓名録』をみると、「文化元年正月念九　紀州広口村　喜兵衛妻」をはじめとして、一六五人の患者を治療したことがわかる。患者の地域は、近隣の地域からが主であるが周防《すおう》などからも来ている。勘女は、残念ながら、約四ヵ月後の翌年二月になくなった（五条市『講御堂過去帳』）。

青洲は麻酔の前に三診し、患者が虚弱な場合、体力が回復していない場合、胸の動悸が激しい者には麻酔を使用しなかった。分量は、麻沸湯二銭（七・五グラム）に水二合（三・六デシリットル）を強火で煎じ、一合八勺を頓服するのが定式だったが、年齢に応じて減量していた。

乳ガン以外にも舌疽《ぜっそ》（舌ガン）、脂瘤《しりゅう》・肉瘤などの各種腫瘍、癰疽《ようそ》（悪性できもの）・流注《るちゅう》（結核性瘍）、缺唇《けつしん》（兎唇）・裂口、痔漏《じろう》、脱疽《だつそ》（壊死した部位の切除）などの外科手術を実施した。

水戸藩領出身の華岡青洲門人本間玄調《げんちょう》（一八〇四〜七二）著『続瘍科秘録《ぞくようかひろく》』の巻頭に脱疽（壊疽）の手術が記されている。「脱疽は截断を第一の良策」と考えていた玄調は、一八五六（安政三）年野州の脱疽患者の右足を切断し、「七十余日ニシテ全癒ス」と成功した。このとき玄調新製之刀や青洲翁新製之刀を使用し、麻酔薬は華岡青洲より秘法として伝えられた内服薬の麻沸湯を使った。『続瘍科秘録』の鴉片《アヘン》毒の項目には、鴉片は奇効があって病を救うことが多いが、分量と服用法に注意することを述べている。

華岡青洲（紀伊・春林軒）および鹿城（大坂・堺、合水堂）門人は、近年発見された門人帳によれば、一七八一（天明元）年から一八六〇（万延元《まんえん》）年までに、一八八七人が知られる。その数は紀伊一一五、播磨《はりま》八九、土佐《とさ》八七、伊予《いよ》八〇、肥前《ひぜん》七二、陸奥《むつ》（含陸前・陸中）六七、備中《びっちゅう》六三と、紀伊を中心に、壱岐《いき》以外はほぼ全国に及んでいる。青洲のいう内科と外科を一体として理を究めるという「内外合一活物窮理」の実証的な精神が門人らに伝えられた。

坪井信道の医療　美濃出身坪井信道《つぼいしんどう》（一七九五〜一八四八）は、宇田川玄真（榛斎《しんさい》）に学び、江戸深川に安懐堂のち日習堂という医学塾を営み、患者治療と門人指導にあたった。信道が開業まもない一八三二、三（天保二、三）年頃、京都の同門藤野勤所（一七九五〜一八三九）にあてた書簡に、お互いの医術研鑽のためとして数例の治験を記している。

一六歳男子の治験は、一二月一一、一二日ごろから神経熱にかかり、漢方医が困り果て、病気が進んだので、最後に私のところに治療を請うてきた。往診すると、患者は譫妄《せんもう》（うわごと）やすまず、煩《はん》燥《そう》（熱があって頭痛がする）し、ときどき痙攣《けいれん》し、食もとらない状態で四日が過ぎていた。皮膚は乾燥し、舌も赤色乾燥して苔《こけ》がない状態だった。眼は開かず、小便は赤渋色で、脈ははなはだ細かった。前の医師が投じた柴胡剤《さいこざい》（解熱剤）はまったく効果がなかった。この日、医者が四人きて一診して手に負えないと帰っていった。私が、麝香《じゃこう》（メスのジャコウジカの分泌物を乾燥したもので、興奮剤）一分をとり、纈草《けっそう》（カノコ草根で鎮痙剤）と幾那《きな》（解熱剤・健胃剤）の煎汁で溶かし、これを飲ませて、足腓（ふくらはぎ）に芥子《からし》泥を貼し、四肢及び腹部に竜脳精《りゅうのうせい》（竜脳樹の精油で、揮発油）を塗り、ホフマンスドロップ（エーテル精で興奮剤）を少し服用させた。患者は麝香を服すること一回で、譫妄や痙攣はおさまり、初めて快寝した。翌朝はよく人事（人としての知覚）をとりもどし、はじめて私の顔を認め、初めて稀粥を少しばかり食した。その後、少しの一進一退はあれども、逐日回復し発汗もあり、尿のおりなどもあらわれ、二月一〇日に全く薬がいらないほどに回復したとある。

心下《しんか》（みぞおち）痞硬《ひこう》（つかえ）の患者には、ブラーカウエインスティン（吐酒石《としゅせき》で催吐剤）を投与し吐かせ、幾那、纈草、竜胆（リンドウ、健胃剤）の浸剤を用い、ときどき大黄《だいおう》や芒硝《ぼうしょう》（硫酸ナトリウム）などの下剤を与えて治療したと記し、同書簡の最後に、江戸でだいぶ蘭方医の勢いが増してきたので、多くの書生を集め、お互いに蘭学を研究をしあいたいというのが、生涯の志願であると述べ、同志の力を合わせて蘭方医学の普及に努力したいと決意を述べている。

こうした努力がみのり、天保末年には伊東玄朴《げんぼく》（一八〇〇～七一）、戸塚静海（一七九七～一八七六）とならんで江戸の三大蘭方医の一人と言われるまでになり、一八四八（嘉永《かえい》元）年には、塾生が六七人いた。信道塾からは、蝦夷地《えぞち》への種痘で知られる桑田立斎《りっさい（りゅうさい）》（一八一一～六八）や適塾《てきじゅく》を開いた緒方洪庵《おがたこうあん》（一八一〇～六三）、化学の道を開いた川本幸民《かわもとこうみん》（一八一〇～七一）など多くの蘭方医が出て名をなした。

適塾の日々　備中足守《あしもり》藩士の子として生まれた緒方洪庵は、一八一〇（文化七）年父に従い大坂に出て、一六歳のとき、大坂の蘭方医中天游《なかてんゆう》（一七八三～一八三五）の門人となった。四年後江戸の坪井信道に入門し、蘭語の習得に励んだ。一八三二（天保三）年には、ローゼの生理学の蘭訳本を訳して『人身窮理小解《じんしんきゅうりしょうかい》』となづけた。長崎で語学修行後、一八三八年、大坂に適塾（適々斎塾）を開塾

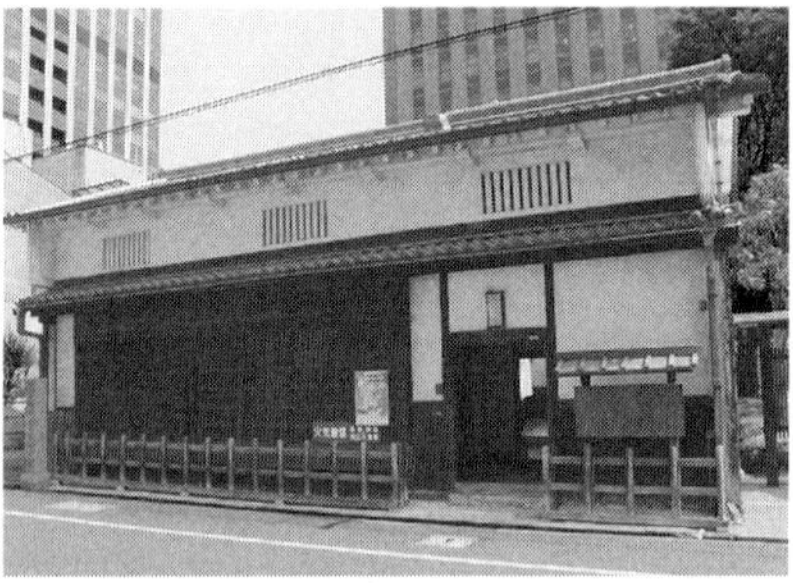

図48　適　塾　　大阪市中央区

し、治療や医学教育、翻訳にあたった。大坂時代の緒方洪庵の主な著作は、『病学通論《びょうがくつうろん》』（一八四九）『扶氏経験遺訓《ふしけいけんいくん》』（一八四二年成）『虎狼痢治準《ころりちじゅん》』（一八五八）であった。

一八五三（嘉永六）年の『癸丑年中日次之記《ひなみのき》』をみると、「正月四日、除痘館《じょとうかん》初種、例の如く盃す。午後酩酊《めいてい》し、回勤一二軒にて休む」、「二月二六日、風邪を引き門人の古川洪道を代診させ、同日に三木芳作、菅野秀二の二人が入門。自分の病気がまだならないので門人の寺地謙介に瀉血《しゃけつ》をさせて血七〇匁《もんめ》ほど出た」、「六月二〇日、今朝始めて天満《てんま》で種痘を開始、午後回勤」。「九月三日、吉田万九郎母を刺洛す」等の記事がみえ、一八四九年に笠原良策より分苗《ぶんびょう》をうけて起こした除痘館での種痘活動を中心に、ほぼ毎日回勤（往診）を行なっていた。

洪庵の薬箱には、摂綿《せめん》（三十花、駆虫剤）、将軍《しょうぐん》（大黄、瀉下剤）、施那《せんな》（センナ、駆虫剤）などが残されており、蘭方系薬物を中心に、多種の漢方系薬物も代用して用いた。

『適々斎塾姓名録』には一八四四年から一八六四（元治《げんじ》元）年までの約二〇年間に実数六三六人の門人が署名している。出身地の備前・備中・美作《みまさか》から四七人という多くの門人が入門している。

「東の長崎」順天堂　一八四三（天保一四）年、江戸で開業していた蘭方医佐藤泰然《たいぜん》（一八〇四～七二）が、下総国佐倉（千葉県佐倉市）に移り順天堂《じゅんてんどう》を開いた。そのころ、江戸にはシーボルトに師事した戸塚静海（一七九九〜一八七六）が一八三一年から茅場町《かやばちょう》で開業しており、同時期の緒方洪庵の適塾、京都の新宮涼庭《しんぐうりょうてい》（一七八七〜一八五四）の順正書院などの内科中心塾とともに、西洋医学塾が各地で生まれていた時期であった。

順天堂は、医学教育と外科医療にあわせて、オランダ語教育も評判で「東の長崎」と称され各地から門人が参集した。門人帳はないが、一八六五（慶応《けいおう》元）年当時の「佐倉順天塾社中姓名録」には一〇一人が記載され、越前一六人、下総一二人、九州六人、四国四人など全国的な広がりを示している。

表10　著名蘭方医学塾と門人

師匠	開業地	塾名	門人数
杉田玄白	江戸	天真楼	104
大槻玄沢	江戸	芝蘭堂	94
江馬門	大垣	格物堂	331
稲村三伯	下総・京都		136
土生玄碩	江戸・芸州	迎翠堂	206
小石門	京都	究理堂	566
小森玄良	京都	素診館	381
藤林普山	京都		105
シーボルト	長崎	鳴滝塾	57
吉田長淑	江戸	蘭馨堂	153
伊東玄朴	江戸	象先堂	406
新宮涼庭	京都	順正書院	36余
緒方洪庵	大坂	適塾	636
佐藤泰然	江戸・佐倉	順天堂	575
松本順	長崎・江戸		304

※門人数は門人帳や諸記録記載分のみ.

越後長岡藩の長谷川泰一郎（一八四二〜一九一二）はのちに済生学舎《さいせいがくしゃ》をつくって数多くの医家を養成した。佐賀藩の相良《さがら》知安《ちあん（ともやす）》（一八三六〜一九〇六）は文久年間（一八六一〜六四）に順天堂の塾頭をつとめた。

佐藤泰然や松本良順《りょうじゅん》（泰然二男）、泰然の養子である佐藤尚中（一八二七〜八二）、順天堂門人らが、膀胱穿刺《ぼうこうせんし》、帝王切開、卵巣《らんそう》水腫開腹、乳癌摘出など当時としては最高水準の外科手術を行なった。高弟である関寛斎《かんさい》（一八三〇〜一九一二）は『順天堂外科実験』に三三例の外科手術を記録していた。

第一例は一八五二（嘉永四）年、六二歳の男性患者で「小便閉膀胱穿孔術ヲ行ヒ大劇痛ヲ発シ後創孔ヨリ尿自然ニ洩出シテ全治スルノ験」とあり、これは日本で最初の膀胱穿刺であった。第六例は佐藤尚中が、一八五三年に五六歳の男性の尿道粘液流出病をモストの医学書のやりかたである礶砂《どうしゃ》を用いて治癒させた例である。一〇例は三九歳の男性患者の膀胱焮衝《きんしょう》（膀胱炎）で、尿道に疾患があり、小便が通じないので、カテーテルを使用したり吉利私蔘児（キリステル、灌腸）を施した。内服薬に、阿芙蓉（アヘン）、菲沃私（ヒヨス）、吐根、甘汞（緩下剤）、阿魏（アギ、神経強壮剤）、矢鳩答（シキュウタ、鎮静剤）、ドーフル散（阿片末、吐根各八分、硫酸カリ八分）、水楊梅根（スイヨウバイコン、強壮利尿剤）、加密列花（カミツレカ、緩下剤）などを用いたが、が、患者はついに死去してしまった。泰然は、モストの医書などを読み、初期の刺洛《しらく》が必要だったこと、カテーテルはかえって悪化させたことなどを反省している。また、これらの諸手術は麻酔なしで実施していたようである。

順天堂の治療代　一八五四（安政《あんせい》元）年の順天堂の「療治定」から、当時の順天堂での治療代がわかる。現代での目安をえるために、金一両＝金四分＝金一六朱、当時の換算率を金一両＝金四〇〇疋＝銀六〇匁、江戸時代の平均米価を米一石＝一両として、現代の米価より高めにみて一両八万円と換算してみる。

順天堂での手術が原則で、出向く療治は一切断っていた。が、やむを得ない場合は、治療代のほかに一泊一両の割で費用をとった。お産のときは、門人の手術ですめば、二〇〇疋（一疋を二〇〇円と

表11　順天堂の治療代

療治定		瘤鍼刺方	100疋
出産手術門人ニ而相済候共	200疋	瘤剔出截断方	5両
但シ昼夜も手間取候ハ,	500疋	陰茎截断方	300疋
金創　壱寸ニ付	100疋	陰嚢腫根治方	300疋
瘡毒　壱通ニ付	100疋	睾丸癌腫切断	1000疋
眼病　壱通ニ付　銀拾匁　但シ風		手足截断方	3両, 5両
眼麻疾眼之類ハ	100疋	包茎開皮術	200疋
瘍疔之類	100疋	卵巣水腫開腹術	10両
娩児六ツ指	200疋	穿膀胱術	300疋
兎唇	500疋	刺腹術	200疋
瘭疽截断	300疋	加釜的児(カテーテル)施術	100疋
焼傷　附薬之多少ニ随而可申談候		動脉緊施方	1000疋
全部		割腹出胎児術	10両
但癒着之者截開術凡壱寸ニ付		造鼻施術	10両
銀七匁五分割		腹癩根治方	1000疋
竹木刺		鎖陰	300疋
刀を用て截開致候程之者ニ候ハ		鎖肛	100疋
バ金100疋以上之事		白内翳(白内障)施術	1000疋
舌疽施術	1000疋	腐骨疽	1000疋
脱肛截断方	500疋	但腐骨を削除するは	5両
同烙鉄施方	300疋	整骨術　壱通	100疋
同緊絶施方	100疋	但刀を以て砕骨を除きまたは	
瘻瘡及痔瘻		他之整骨家ニ而治兼るほどのは	
一刀ニテ開截スルモノ	凡100疋		1000疋
但シ薬料は別口之事		一、難病治　壱通り	銀10匁
乳癌剔出方	1000疋		

すると四万円）で、昼夜にかかる重いお産の場合は五〇〇疋取った。金創（切り傷、刀傷）のときは、一寸につき金一〇〇疋、瘡毒は一通りの治療が金一〇〇疋などと定めていた。眼病治療は銀一〇匁（一匁を約一四〇〇円とすると約一万四〇〇〇円）で、風眼は淋菌《りんきん》による眼病、麻疾眼ははしかによる眼病と考えられる。乳癌摘出手術は金一〇〇〇疋（二〇万円）、手足切断手術は金三両と五両（一両を八万円として二四万・四〇万円）、卵巣水腫開腹手術、割腹出胎児（帝王切開）術、造鼻施術がもっとも高価で金一〇両（八〇万円）であった。

相果て候とも恨み申さず候　当然、命がけの外科手術もあった。そのため、患者側が医師に対して、どんなことがあっても恨まないという一札（手術承諾書）を差し出す場合もあった。順天堂には一八五五（安政二）年の手術承諾書が残されていた。

差し上げ申す証文の事

一、私義、昨年中病気の節、腰骨引違い、足筋引渋歩行相成りかね難渋仕《つかまつ》り候《そうろう》に付き御当家様へ御覧に入れ候ところ、御療治に相成り候趣、承知仰せ聞され畏れ奉り、親類一同へ相談仕り、この節御願申し上げ候義に付き、御療治中万々相果て候ても聊かも御恨み申し上げ候筋、決して御座なく念のため親類相添証文差し上げ候ところ件のごとし

安政二卯年四月二十三日

上州伊勢崎町

病人　　藤兵衛

病人組合　小兵衛

佐倉　佐藤泰然様

御塾衆中様

順天堂門人で信濃国伊那郡《いな》（長野県伊那市）出身の須田経哲も郷里で、一八五六年に下大島村（伊那市）平太郎の右足骨疽手術の際に、同様の証文をさし出させた。華岡青洲も乳ガン手術にさきだって手術承諾書にあたる請書をさし出させていた。幕末の和気郡《わけ》（岡山県）の漢蘭折衷医万代常閑《まんだいじようかん》（一八三一～一八九一）と門人のもとには五八枚の起請文《きしようもん》が残されている。万代常閑は大坂の吉益家《よします》で本科を、賀川秀哲《かがわしゆうてつ》に産科を学んで帰郷した。万代常閑門人中では、痔疾の外科治療を麻酔を使って行なっていた。起請文を出した患者のなかには大坂から手術を受けている者もいた。五八枚の起請文の内訳は、包茎四九、疳瘡《かんそう》五、痔疾四件であった。

一七九九（寛政一二）年、武州川越《かわごえ》藩領医師本田隆庵にあてて、傷害事件で負傷者治療を頼んだ際に、負傷者が死んでも医者の責任としないこと、この事件で医者が江戸滞在となればその費用は依頼者側がもつことなどを内容とした一札（頼み証文）や、下総堀田領内で一八三四（天保五）年ごろ、武蔵比企《ひき》郡あたりで一八三六～三八年頃の傷害事件での頼み証文が残っている。佐藤泰然らが求めた承諾書は、医師と患者側の一種の契約関係であり、傷害事件での頼み証文がその原型にあったと推定しうる。

5　在村蘭学の展開

長英と上州の門人たち　吾妻《あづま》郡沢渡《さわたり》温泉（群馬県中之条町）の医師福田宗禎《そうてい》（一七九一〜一八四〇）は、蘭方医書をみて四〇歳を過ぎていたにもかかわらず、蘭方医学に志した。江戸で開業していた高野長英《ちょうえい》を一八三一（天保《てんぽう》二）年に自宅へ招き蘭方医学の手ほどきをうけ、長英との通信教授により『傑世児外科書』の翻訳に取りかかった。傑世児とはゲッセル（一七三六〜?）でアムステルダム出身医師である。一八三二年ごろから診療のかたわら翻訳を開始した宗禎は、第一四四章のターフェルとは何のことかと質問すると、ターフェルは「元来台ノ義ナリ、卓子（テーブル）ナドニナル、又此ヨリシテ物ヲ安置スルモノヲ概シテ云フ。此処ニテハ脳蓋《のうがい》ノ内容ヲ云フ」との答えがあった。診療の忙しさもあり、全文翻訳は完成しなかったが、蘭方医は蘭書を原語で読めるべきとの信念はかわらず、一八三五、六（天保六、七）年の浩斎の蔵書には、『傑世児外科書』、『和蘭語方解《おらんだごほうかい》』（藤林普山述）、『西学範則』（長英筆）、『ハルマ和解《わげ》』などがあった。

宗禎の一八三五、六年での医療活動をみると、診察した主な病名は、痔切断《じせつだん》・労咳《ろうがい》・耳病・下痢《げり》・癌《がん》・梅毒《ばいどく》・腰脚・咽喉腐潰《いんこうふかい》・風邪などで、施薬は蘭方系医薬のほか、自宅の薬草園でも甘草《かんぞう》・蒼朮《そうじゅつ》などを栽培し製薬もした。一八三六年に伊勢崎の道具屋村田屋弥市よりキリステール（灌腸器）・舌オサエ、ケーネーベルの三種、痔瘻切口薬針、スポイドエナトリなどを一両一分二朱三五八文で購入している。天保期には、地方都市にも蘭方系医療器具も届いていた。

宗禎が一八三一年に施薬した人数は二八〇人で、その範囲は地元の上沢渡四五人・四万《しま》温泉二一人などのほか、江戸出身患者も三二人に及んでいる。中之条の医友望月俊斎《しゅんさい》へは甘草栽培法を伝授している。宗禎子の文同（一八四一～八七）も江戸の林洞海《はやしどうかい》（一八一三～九五）に入門し、明治期は吾妻勧業議会に参加している。

高橋景作日記　一八三三（天保四）年の七月二三日から八月二五日まで、約一ヵ月もの間、高野長英は、上州吾妻郡中之条（群馬県中之条町）の医師柳田禎蔵《ていぞう》宅に寄留し、自著『医原枢要《いげんすうよう》』などをテキストに各病の病理や治方を講義していた。受講者は、柳田禎蔵のほか、旗本保科家代官根岸秀蔵、中之条の医師望月俊斎、横尾村の医師高橋景作《けいさく》、長英のいとこでこの地で修行していた医師遠藤玄《げん》亮《りょう》、近くの医師一万田純斎の六人であった。長英の著した『医原枢要』は、当時日本で最初の本格的生理学書であり、中之条の在村医師群は、当時最良最高の出張医学講義をうけていた。

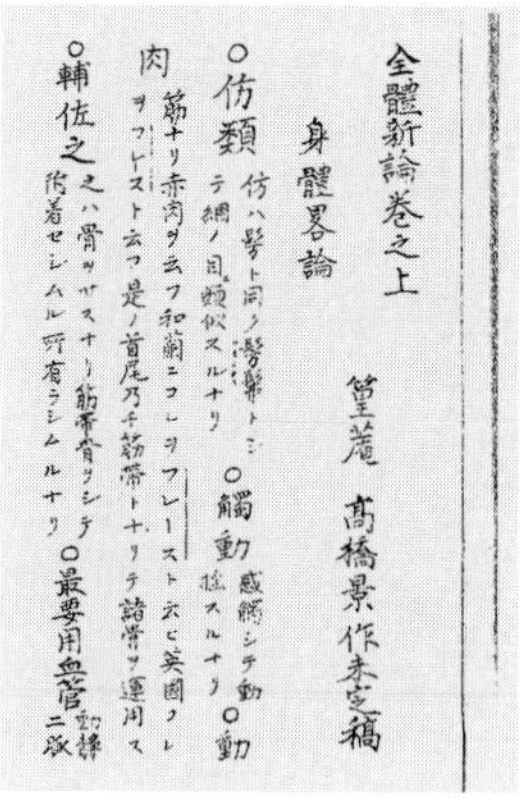

図 49　高橋景作未定稿『全体新論』

高橋景作（一七九七～一八七五）は横尾村名主家にうまれた。一八三三年、柳田家での長英の講義をうけて、江戸の長英塾大観堂に入塾し、研修をつんで塾頭にまでなった。一八三五年に帰郷後、養蚕や農業も営みながら、医師として診療や寺子屋教育も行なった。

表12　高橋景作の診療回数

年	回数
天保 9	167
天保10	145
嘉永 6	8
安政元	52
2	174
3	292
4	106
5	8
6	欠
万延元	142
文久元	182
2	432
3	79
元治元	38
慶応元	44
2	欠
3	29
明治元	38
2	77
3	152
4	170
5	92
6	200
7	168
計	2795

金井幸佐久編『高橋景作日記』より作成.

天保九年から明治七年（一八三八〜七四）までの現存『景作日記』から往診の様子をみると、一年平均回数一二七回ほどで、その範囲は吾妻郡内がほとんどであった。ただし、明治三年四月から一年間の横尾村での病死者二八人のうち、景作の診療を受けた者はわずかに四人であった。医者が普及しても、治療のほどこしようがない重病に陥った場合には医者にかかる庶民は少なかった。

最も診療回数の多かった一八六二（文久《ぶんきゅう》二）年は麻疹《はしか》とコレラが流行した。八月一七日の日記には大流行のため薬品が払底したことを記している。年次不詳（幕末）における処方記事をみると、驚風《きょうふう》には「亜鉛華・マグネシア」、胃痛には健胃剤のほか「吐酒石《としゅせき》・大黄《だいおう》・マグネシア」、下痢には「芍・土・木・桂・パーヘル・マルハ」、梅毒《ばいどく》には「アルクメール・□ガラス・ムウデル」、子宮瘂には「ペオニー・アルタール根・同花・苦・接」など、漢方薬と蘭方薬を組み合わせての処方であった。

長英の著に『二物考《にぶつこう》』と『避疫要方《ひえきようほう》』という二冊の救荒書《きゅうこう》がある。『二物考』（一八三六）は、早そばとじゃがいもの救荒作物の栽培法を示したもので、この作物をはじめて長英に教えたのが、上州沢渡の福田宗禎と中之条の柳田禎蔵であった。同年に書かれた『避疫要方』は、飢饉《ききん》の際に疫病が流行し多くの死者がでるのを愁《うれ》えて長英が書いたもので高橋景作が校閲している。天保の飢饉のさいに書かれた長英の二冊の救荒書物が、上州の門人の協力によってできあがったのであり、村の中に広がった蘭学の確かな存在をしらせてくれる。

在村蘭方医と漢方医の交流　高橋景作は一八二三（文政六）年、信濃《しなの》佐久郡春日村（長野県佐久市）出身漢方医伊藤忠岱《ちゅうたい》（一七七八～一八三八）の『中庸《ちゅうよう》』講義をうけ、以後、漢学を忠岱に学び続けた。忠岱は、京都の吉益南涯《よしますなんがい》（一七五〇～一八一三）、江戸の考証学派大田錦城《きんじょう》（一七六五～一八二五）に学び、『孝経国字解《こうきょうこくじかい》』（一八一七）、『傷寒論張義定本《しょうかんろんちょうぎていほん》』（一八一八）、などがある古医方派漢方医である。

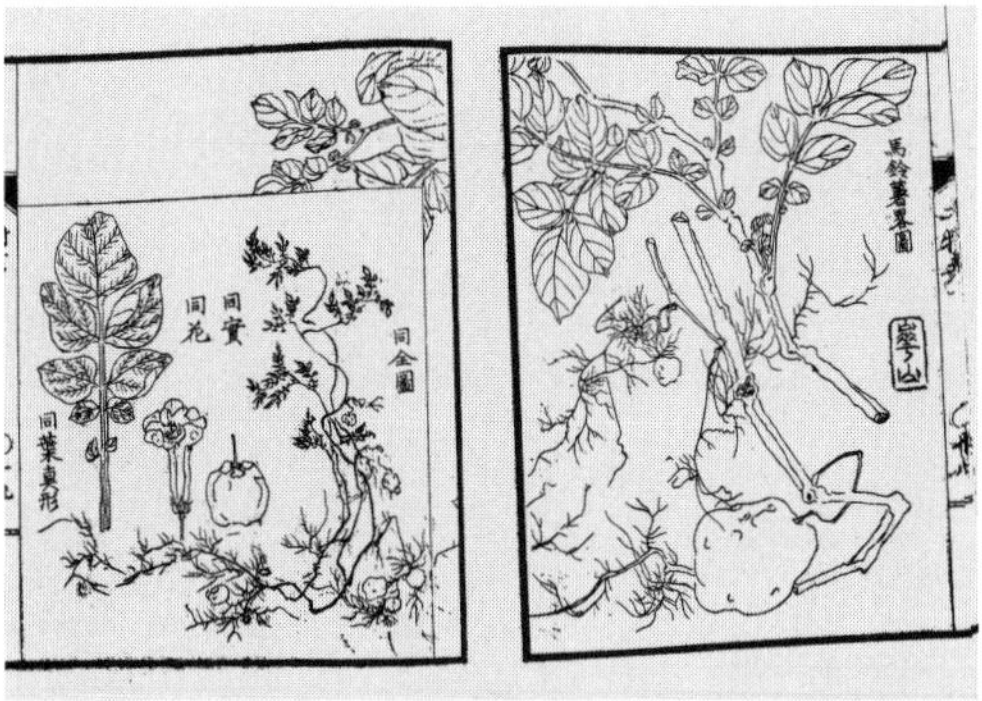

図50　『（救荒）二物考』
序文は長英と紀伊の遠藤勝助，跋文は内田弥太郎，挿絵は渡辺崋山.

景作と近在医師らとの『書籍出入帳』をみると、一八三〇（天保元）年までは、忠岱の学系である吉益東《とう》洞《どう》『薬徴《やくちょう》』・『建殊録《けんしゅろく》』などの古方派系医書を筆写するための貸借を行なっていた。華岡青洲《せいしゅう》・吉田長淑《ちょうしゅく》門の伊勢町蘭方医木暮俊庵《こぐれしゅんあん》（一八〇一～六七）は、一八二七年、高橋景作から吉益東洞『医事惑問《いじわくもん》』を借り、忠岱聞書の『傷寒論』を貸している。長英塾から帰郷後の一八三五年からは、『プレンキ外科書』など蘭方医書を借りて筆写し、オランダ外科書『グーテンハーフ』（一七八一年刊）を訳しはじめるなど、蘭方医書中心にかわっている。忠岱は、上州板鼻《いたはな》宿でも開業していたことから、中之条の在村医との交流を深めた。高橋景作日記に「チットマン外科書写本二冊、信州伊藤（忠岱）様より天保六年三月景作拝借」とあり、忠岱の膨大な写本が中之条の医師らに貸し出され、忠岱も彼らの蔵書を筆写するという医学交流がつづけられた。

忠岱家に蔵されている『高野氏総病論・医原枢要聞書』は、一八三三年の柳田邸での長英講義の高橋景作筆写本を忠岱が筆写したものであった。忠岱の熱心な筆写の結果、忠岱家には、吉益東洞・南涯の漢方書のほか、『失勃児篤（シーボルト）験方』や高野長英『西説医原枢要《せいせついげんすうよう》』・『居家備要《きょかびよう》』・『眼《がん》目究理編《もくきゅうりへん》』・『高野氏平体論《へいたいろん》』、西山砂保《すなほ》『新編険証惑問』、湊長安『湊氏処方録《みなとししょほうろく》』、坪井信道『診候大概』など四〇冊ほどの蘭方医学書も現存することとなった。

忠岱が住む春日村近くの小諸《こもろ》領佐久郡比田井《ひたい》村（佐久市）に小林貞澄《さだずみ》（生没年不詳）という漢方医がいた。忠岱の影響をうけ忠岱書『傷寒論張義定本』などを筆写した。一八三三年頃に杉田玄白系蘭方医で小諸藩医白倉松軒に入塾し、同じく小諸藩医で宇田川系蘭方医木村秀茂にも学び、白倉松軒抜粋の『武蘭加児都内科書《ぶらんかるとないかしょ》』、宇田川槐園《かいえん》先生訳『泥蘭度草木略《でいらんどそうもくりやく》』（木村秀茂校）、『熱病論解』（今井松庵著、木村秀茂校）なども筆写している。

貞澄の一八四一年七月の診察記録をみると、近村の三八、九歳の妻の場合、瘧疾《ぎゃくしつ》を煩《わずら》い治った後も、精神が疲労して鬱々として楽しまず、お盆の後で、右手の甲腫れ出し、それより擘までに所々黒豆の大きさに腫れ、肉色は変らず、左の手も右手と同様に腫れた。是は蘭方でいう「キリイル」（腺）腫と称する類だろう、脈も沈み微かで力なく顔色も白く、眼中もまた白く唇少し紫色で舌上に白胎滑なり、手足とも微冷であった、よって大防風湯を主剤として服用させたところ全治した、とある。婦人の腫と鬱々を、蘭方でいう「キリイル」腫と診断し、リウマチなどの痛みによる腫れに効果のある大防風湯を主剤として投与して全治させており、蘭方医学と漢方医学を併用していた。

佐久郡塩野村（御代田町《みよたまち》）の森田長恕《ちょうじょ》（生没年不詳）は、沢渡温泉の福田宗禎のもとで一八四〇年から一八四九（弘化二）年まで七年間、蘭方医学を修業し、さらに江戸で修業後帰郷して開業している。小林貞澄も一八四〇年に草津《くさつ》温泉に遊び、伊勢町の柳田禎蔵から医方を受けている。

天保期になると、大都市に出ずとも、地方と地方での蘭方医学修業が可能になるほど、在村蘭方医が各地に生まれていた。在村医に蓄積された蘭方医書はさらに近隣の医師らにも貸し出され、筆写され、蘭方医学が村に普及していった。小林貞澄の長男清蔵は、江戸に出て浅田宗伯に漢方を学んだ後、順天堂の佐藤進に西洋医学を学び、一八七八（明治一一）年に郷里で開業し、のち北佐久郡医師会の中心人物となった。

セカンドオピニオンと長崎浩斎　越中高岡の大槻玄沢《おおつきげんたく》門人長崎浩斎《こうさい》（一七九九〜一八六四）は、父から「医は全快させるが本業なれば、当たり前だが、誤治したことは必ず書き留めよ」と言われ、自らの診療のなかで苦労した二〇症例を『未曾欺録《みそぎろく》』（天保四年〈一八三三〉序）として書き留めている。

一八三〇（文政一三）年九月一四日、百姓町魚屋与十郎、四十余歳の場合は、最初は胸痛と判断し、九味半夏湯《はんげとう》を一八日まで二六貼、烏苓通気散《うれいつうきさん》料加附子《ぶし》を一〇月一日まで一六貼、三日から羌活湯《きょうかつとう》加天《てん》南星《なんしょう》四貼、下血数合あったが前の処方を与えた。肩が痛むというので、肩を放血し、発泡膏を貼し、その傍らに極良膏を貼した。病人は、大量の下血のため、転医をすると私に告げた。翌年春になって、転医先の沢田早雲医師がやってきて、昨年一〇月一三日までに膿が醸したるため、藤井春斎に切らせたところ膿汁がでた、その後の療治ははかばかしくない、春になり野崎玄順に治療を乞うたがやはりまだ治せない。そこで、近日中に再診をしてほしいとのことだった。もっとも去年のときは貴公（浩斎）も多用だったから見落としたのかもしれないといったので、それは見落としではなく私の見損ないである、痰飲や悪血の凝とばかりみた大誤なりと述べて反省した。患者を再診したところ膿汁の色腐敗し血にて稀汁まじりて横隔癰《おうかくよう》というべき症状であった。野崎は近日切りさくというが、私は切っても切らないでも不治と告げて帰った。

複数の医師にかかることは日常的であったし、転医は患者の意志で行われ、高岡の医家たちは最善の治療法をさぐるため、セカンドオピニオンと臨床医学交流を日常的に行なっていた。

神農講での治験交流　高岡の町医師らのこうした医学交流の淵源は、正徳《しょうとく》年間（一七一一〜一六）ころからの神農講《しんのうこう》にあった。中絶して一八一五（文化一二）年に再興し、また途絶えたものを一八四〇（天保一一）年に長崎浩斎と津島玄碩《げんせき》らが再興した。その識語に長崎浩斎は、都会の物産会のような治験の交流が必要と述べ、津島玄碩も、医業は人命を瞬息のあいだに救うためには、常に治療の機変を理解せざれば人命を損し、家業も衰微窮乏するとしてこの交流会を興したと述べている。のべ二

○人の発表と産物展示が行われたが、外科医としての浩斎は、兎唇《としん》は縫うより外にないこと、妊婦の腹帯を強くすることが悪しきことなどを発表している。吉田長叔門人の和田彦齢は「井戸水汚染と疾病」に関する報告を行い、ヘラルド＝ファン＝スウィーテン原著の邦訳書『軍中備要方』から「不潔ノ水ヲ善水ニスル法」として、「水一升　醋　四十人覴　右和シ与フベシ、醋ヲ和スルニ由リテ適ヨク清美ノ味トナリテ飲服スルニ堪ヘタリ、是レ則、斯仏天ノ伝方ナリ」と紹介している。誤診も紹介し、難治例を自己の治験にし、医術レベルの向上に役立てようとしている姿勢が見える。

一八一三（文化一〇）年、遠江《とおとうみ》国城東《きとう》・榛原《はいばら》両郡（静岡県）の医師たち四〇名余により、医学交流組織の玄聖講がつくられた。規約は、医書相互に貸借して怠らず勉強すること、往診して奇病にてわからぬことは皆の意見を聞くこと、病家に行き先医あるときは立ち会いを乞い処方容体等聞き合わす事などを取り決めている。相互研修やセカンドオピニオンの立場が明確に出ている。幕末の宗像《むなかた》郡（福岡県）では組合医師の定例の研修会を開いていた。常陸《ひたち》小川村（茨城県小川町）医師本間玄琢らは、一八〇四年に在郷医の研修所としての稽医館《けいいかん》を設立した。研修や医学交流をもとめる動きは蘭方医らによる幕末の病院建設へとつながっていく。

6　種痘（牛痘種法）の普及

種痘の伝播　ジェンナーが発明した天然痘《てんねんとう》予防の牛痘法は、ヨーロッパの恩恵的植民地政策として行われ、一八〇二（享和《きょうわ》二）年六月にインドへ最初に伝播した。日本においては、鼻孔に天然痘のかさぶたの粉を吹き込む中国式人痘法が、大村藩で行われた。さらに、皮膚を切り、そこに天然痘の膿《うみ》をすりこむトルコ式人痘法が大槻玄沢《げんたく》『西賓対晤《せいひんたいご》』（一七九四〜一八一四）、本間玄調《げんちょう》『種痘活人十全弁』（一八四六）などで紹介された。

ロシアからの帰還漂流民中川五郎治が、一八二四（文政《ぶんせい》四）年に松前《まつまえ》領内で種痘を行なったが、この牛痘種《ぎゅうとうしゅ》は絶えてしまっていた。五郎治からロシアの牛痘書を見せられた幕府役人馬場左十郎が牛痘書『遁花秘訣《とんかひけつ》』（一八二〇）を翻訳していた。

シーボルトも牛痘法の情報を伝え、高野長英《ちょうえい》も門人高橋景作《けいさく》らに伝えていた。伊藤忠岱《ちゅうたい》筆写『高野氏牛痘接法』によると、種液の貯えの法はまず玻璃（ガラス）板二枚をとり、その中央を少し凹に磨き、種液を木綿あるいは繖糸に浸し、この凹陥に入れ、板を合わせて、際に膠《にかわ》などで密閉すること、用いるときに破開し、ランセット（メス、刃針）か鈹針の尖鋒にこの液を染め痘を接すること、臑《すね》上を針で鼎のように三ヵ所指し、その間隔は三指半径の法とすること、もし四処に接するなら方形に描き稜角ある処に針を下ろすべしなどと牛痘接種法を紹介している。

広東《カントン》のイギリス商館医ピアーソンが一八〇五（文化二）年に広東で牛痘接種に成功し、それを尾張《おわり》の伊藤圭介が『暎咭唎国種痘奇書《いぎりすこくしゅとうきしょ》』（一八四一）として刊行した。一方、マニラからマカオへ伝えられた種痘を邱浩川が『引痘略《いんとうりゃく》』として出版し、それが日本に伝えられ、佐賀藩医牧春堂《まきしゅんどう》が『引痘新法全書』（一八四六）、紀州の小山肆成《しせい》も同名の『引痘新法全書』（一八四七）、備前《びぜん》の難波抱節《なんばほうせつ》（一七九一～一八五九）が『散花新書《さんかしんしょ》』（一八五〇）として刊行した。このように、牛痘を待望する蘭方医らが各地に存在していた。

牛痘伝来と普及　佐賀藩医楢林宗建《ならばやしそうけん》（一八〇三～五二）もその一人であった。宗建は牛痘種の取り寄せを藩主鍋島直正に一八四七（弘化《こうか》四）年に進言している。一八四八（嘉永《かえい》二）年に来日したオランダ商館医モーニッケ（一八一四～八七）がもたらした牛痘漿《ぎゅうとうしょう》は善感しなかった。翌年の一八四九年六月入港のオランダ船がモーニッケの依頼により牛痘痂《か》と牛痘漿をもたらした。まず、楢林宗建が自子へ接種し善感したため、それを佐賀藩主子女に接種し、いわゆるモーニッケ苗がわが国に活着することになった。佐賀藩主は痘苗《とうびょう》を江戸藩邸へ送り、藩医伊東玄朴《げんぼく》（一八〇〇～七一）に種痘をさせた。その余苗が桑田立斎《りっさい》（りゅうさい）（一八一一～六八）、大槻俊斎（一八〇四～六二）に伝えられた。

モーニッケは長崎市中での種痘実施が認められ、痘苗は、大村藩長与俊達《ながよしゅんだつ》（一七九一～一八五五）、萩《はぎ》藩青木周弼《しゅうすけ》（しゅうひつ）（一八〇三～六三）へと伝えられた。長崎通詞《つうじ》から痘苗を得た京都のシーボルト門人日野鼎哉《ていさい》（一七九七～一八五〇）は、福井から上京した門人の笠原良策《りょうさく》（一八〇九～八〇）とともに京都に除痘館を開いて、種痘を開始した。日を追って種痘希望者が増加し、一ヵ月の間に、公家《くげ》から庶民の子弟まで三百余人に実施したという。京都での成功を知った大坂の緒方洪庵《おがたこうあん》は、鼎哉・良策から一一月初旬に分苗を受けた。

福井への種痘のため、良策は、痘苗を植えた種痘児とともに一三人で京都を出立、雪深い北陸路を急ぎ、一一月二五日に福井へ到着した。早速、同志の町医と仮除痘所で種痘活動を開始した。当初は、

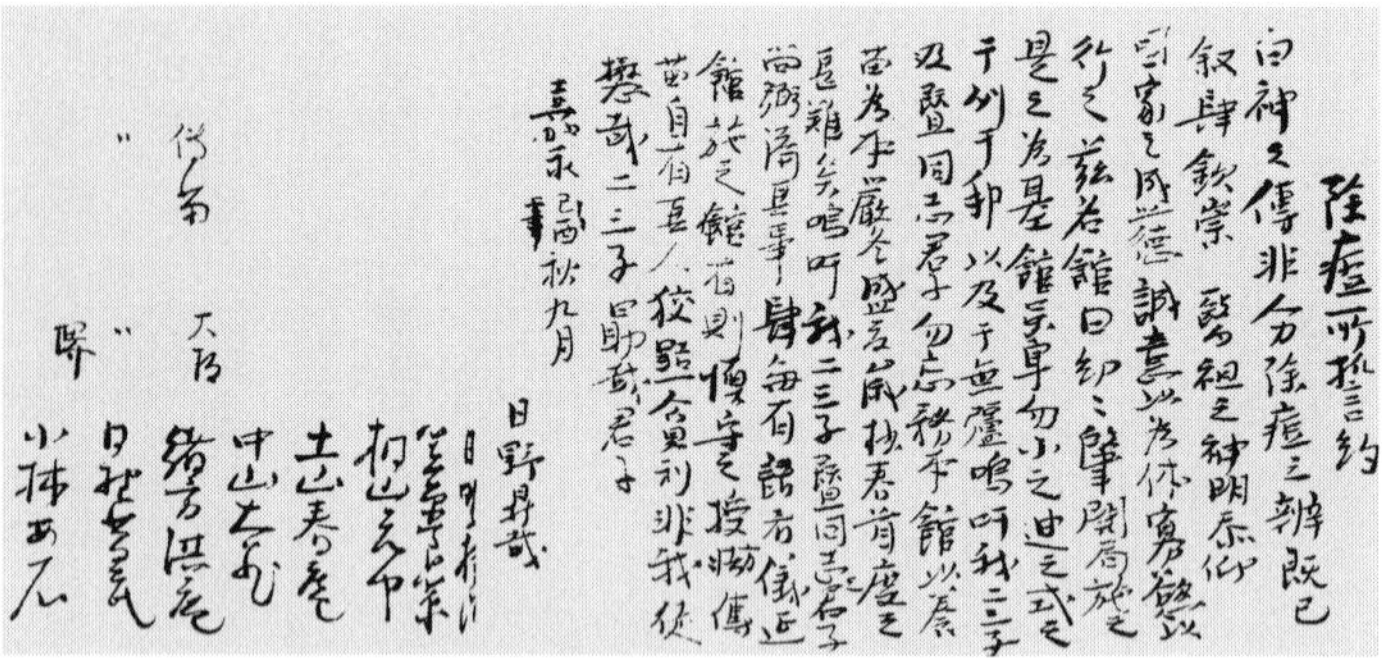

図 51　日野鼎哉の除痘所誓約
笠原良策の名とともに緒方洪庵に伝苗したことがしるされている.

良策を中心とする十数人の町医の私費によって運営維持されていた。

　良策の度重なる嘆願により、藩営の除痘所が設置されたが、依然として藩医層は非協力的であった。状況が変わるのは、一八五二年の冬になって、種痘の実効が庶民に認識され種痘志望者が続出するようになってからである。良策は、より確実に種痘が実施できるように、隣村ごとに痘児をうえついでいく村次伝苗《むらつぎでんびょう》という出張種痘の方式を考え、一八五五年に実行した。この近代的予防医学の村次伝苗により、領内すみずみまで種痘の恩恵がもたらされるようになった。

　京都では楢林宗建の兄栄建《えいけん》（一八〇一〜七五）へ送った痘苗を使って、一八四九年に楢林栄建、江馬《えま》榴園《りゅうえん》（一八〇四〜九〇）、熊谷直恭《なおやす》（鳩居堂、一七八三〜一八五九）らが有信《ゆうしん》堂《どう》という種痘所を創立した。有信堂は京都の町医と町人らの協力によって運営され、その後京都府立の病院へと引き継がれた。

　一八五〇年正月に、緒方洪庵の出身地足守《あしもり》藩は、洪庵を招き除痘館を設立した。館長緒方洪庵以下、適塾出身の在村蘭方医たちが、同年三月までに千五百余人に実施した。備前の難波抱節も、同年二月に足守除痘館から分苗《ぶんびょう》をうけ、二月から四月にかけて三千余人に接種したという。

種痘の実施のためには、痘児の継続的な確保や未痘者への啓蒙、医師団の運営組織の整備等が必要であった。鳥取藩では医師グループの地域分担制によって種痘回村を実施した。一八六一（文久《ぶんきゅう》元）年の場合をみると、気多《けた》・河村《かわむら》・久米《くめ》・八橋《やばせ》郡は気多郡山根村（鳥取県青谷町）原田帯霞《たいか》（一八〇七～七一）らと久米郡下神《しもつわ》村医師健良ら、邑美《おうみ》・岩井《いわい》・法美《ほうみ》・八上《やかみ》・八東《はっとう》郡は田中春桃ら、邑美・高草《たかくさ》・会見《あいみ》郡は景山大輔ら、日野郡は足羽良斎、汗入《あせり》郡は国谷為四郎の名があり、領内全般に種痘が実施される体制ができあがっていた。

種痘一〇万人への願い　蝦夷地への種痘は、江戸の坪井信道門人で小児科医桑田立斎によってすすめられた。モーニッケ苗が江戸に着くと、伊東玄朴から分苗をうけた立斎は、まず、幼時十数人に施し、また種痘にかんする啓蒙書や木版刷りの一枚絵を次々とだし、種痘の効用を宣伝した。

一八五七（安政《あんせい》四）年、蝦夷《えぞ》地において疱瘡《ほうそう》が流行したため、幕府の命令で、門下生三人、下僕四人、種痘児一人、付き添いの父母二人などを連れて江戸を立ち、途中幼児に種痘し、良痘児を撰んで次の駅へという駅伝方式をとって目的地へ活苗を運んだ。当時は、牛痘苗を保存するには、幼児に牛痘苗をうえつけては善感した膿を、他の子にうえつぐというリレー式方法をとらざるをえなかったからである。蝦夷についた立斎は、種痘をおそれて山中に逃げ込んだアイヌ人たちへの説得を繰り返して、全道を三ヵ月にわたって六千四百余人の種痘を終えて帰還した。生涯に一〇万人接種を悲願としたが七万人に達した一八六八（明治元）年、種痘針を握ったままなくなった。

館林《たてばやし》藩医長沢理玄（一八一五～六三）は、種痘を学ぶべく、桑田立斎に入門し、医学修業をした。立斎の膀胱結石《ぼうこうけっせき》、卵巣水腫《らんそうすいしゅ》、労咳《ろうがい》治療、胃ガンなどの手術にも立ち会い、種痘針で多くの子供に牛痘をうえ、麻酔《ますい》の調合技術も得た。立斎は、牛痘種法は、まず健康な子供を選んで良い苗をうえつぐこと、痘をうえてから出痘後一一日を経て落痂《らっか》すること、その痂《かさぶた》のうち、先が丸く光沢のあるものが最良のものであること、痂をためるには硝子《ガラス》器か陶器がよいこと、器の口を蠟で密封しておくと三年ほどの保存が可能であること、清潔で日の当たらない涼しいところに保存しておくことなどの諸注意を説明した。一八五一（嘉永四）年春に、一年数ヵ月の桑田小児科での修業を終えて郷里へ戻る理玄の手元には、立斎から分与された良質乾燥痘痂や、麻酔の調合剤、江戸で買い求めた蘭方薬などがあった。

帰郷した理玄は、種痘の普及につとめ、一八五二年に父の生家のある出羽上山《でわかみのやま》での接種に成功し、同年、館林藩でも領民すべてが種痘をうけるように、接種料は藩費でまかなうという触れがだされ、長沢家へ種痘を願いでる領民が急増した。

一八六〇（万延《まんえん》元）年、理玄は藩主に患者の治療施設を自費で建設することを願い出て許可された。種痘患者の療養を名目に建てられたのは、全一一棟の長屋式建物だった。人々が「疱瘡長屋《ほうそうながや》」とか「種痘館」などとよんだこの病院的建物で理玄は種痘や他の手術も実施した。しかし、疱瘡長屋を建設して約三年後の一八六三（文久三）年に四九歳で理玄はこの世を去った。『日本教育史史料』によると、八九四一人に種痘を施したといわれる。

名古屋の伊藤圭介は、一八四九年に水戸の柴田方庵（一八〇〇～五六）から分苗をうけ、種痘を実施した。伊豆韮山《にらやま》の代官江川坦庵《たんあん》（一八〇一～五五）が、一八五〇年に加茂郡の蘭方医肥田春安に命じて、伊東玄朴から分苗させ管内に種痘を奨励した。遠江榛原郡《はいばら》（静岡県）では、小田原藩医門人の蘭方医川田鴻斎が一八五〇年から一八五四年までに二万人に接種したという。鴻斎は種痘宣伝ビラを作成し、自家井戸で痘苗を冷却保持して、種痘普及につとめた。鴻斎は明治六年に没したが、後妻ことが種痘医免許を得て一八九四年に没するまで、遠州一帯から駿河にかけて種痘を実施した。

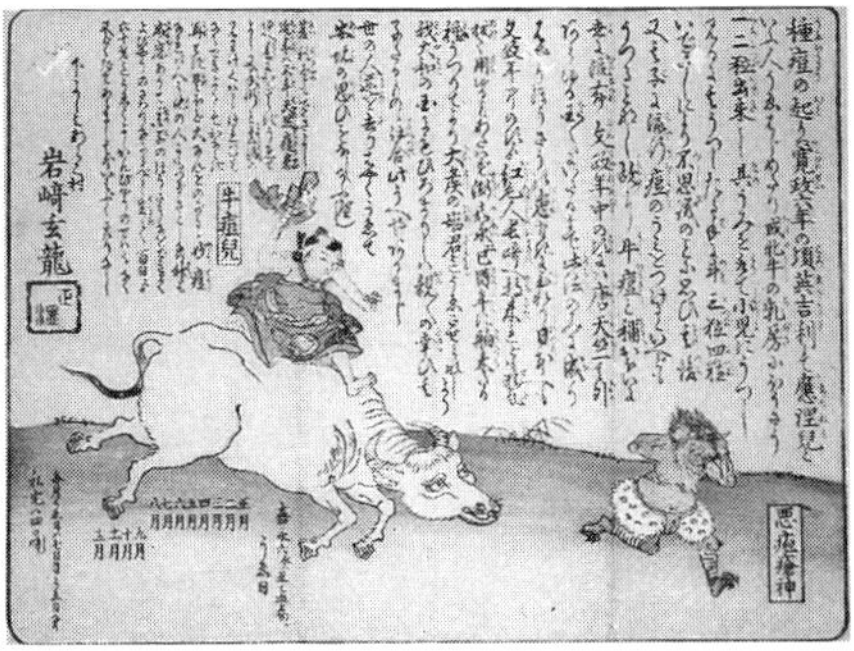

図52　岩崎玄龍種痘宣伝ビラ

高橋牛痘庵の情熱　秋田角館《かくのだて》への種痘普及に命をかけたのが、高橋牛痘庵《ぎゅうとうあん》（一八二七～八八）だった。一八五一（嘉永四）年に江戸に出て種痘術を学び、翌年、帰郷した彼は種痘普及活動を開始した。牛痘庵という名前は、自らが天然痘に罹患《りかん》した経験から牛痘の普及を願ってつけた名前である。牛痘普及のためのパンフレット『勧牛痘趣意書』で、流行痘（天然痘）は小児の四割は命を落とすこと、ゆえに牛痘でこの厄難を救いたいこと、貧窮人は謝儀を出さずともよいこと、を述べ、ひたすらこの恐ろしい病から人々を少しでも多く救いたいと願い、種痘を施した。一八八八（明治二一）年に没するまで四〇年間で一万人以上に種痘を施したという。

ほかにも、仙台藩では小野寺丹元、南部《なんぶ》藩では西洋医学校日新堂をおこした新宮涼庭《しんぐうりょうてい》門の八角《やすみ》高遠、弘前《ひろさき》藩領では秋田の医師板垣利斎《いたがきりさい》と弘前藩医唐牛昌運《かろうじしょううん》・昌考《しょうこう》兄弟、豊後《ぶんご》中津藩辛島正庵《からしましょうあん》、賀来《かく》左一郎《さいちろう》、武州比企《ひき》郡の医師小室元長《こむろげんちょう》・元貞《げんてい》父子、毛呂山の小室門人安藤文沢《あんどうぶんたく》、土佐長岡郡の医師豊永快蔵、宇和島《うわじま》藩医で伊東玄朴門人富沢礼中《れいちゅう》などの種痘活動が知られる。このように種痘の急速な全国への普及は、各地の蘭方医の啓蒙活動と実施があったからである。

信濃での初期種痘　日野鼎哉から分苗を受けた美濃《みの》大垣江馬家でもさっそく種痘活動を開始した。江馬家門人で信濃高遠《しなのたかとお》領の本洗馬《もとせば》村（塩尻市）在村蘭方医熊谷珪碩《けいせき》（一七九四〜一八六〇）とその子謙斎（一八三一〜七九）が江馬家から痘苗を入手して、一八四九（嘉永二）年から信濃の種痘が始まった。一八五〇年七九人、五一年約六〇人、一八五五（安政二）年六九人、五六年一四一人、五八年二人、五九年五八人、六〇年三八人、一八六〇（万延元）年一一六人、六一年二八五人、計約九四四人にものぼる人々に接種している。接種範囲は、本洗馬村を中心に、松本平《まつもとだいら》・木曾谷《きそだに》・伊那《いな》・高遠《たかとお》にまで及んでいる。

「万延二辛酉年　種痘録」には、接種日、接種（善感は〇印）、村名、被接種者親名、被接種者年齢、接種状況などが記されている。

正月五日
一　〇〇　下苗　西洗馬　安左衛門　四才男　左十顆、右三顆
一　〇　下苗　同所　庄吉　十一才男　左十三顆、右八顆　(下略)

熊谷家では、左腕と右腕両方に接種したようである。接種の方法は、江戸の蘭方医桑田立斎の場合は、子供の腕に、メスで×型に疵をつけ、そこへガラス管の中から出した牛痘苗をなすりつける方法であったが同様であろう。一八六一年の男女の平均接種年齢は四・二歳ほどで、一八五五年の平均三・一歳と比較すると、一歳ほど高くなっている。これは評判を聞きつけ、七歳以上の未接種者がつぎつぎと受けるようになったからとみられる。接種時期は痘苗の安定している冬に集中しているが、一八六一年の場合、二月には一七〇人に接種し、なかでも一一日には三七人に接種している。それも熊井《くまい》村(塩尻市)のみであるので集団接種が行われたとみてよい。

種痘謝礼は、一八五一年には七九人中金二朱＝五〇人、金一分＝二五人、一分二朱＝三人、銭一貫二〇〇文＝一人であった。一八五四年には、一一六人中銀一朱＝八五人、金二朱＝七人、金三朱＝一人、金一分＝一人、金二分三朱＝一人、金一両一分＝二〇人分一括、五〇〇文一人、二〇〇文一人となっており、銀一朱が大半で、二〇〇文の謝礼もあるなど、安価になっている。これは種痘の普及と大衆化をものがたっている。

熊谷家では、明治以降も謙斎、その子の陸蔵(一八五五〜一九三三)が種痘医としてさかんに種痘を実施し、一八九五(明治二八)年の記録まで現存している。一八七七年の種痘記録には、初種善感

三四〇人、不善感二二人、再三種不善感八人とある。松本平から伊那谷北部一帯の種痘は、幕末から明治まで、在村蘭方医能谷家によってひろめられた。

お玉が池種痘所　漢方医らの反撃により、一八四九（嘉永二）年には、幕府医官が外科・眼科以外の蘭方医学を修行することが禁じられた。牛痘法が江戸にもたらされたとき、幕府医学館首脳多紀元堅《たきもとかた》（一七九五〜一八五七）らは、旧来の養生法を主張し、牛痘法に反対していた。しかし、一七五七（安政四）年になると、多紀氏らの死去、幕府の蝦夷対策による桑田立斎らによるアイヌへの強制種痘策により、情勢は変化した。そこで伊東玄朴、大槻俊斎ら蘭方医がはかっては、蘭学の理解者である幕府勘定奉行の川路聖謨《としあきら》（一八〇一〜六八）の拝領地である神田《かんだ》お玉が池に種痘所を設置することを願い出た。翌年に、許可がおり、拠金者八三人余の援助をえてお玉が池種痘所が開所し、江戸の蘭方医の活躍する場が生まれた。

その後、一八六〇（万延元）年には幕府直営の種痘所となり、翌年、西洋医学所と改称され、幕府は医学館（漢方）と西洋医学所の二つを直営機関としてもつようになった。頭取は大槻俊斎がなり、俊斎没後は緒方洪庵が招かれ、そこへ長崎でオランダ海軍軍医ポンペに修学した松本良順（一八三二〜一九〇七）が補佐する体制ができた。

江戸医学所へは、各地から医師が医学・種痘研修などのため集まった。佐波《さわ》郡（群馬県）の漢方医徳江寿仙が一八六五（慶応《けいおう》元）年五月に得た種痘免許状には、はじめての種痘の分苗は金一〇〇疋、重ねて分苗する場合も金一〇〇疋を納める事などが書かれている。

条目

一、初生児は、上膊に四箇、内腕に六箇づつ、両手にて二〇箇相施し候事

一、二歳より四歳までも、上膊に六箇、腕に八箇づつ、両手にて二八箇相施し候事

一、五歳以上は、上膊八箇、内腕一二箇づつ、両手にて四〇箇相施し候事

但し一拇指宛間を置き、一痘苗にて両手づつ、度々相施し候事

条目

一、種痘中他病を併発し、危篤に相成り候節は、世俗にて種痘の罪に帰し候輩もこれあり候に付、右様の悪名受申さず候様に相心懸け、植たる日より四日目には、急度診察致し、七日目には相違なく召連れ候様、申し諭し置き、八日目又は九日目にも診察致し、他病併発これあり候はば、厚く施療致し申べき事

慶応元年丑年五月

医学所

上州佐和郡　徳江寿仙老

幕藩体制の割拠状況は統一的防疫体制を妨げていた。医師の技術伝習体制の統一的整備、牛痘苗の大量生産の困難さ、民衆への啓蒙などの課題は、明治期にまで残るものの、種痘の普及によって天然痘予防の見通しがつき、西洋医学も学ぶ医師も急増した。

7 幕末の西洋医学

長崎の西洋医学伝習　一八五四（安政《あんせい》元）年、日米和親《にちべいわしん》条約の調印により、日本は下田《しもだ》や箱館《はこだて》などを開港することにし、いわゆる鎖国体制はここに終わった。幕府は海防政策の一環として、一八五五年、オランダ政府の援助で長崎に海軍伝習所を開いた。この海軍伝習にあたり、軍医養成のため、オランダ商館医ファン＝デン＝ブルックが医学教育をまかされた。

ブルックの後任にはポンペ（一八二九～一九〇八）が一八五七年に着任し、医学教育を展開した。ここへ幕府医師松本良順が派遣された。良順は諸藩の子弟の参加もよびかけ、幕府海軍医養成という名目であったため、彼らは良順に入門する形式をとった。ポンペは一八五九年には、長崎郊外で男屍の解剖を実施した。「初め一日は内臓を解き、次日は神経の大路と兼ねて脈管を示し、第三日に至り脳を解き、三日にして事を終えたり。これを長崎において死体を解剖するの始めとす。生徒等大いに喜び満足せり」（『松本順自伝・長与専斎自伝』）とある。ポンペの医学教育はこのように臨床にもとづいた具体的なものであった。

ポンペは、教科学の実習の場としての洋式病院建設を願い出て、長崎奉行の協力を得て、一八六一（文久《ぶんきゅう》元）年に長崎養生所《ようじょうしょ》が建設された。病室八（各室ベッド数一五）、隔離室・手術室四室、図書室・病院事務室・浴室・運動室などを備えた日本最初の洋式近代病院であった。これらは、のちに精《せい》得館《とくかん》、長崎府医学校病院、長崎医科大学へと変遷した。

幕府経営のこの病院で、ポンペは、ヨーロッパで行われている基礎と臨床の課程を系統的に学習し、全課程を五年間とする医学教育を行なった。ここに近代的西洋医学教育が始まったのである。カリキュラムは、物理学、化学、解剖学、包帯学、組織学、生理学、病理学、調剤学、内科学、外科学、眼科学などで、そこへ法医学や医事法制、採鉱学などが加わった。これは、今日の大学教育とほとんど同一の講義形態であり、この医学教育のありかたが、その後の日本の医学教育のありかたに大きく影

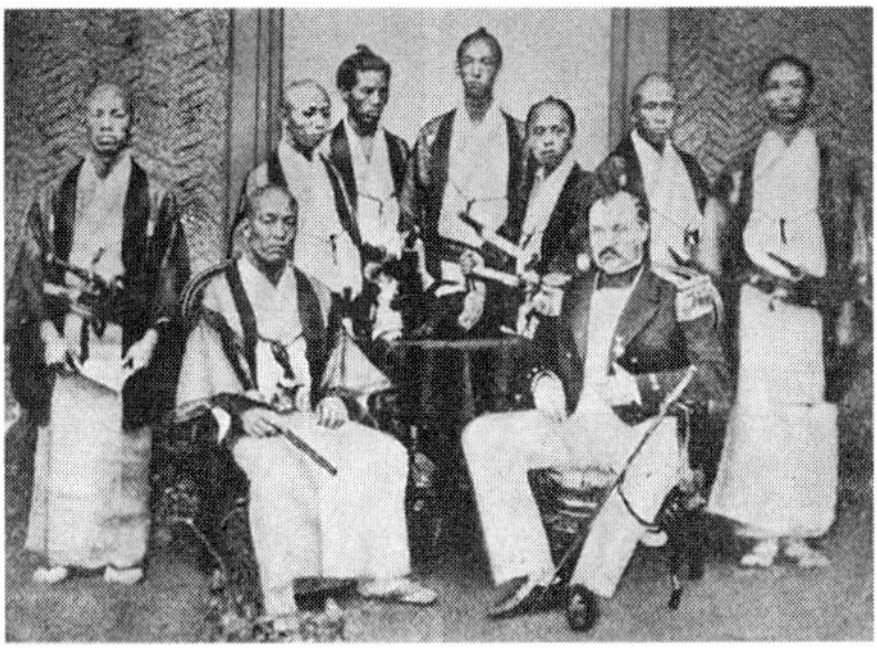

図53　ポンペとその門人たち

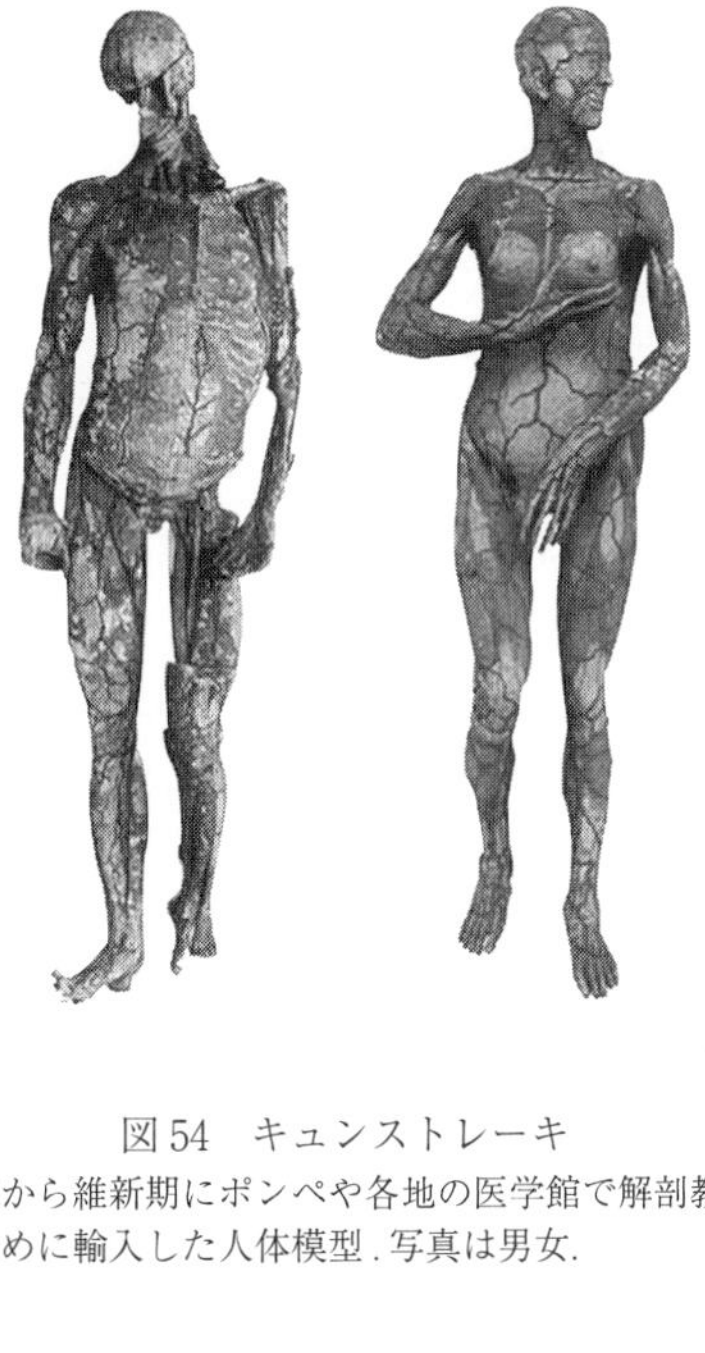

図54　キュンストレーキ
幕末から維新期にポンペや各地の医学館で解剖教育のために輸入した人体模型. 写真は男女.

響した。江戸をはじめ、大坂・金沢・熊本・岡山などの各地の医学所が西洋人医師を招き、西洋医学教育を展開したのはその現れである。

大坂の緒方洪庵《こうあん》は、長崎にポンペが来日したことは「我が蘭学一変の時節到来」と認識しており、塾頭の長与専斎《ながよせんさい》（一八三八～一九〇二）や、二男の惟準《これよし》（一八四三～一九〇九）をポンペのもとに学ばせている。佐倉順天堂からは佐藤泰然《たいぜん》の養嗣子尚中《しょうちゅう》（一八二七～八二）が藩命を得て長崎へ遊学した。順天堂門人関寛斎、佐々木東洋（一八三九～一九一八）などが同行し、すでに遊学していた同門の相良知安《さがらちあん》（ともやす）らと一緒に学んだ。

コレラ流行と蘭方医　長崎での洋式病院建設許可に大きく影響したのが、一八五八（安政五）年のコレラの大流行であった。コレラが初めて日本に侵入したのは、一八二二（文政五）年のことであった。下関《しものせき》から山陽道を東に進んで、大坂・京都で大流行し、東海道は沼津《ぬまづ》あたりまで達して、箱根を越えることなくおさまった。第二次流行は、一八五八年五月（陰暦）のアメリカの船ミシシッピー号の長崎寄港にはじまり、七月下旬には江戸に大流行し「この病に終れるもの、およそ二万八千余人、うち火葬九千九百余人なり」（斎藤月岑『武江年表』）という惨状をもたらし、さらに東北地方にまで及んだ。

第二次流行時の蘭方医《らんぽうい》の治療法はポンペの薬方やフーヘランド、モスト等の書物からの療法だった。ポンペはキニーネとアヘンを服用させる薬方を良順に示し、長崎の町へは生鮮食品の食用の禁止やポンペ推奨の水薬を配給した。キニーネは解熱や鎮静作用があり、アヘンは下痢止めに使われた。緒方洪庵は、ポンペのキニーネの法にはかならずしも賛成でなく一〇〇部絶版の『虎狼痢治準《これらちじゅん》』（一八五八）を著している。が、完全な治療法・薬はなく、庶民のあいだにはコレラ退散を願うさまざまなかわら版や村境で鉄砲を打つコレラ退散祭りなどが行われた。

一八五八年の流行の時、別府でコレラ治療にあたった適塾《てきじゅく》門人蘭方医矢田淳（一八一四～七〇）は、ひとりの死者も出さなかったという。治療には「阿芙蓉（アヘン）液、粥汁、忽布満（ホフマン）液、薄荷油」、「規尼涅（キニーネ）、忽布満液、阿芙蓉液、薄荷《はっか》油、浄水」などを処方した。ホフマン液はエーテルとアルコールの混和液で鎮静作用があり、この処方はポンペの処方とほとんど同じであった。水分の補給は温泉を飲ませたという。

第三次流行は、一八六二（文久二）年夏で、麻疹《はしか》流行のあとコレラが流行した。上野《こうずけ》国吾妻《あづま》郡横尾村（群馬県中之条町）高野長英《ちょうえい》門人高橋景作《けいさく》の日記をみると、七月一〇日記事に「四郎麻疹ニカカル甚だ軽キ容也、当村流行ノ最初ナリ」とあり、健胃剤や硇砂《どうしゃ》（塩化アンモニウム、利尿剤）などを使用して治療にあたった。が、麻疹流行は猖獗《しょうけつ》をきわめ、八月一七日の項に「当時麻疹大流行人死スル事甚多シ、薬品甚だ払底《ふってい》、一斤ノ注文ニ付五匁《もんめ》十匁シカ遣サズ、末々ハ要用ノ品ハ無クナランモ斗《はかり》難シ」とある。八月晦日の日記には「江戸其外、中仙道筋・前橋・桐生《きりゅう》大急病流行、人多ク死スルヨシ、此病ヲ金時コロリ、俗ニ唱フ、按ニ是必猩紅熱《しょうこうねつ》ナルベシ」と江戸そのほか中山道筋で「金時コロリ」が流行したこと、猩紅熱ではないかとの認識を示した。九月にはいりコレラ流行は衰えた。

梅毒とファン・スウィーテン液　梅毒《ばいどく》治療については、ヨーロッパでは、ウイーン大学のファン＝

スウィーテン（一七〇〇～七二）が長期間の臨床実験をへて、昇汞《しょうこう》（塩化第二水銀$Hgcl_2$）の安全用量である〇・一〇四％内服投与液（ファン・スウィーテン液）を一七五四年に公表した。スウェーデンの医師ツュンベリー（一七四三～一八二八）が、オランダ商館医として一七七五（安永《あんえい》四）年に来日し、水銀水による治療法を教え、長崎通詞《つうじ》の吉雄耕牛《よしおこうぎゅう》らがその指導のもとで患者を治療した。耕牛はファン・スウィーテン液の用量を『紅毛秘事記《こうもうひじき》』に記している。一七七六年の商館長の江戸参府に随行したツュンベリーや吉雄耕牛が、桂川甫周《かつらがわほしゅう》や杉田玄白《すぎたげんぱく》らにこの療法を教えた。

従来の梅毒治療は、ポルトガル人の用いた中米の草根や木皮による治療法が一般的であったが、杉田玄白は、特効薬として軽粉という水銀剤を用いた。これを内服したり鼻孔から吸飲させたりした。玄白の処方は、一八〇三（享和《きょうわ》三）年の門人小林令助宛書簡で、治毒水として「阿蘭陀《おらんだ》ソッピルマ四分ニ、白砂糖四匁、水百二十め（ママ）是を合候て、一度ニ四匁ヅツ日々三度大麦湯ニ合ヅツニて薬水に引続用候事ニ御座候」と述べている。ソッピルマはオランダ語 Sublimaal の訛語とされ、昇汞のことである。この用量は〇・三二％昇汞水にあたり、ファン・スウィーテン液の三倍強である。

大槻玄沢は『蘭畹摘方《らんえんてきほう》』筆録本巻之八「和蘭水薬改訳」において、吉雄耕牛の加減方をファン・スウィーテンのまま伝えている。宇田川玄真・藤井方亭『増補重訂内科撰要』（一八二二）には「バロン＝ハン＝スウィーテン、多年黴毒《ばいどく》諸症ニ経験シテ奇効ヲ奏シ少シモ害ヲ残サズ　全功ヲ収ル一方アリ左ニ記ス　斯微甸薬酒方　升汞一℈《スクルペル》焼酒四十℥《オンス》右件研和ス、大人ハ朝夕一匙ツツ用フ。多ク与フルモ毎服二匙ニ過グベカラズ」とあり、ファン・スウィーテンの名による処方で、過度の投与を戒めている。宇田川玄真著・宇田川榕庵《ようあん》校補『遠西医方名物考《えんせいいほうめいぶつこう》』（一八二二〜二五）にも同様の記述とより詳しい説明がある。『遠西医方名物考』は西洋内科薬方の集大成であり、多くの蘭方医に明治初期にいたるまで利用された。たとえば、玄白門人の古河藩医河口信順『阿蘭陀水薬伝記《おらんだすいやくでんき》』、越後の宇田川榛斎《しんさい》門人の森田千庵《せんあん》（一七九八〜一八五七）『紅毛水薬法《こうもうすいやくほう》』などにも用法が記されている。

こうして日本に一八世紀後半に導入されたファン・スウィーテン液は水銀水、和蘭水薬、スウィーテン薬酒方などとして、蘭方医に次々と伝播し、その安全な用量は、一八八六（明治一九）年に公布された日本薬局方初版から一九三二年の第五改正薬局方までひきつがれた。駆梅療法剤としてサルバルサンがでたのは一九〇九年のことであり、ペニシリン等の抗生物質による治療法が確立した第六改正日本薬局方（一九五一）以降は、ファン・スウィーテン液（昇汞）は駆梅剤として収載されることはなくなった（高橋文氏論文）。

結核と脱疽　江戸時代に労咳《ろうがい》、肺労などとよばれた結核の多くは肺結核であった。空気感染であったので都市化とともに少しずつ流行した。江戸時代前期の三浦浄心《じょうしん》の「慶長見聞記」にも流行が記されており、江戸の初期には、結核がある程度蔓延《まんえん》していた。

結核治療に本格的に取り組んだ蘭方医のひとりに水戸出身の本間玄調がいる。労咳について、一種の伝染毒であり、遊学の書生、或いは店奉公人、処女・宮女のまま独身で労を煩うことが頗る多いことや看病人・医者・針医・按摩へも伝染すると『内科秘録』（一八六四）にある。西洋医学を学んだ玄調の鋭い観察眼である。江戸日本橋で開業していた、一八四七（弘化《こうか》四）年春から一八四八（嘉永《かえい》元）年秋までの一年半のあいだに五五人の結核患者を診療した。そのうち四〇人（七三％）は二〇～四〇歳、四〇歳から五〇歳のものが一〇人であった。

表13　本間玄調結核治療記録

年　齢	人　数
15歳以下	2人
20歳～40歳	40人
40歳～50歳	10人
50歳～60歳	3人
70歳以上	0人

『内科秘録』より.

玄調は、『瘍科秘録《ようかひろく》』（一八三七、一〇巻）、『続瘍科秘録』（一八五三、五巻）、『内科秘録』（一八六二、一四巻）の三大代表医書を著した。『瘍科秘録』の巻首に痔疾の項がある。これは玄調が華岡青洲《せいしゅう》に修学後、みずから痔疾に苦しみ、友人をまねいて自ら指揮をして手術を行い、治癒したのでその経験と手術記録をまとめたものである。

はじめての帝王切開

産科も西洋医説を取り入れて、新生面を開いた。京都の町医であった賀川玄《かがわげん》悦《えつ》（子玄、一七〇〇～七七）が、鉄鉤を発明して難産の婦人の生命を救う回生術を発明し、産科に手術的療法をもたらした。臨床研究を積み重ね、『子玄子産論《しげんしさんろん》』（一七六五）を著し、背面頭首が胎児の正常胎位であることを発見し、俗に行われていた安産祈願の妊娠腹帯の有害なことを説いた。新産科術を求めて門人があつまった。相模《さがみ》出身の片倉鶴陵《かたくらかくりょう》（元周）は玄悦門にはいり、イギリス人ウィリアム　スメリーなどの西洋医書にもとづき、分娩に鉗子《かんし》を用いるべきことを唱導した。さらに奥劣斎（一七八〇～一八三五）の双全術（足位回転術）、劣斎門人で京都の水原三折（一七八二～一八六四）の探頷器の発明など、日本産科に新生面を開いた。上総《かずさ》の立野竜貞《たつのりゅうてい》（一七七二～一八二九頃）は、独学で産科を学び、『産科新論』（一八一九）で、包頭器を用いて娩出させる術を紹介した。

一八五二（嘉永五）年のこと、武蔵《むさし》国秩父《ちちぶ》郡（埼玉県）の伊古田《いこだ》純道《じゅんどう》（一八〇二〜八六）のもとに、農夫の三三歳の妻が難産で苦しんでいるとの連絡があった。純道がかけつけると、胎児は左方手足と臍帯《さいたい》とが産門から出ていたが、すでに死んでいたため、脳骨を砕いて出そうとしたが出ない。産婦は疲れて命が危ない、そこで、担当していた甥の医師岡部《おかべ》均平《きんぺい》を助手にして、西洋の医者が経験している術（帝王切開）を施すことにした。へその近くを縦切り約一五センチ、諸膜を断じて子宮を開くこと約一〇センチ、胎児も卵膜と胎盤もことごとく出して、腹皮を縫合した。鎮痛と鎮痙剤として纈草《けっそう》剤（カノコウソウ剤）とサフランをあたえた。浣腸を施し、無事手術を終えて、あとを岡部氏に託して帰宅した。産婦の命は救われた。

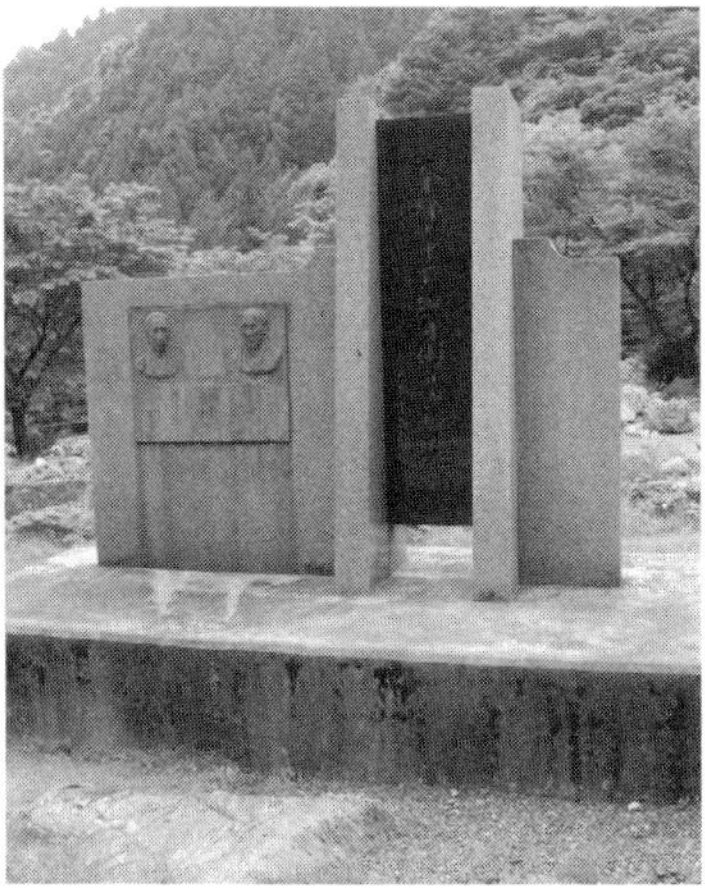
図 55　帝王切開術発祥の地記念碑
埼玉県飯能市

純道は、「嗚呼《ああ》実ニ西医ノ賜ナリ。自今若《も》シ此ノ如キ難産ニ遇ヒテ母子両全ヲ得ムコトヲ欲セバ、速ヤカニ此ノ術ヲ施スニ如《し》カズ、唯恐ラクハ世人ノ信ゼザルコトヲ、冀《こいねが》クハ救世ニ志アル者ハ、西医ノ我ヲ誣《あざむ》カザルヲ知テ疑ヲ存スルコト忽《なか》レ、之レヲ記シテ以テ同志ニ貽《おく》ル」（『子宮截開術実記《しきゅうせつかいじゅつじつき》』）。と、この成功は西洋医術のおかげである。自分は西洋医術の書を読んでそのとおりにやったけれどもあざむかれなかったと感動して記録している。その後、農婦は八九歳の天寿を全うした。

純道が帝王切開の参考にしたのは、江戸時代でもっとも詳細な西洋産科書『撒羅漫氏産論』（サロモン氏産論、矢田部卿雲訳、一八二六）の抜き書きであった。純道の師である武蔵《むさし》国比企《ひき》郡（埼玉県）の蘭方医小室元長《こむろげんちょう》（一七六四〜一八五四）のもとにあった写本を参考にしたものである。純道は伊古田村の名主の長男に生まれたが、医に志して二三歳の一八二五年に、小室元長・元貞父子の開業している如達堂《にょたつどう》へ、一〇歳の岡部均平とともに入門した。元長の説くところは『及門録例言《きゅうもんろくれいげん》』によれば「およそ方は西洋医方をもって本拠となす。その他、いやしくも功験あるは、倭漢および民間の方といえども、よろしく撰り用うべし。しかれども漢医五行相剋の空理に拘泥すべからず」（『帝王切開術発祥の地記念会会誌』）とあるように西洋医方を本として他の方の長を採るという立場であった。

蘭方医学と眼科　眼科に西洋医説をとりいれた先駆者の一人が、近江《おうみ》出身で京都の眼科医柚木太淳《ゆのきたいじゅん》（一七六二〜一八〇三）だった。彼は、中国眼科をもとにオランダ医説を取り入れ、胞瞼外廓《ほうけん》・風瞼《ふうけん》・努《ど》（怒）肉《にく》（突起した肉）・膜・中障《ちゅうひ》・翳《えい（ひ）》・内障《そこひ》の各証を分け、さらに、風瞼の証に漏眼膿血、暴風客熱、痛如針刺などの類似症をあてている。一七九七（寛政《かんせい》九）に刑死の眼を解剖し、その所見を『眼科精義《がんかせいぎ》』（未刊）『解体瑣言《さげん》』（一七九九）に著した。各眼病を分類し、外眼部の解剖図をのせ、診療用器具を図示している。胞肉生瘡（トラホーム）については、「胞肉生瘡ハ、上瞼ニ初発、チョボチョボトシタ、白キモノ出デテ甚ダ痒《かゆ》ク痛ムモノナリ」として燈心草《とうしんそう》を巻いてそれで摩擦する療法を紹介している。

ウィーン大学のプレンキ（一七三八～一八〇七）著の眼科書が一七九四年に輸入され、これを宇田川玄真が『泰西《たいせい》眼科全書』（未刊）として翻訳した。これを杉田玄白の子杉《すぎ》田《た》立卿《りゅうけい》（一七八六～一八四五）が増補して一八一五（文化一二）年に、わが国最初の西洋眼科書『眼科新書』として出版し、眼科学の基本書となった。眼証は一一八症あるが、それぞれ、眉病・睫毛《まつげ》病・眼瞼病・涙管《るいかん》病・白膜《はくまく》病・角膜病・眼球病・蒲桃膜病・水様液病・水晶液病・硝子液病・網膜《もうまく》病の一二病門に分類されている。

山田大円（一七六五～一八三二）は『眼科提要《ていよう》』（一八一七）を著し、柚木のよりさらに蘭方医学の色彩の濃い西洋眼科書となっている。緑眼（緑内障）は硝子液病または中痺《ちゅうひ》と記されている。

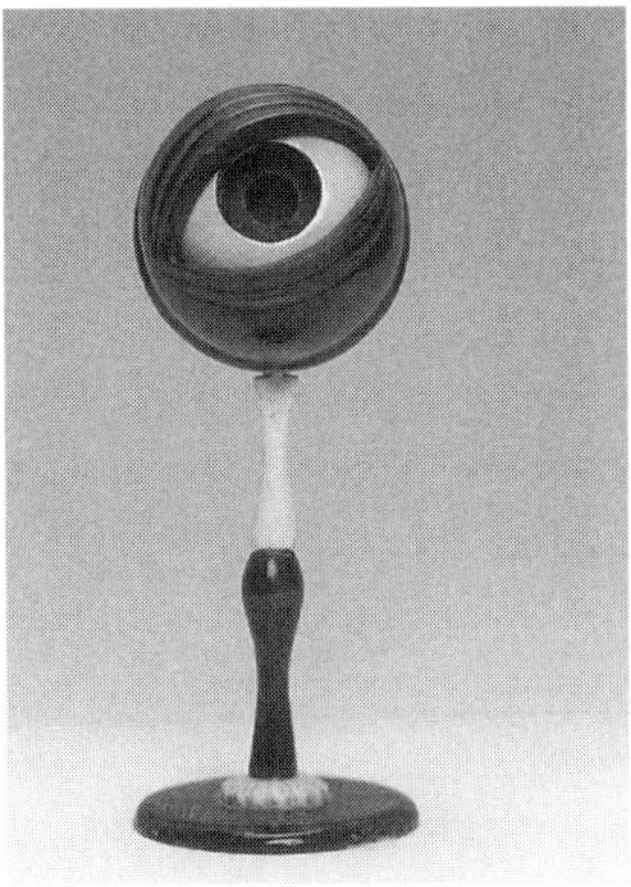
図56　眼球模型

シーボルトの眼科への業績は白内障等の手術に使用する散瞳薬の紹介、角膜を切開して虹彩《こうさい》を切除する開瞳術、眼科医療器具の紹介などであった。シーボルト門人のうち土《は》生《ぶ》玄碩《げんせき》（一七六二～一八四八）は散瞳薬を教えてもらった。徳島出身医師高良斎《こうりようさい》（一七九九～一八四六）は、『西説眼科必読』（一八二八）を編纂し、シーボルトは白内障手術に対し、莨菪《ろうとう》植物ハシリドコロの煎薬を使用していること、瞳孔が散大し術を施し易いこと、代用薬としてヒヨスエキスも同じ効果があると述べている。

武蔵国本庄（埼玉県）の蘭方医本庄晋一（?～一八四六）は『眼科錦嚢《きんのう》』（一八三一）を著し、オランダの眼科学をわが国に紹介した。一八六七（慶応《けいおう》三）年には、ポンペの講義録が佐藤舜海閲・倉次元意訳により『眼科摘要』（全九巻）として著されて、一八六九（明治二）年に刊行された。現代眼科学に充分適応できる内容である。

清家堅庭の医療活動　伊予《いよ》国宇和島《うわじま》藩は医師養成に積極的で、五代藩主伊達村候《むらとき》が、本道（内科）・外科・小児・眼医の子弟が他所へ修業にでるとき、二人扶持を与えて修業させる給費制度を始めた。在村でも、医師を養成する必要が生まれ、西条藩領中野村（愛媛県西条市）の在村医越智亘《おちわたる》は、一八五四（嘉永七）年に新居《にい》郡（愛媛県）の村々が共同出資した金二八両を学資として長崎に学んで帰郷して医師となった。

こうした動向のなかで、宇和島藩領宇和郡八代村（八幡浜市）の神官家に生まれた清家堅庭《せいけかたにわ》（一八一四、文化一一～）は、一八四八年から長崎の楢林塾に留学し蘭方医学を学び、郷里で開業した。とくに治療が困難だった一二例を「堅庭医按」に記録している。

梅毒治療例をみると、第一医（最初の医師）が軽粉剤を与え、発泡膏を貼った治療を施したが完治せず、堅庭が診察に行ったとき、患者は体中が痛みでひきつり悲鳴をあげていた。堅庭は亜片《あへん》（鎮静剤）、硝石（鎮静・利尿剤）、甘汞《かんこう》（塩化第一水銀、利尿剤）、白糖をまぜた薬を服用させ、瀉血《しやけつ》を行い、数日後には水銀膏を貼っている。堅庭の治療で患者は三〇日程でいったんは回復し、その後、大洲《おおず》藩医山本節庵の治療により完治したと記している。

小便が逼塞した一八歳の男性患者に対して、第一医は利尿官を使い、堅庭は膀胱《ぼうこう》にカテーテルを刺し、詰まった小水を除き、蒲公英《たんぽぽ》根（健胃剤）・茅《かや》根（分解剤）・茴香《ういきょう》（健胃剤）・薄荷（健胃剤）・乾《かん》姜《きょう》（健胃剤）・ジギタリス（強心剤）・オクリカンキリ（喇咕石《らっこいし》、利尿剤）などの医薬で治療している。

この医按には、堅庭だけでなく複数の医師にかかっている事例が一二例中七例もみられ、治療が困難な場合、複数医師にかかることがあたりまえになっていた。また、漢方薬の薬効を利用しつつ蘭方薬を使用するというのが、幕末の在村蘭方医のほぼ共通の医薬の使用方法であるが、堅庭は、入手困難な蘭方薬は、藩に依頼して入手した。

堅庭は、一八五二年に宇和島藩で実施された種痘活動を地域で担いつつ、寺子屋教育も行い、かつ多くの蔵書を王子文庫として近隣にも貸し出す私設図書館活動も行なっていた。堅庭ほどでなくても、在村蘭方医は村の有数の知識人であり、医療活動だけでなく多様に地域の文化活動にも貢献していた。

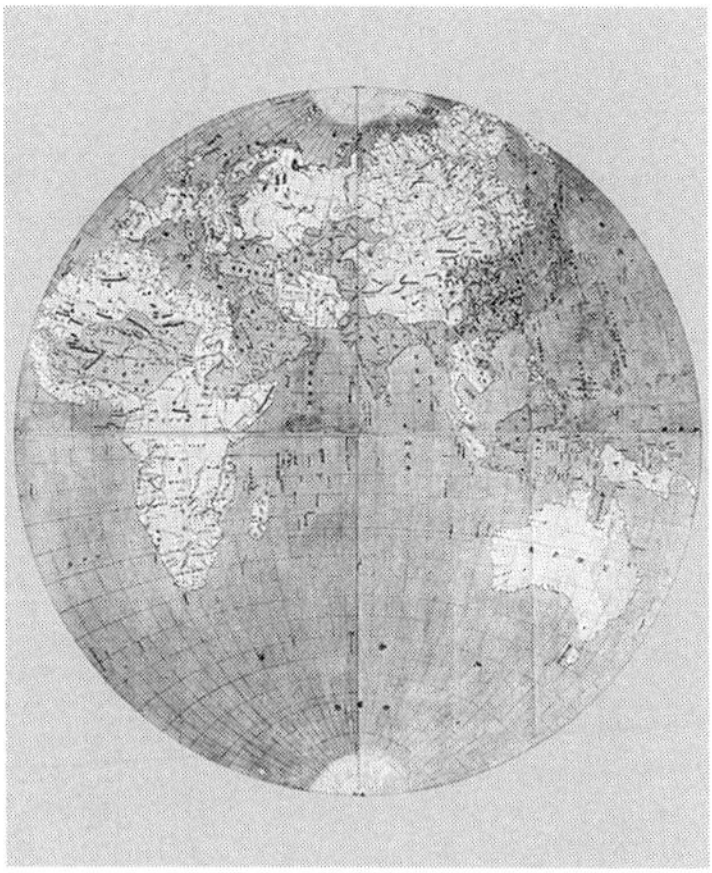

図57　柴田収蔵の描いた世界地図

イカ釣り蘭方医柴田収蔵　佐渡出身の伊東玄朴門人に柴田《しばた》収蔵《しゅうぞう》（一八二〇～五九）がいる。佐渡《さど》の南端宿根木《しゅくねぎ》村（新潟県佐渡市）の村役人家に生まれた収蔵は、相川の絵師石井家で司馬江漢《しばこうかん》の世界地図に出会い、蘭学に志した。一八三九（天保一〇）年から二年間、江戸で高田藩医中根玄石のもとで医学修行の名目で篆刻《てんこく》や絵画の勉強をし、帰郷した彼に石井氏は絵図の縮図や世界地図の作成を依頼した。収蔵は、朝から地球図を写し、夕方からは家業のイカ釣りにでかけるという日々を送った。そうした収蔵は再び江戸にでて、伊東玄朴の象先堂《しょうせんどう》に入門し、本格的な蘭方医学の学習をして帰郷し、蘭方医として診療活動や寺子屋師匠としての生活を始めた。日記から彼の医療活動の一端を抄出する。

嘉永元年（一八四八）六月六日、孫四郎孫、忠兵衛小児へテリアカ（解毒薬）を渡す。夕方、村二、吐逆、呼びに来る。至りて治施、キリステル（灌腸）を施す。六月七日、白木村長吉妻、頭痛眩暈《めまい》、来たりて治をこう。発泡膏を耳下に貼す。六月八日、妹玉、風邪にて来たり止宿、薬をあたう。村二にも風邪薬を処方した。六月九日、『病家須知《びょうかすち》』（一八三〇）を読む。孫左衛門男咽喉腫瘍《いんこうしゅよう》を発し来たりて治を乞う。薬をあたう。自分風邪にて服薬す。六月一〇日、庄兵衛男きたり、顔面黒いぼの治を謀る。これより先、自分いぼ上に灸たる由いえり。小藤田三四郎鼻孔に小腫を発し、治を乞う。膏薬を渡す。夜利兵衛むこ、船より来たり淋疾《りんしつ》の治を乞う。鉛糖注射法を施しつかわす。同人に鉛糖水を渡す。村二いささか咳嗽《がいそう》、祛痰《きょたん》の丸薬を与える。玉へも薬を与える。漸く快気。六月一一日、薬種を刻む。彦四郎母風邪にて喘息《ぜんそく》を発し薬をとりにくる。薬袋を渡す。六月一二日、イカを割《さ》く。嘉十郎風邪薬を取りに来る。勝蔵眼瞼にて診察を乞う。六月一三日、イカ千匹余も取る。勝蔵眼病療具、小木淳徳より横裁刀をかりたき由、書状を遣わす。六月一四日、勝蔵眼瞼から瀉血《しゃけつ》、伝三郎歯痛、小木周斎を招き、配剤を頼む。至って診察。下顎まで腫瘍あり。

周斎は涼膈散《りようかくさん》（解熱・通便剤）を処方した。淳徳より借りた横裁刀、周斎頼み返す。

イカ釣りをしながら、風邪や腫瘍治療、眼病瀉血などの医療活動を続けていた収蔵であったが、田舎での学問の遅れを感じた彼は、とうとう故郷を離れる決意で上京し、再度伊東玄朴塾に入った。江戸での学問が認められ、一八五五（安政二）年には蕃書調所《ばんしよしらべしよ》掌図役《しようずやく》に任命され、世界をみつめることとなった。しかしその四年後、四〇歳の若さで病死した。収蔵の蘭学を志すきっかけは司馬江漢の地球図であり、蘭方医学も佐渡にも確かに浸透していた。

顕微鏡の利用　一八世紀後半から物産会等の知識の交流の組織化がすすみ、西洋画法の影響と蘭鏡（顕微鏡）の導入により精密な図譜類がつくられた。顕微鏡を利用した蘭方医の著述には、幕府医官桂川甫三《ほさん》の二男で森島中良（桂川甫斎）の『紅毛雑話《こうもうざつわ》』（一七八七）、田村藍水《らんすい》二男で幕府医官の栗本端見《ずいけん》（一七五六〜一八三四）の虫の観察図『千蟲譜《せんちゆうふ》』（一八一一）などがある。桂川甫周《ほしゆう》は『顕微鏡用法』（一八〇二）で初めて顕微鏡を医学に応用した。

京都の医師土田英章の『微虫図《びちゆうず》』（一八四八）は、銅版画一枚刷りのわが国における顕微鏡による微生物観察のもっとも早い事例のひとつである。『微虫図』の識語で「人は飲食によって生を養い、水も一日として欠くことができない。しかし夏になると水や酒、酢醤油などが腐敗し、必ず虫が生ずる、炎熱の日でも蓄水は冷飲してはならない、私は顕微鏡で観察し模写した図を、広く世人に示して養生の一助としたい」とのべ、公衆衛生上の視点からの虫の観察をのべている。このなかで「酒中の虫」を種々条件をかえて発生させ微細な桿菌《かんきん》（火落性乳酸桿菌）や「醤油中の虫」などの観察図をのせている。顕微鏡が単なる異国趣味でなく、実証的な医学上の衛生知識をもたらしたのである。新宮《しんぐう》涼庭《りょうてい》門人の信濃国川中島（長野県長野市）医師丸山丹治《たんじ》は、一八六〇（万延《まんえん》元）年に顕微鏡を購入して医学に役立てている。江戸のおおすみ源助の広告にも測量具のほか、顕微鏡などの医療器具の図も見える。

洋法医療器具の普及　外科学だけでなく、内科学でも種痘をはじめ多様な新技術や医療器具によって、漢方から洋法への傾斜を深めることになった。倉敷の蘭方医石坂堅壮（空洞）（一八一四〜九九）は『内服同功《ないふくどうこう》』（一八五八）を著し、タバコの煙を新器具によって肛門から吹き入れる薫腸法（一種の浣腸法）のほか、聴診器やエレキテルも紹介した。

ヨーロッパでラエネック（一七八一〜一八二六）によって聴診器が発明され、間接聴診法が定着してからは、聴診器も洋法医家のシンボル的器具の一つとなった。聴診器は、モーニッケによって一八四八（嘉永元）年に長崎にもたらされたのが最初とされ、これをオランダ通詞品川梅村が模造させたものが現存している（長崎大学付属図書館医学部分館蔵）。聴胸器・聴管（ステトスコープ、ボルストホールトイダ）などともよばれた。杉田成卿《すぎたせいけい》が聴診器の使用法を「聴胸器用法略説」（『済生備考《さいせいびこう》』）として紹介したのは一八五〇年のことであった。が、その正しい用法が理解され普及したのは明治に入ってからであった。

『内服同功』には、「肛門燥結大便難弾蜜筒之図」として、婦人用浣腸器も紹介されている。上田大軒考案の浣腸器は、差替用曲管があるので、婦人女子が他力にたよらず自力で自在に挿入できるとし

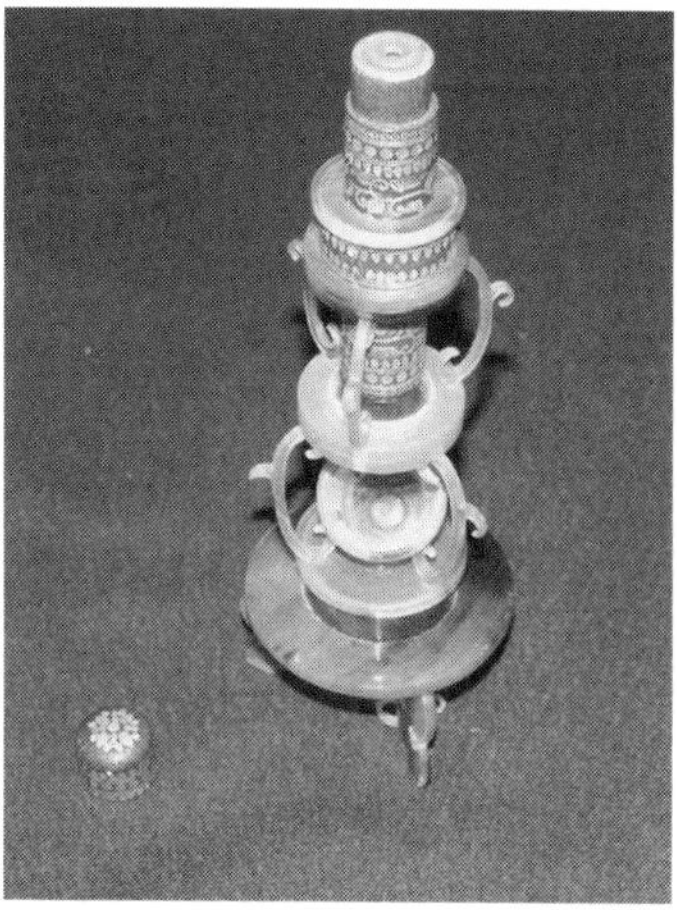

図58　顕　微　鏡
1860（万延元）年に新宮涼庭門人の在村蘭方医が購入したもの.

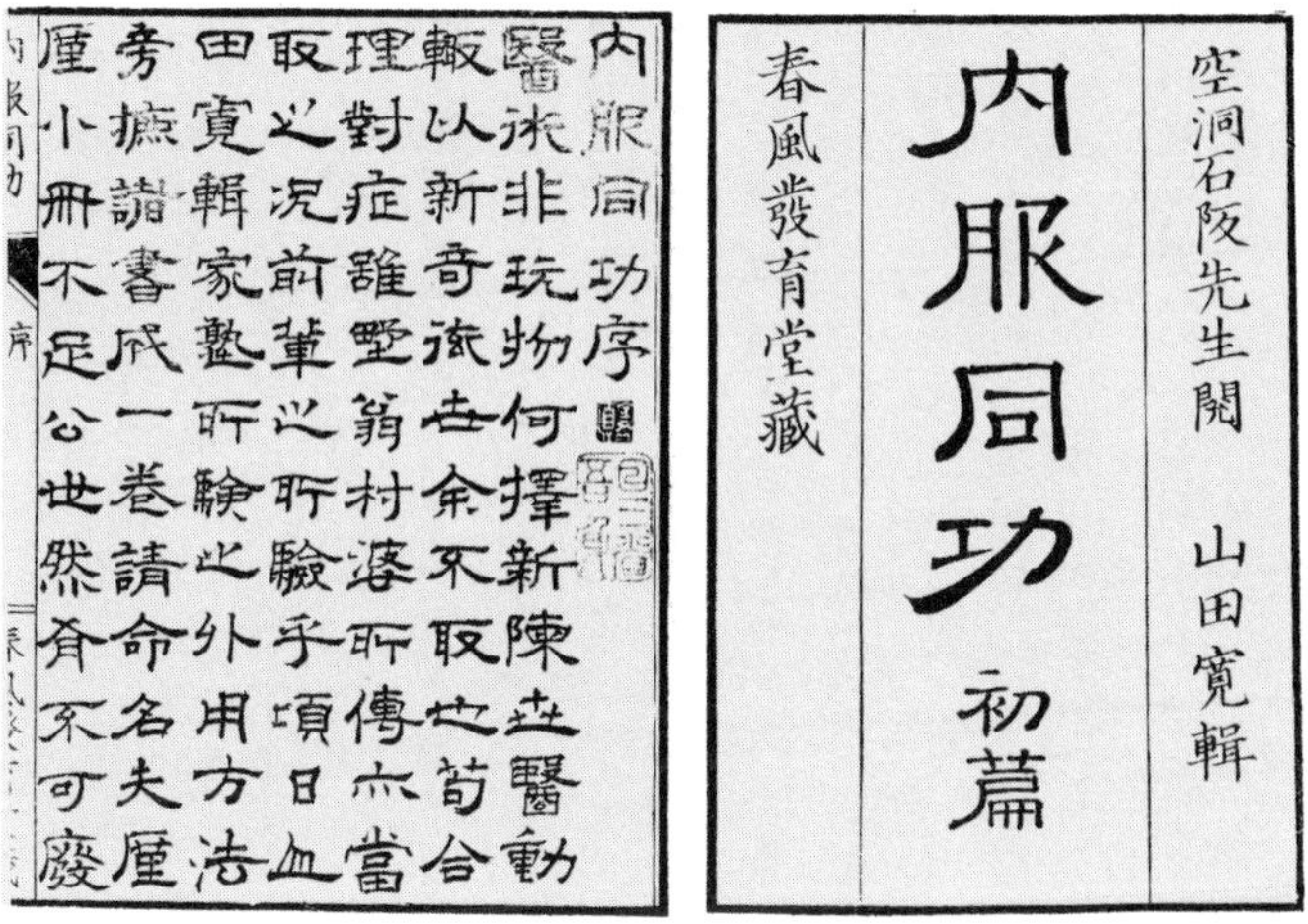

内服同功序
醫術非玩物何擇新陳並醫動
輙以新奇炫世余不取也苟合
理對症雖野翁村婆所傳亦當
取之況前輩之所驗乎頃日山
田寛輯家塾所驗之外用方法
旁摭諸書成一巻請命名夫匣
匣小冊不足公世然亦不可廢

空洞石阪先生閲　山田寛輯
内服同功　初篇
春風蔎育堂藏

図59　石坂堅壮『内服同功』

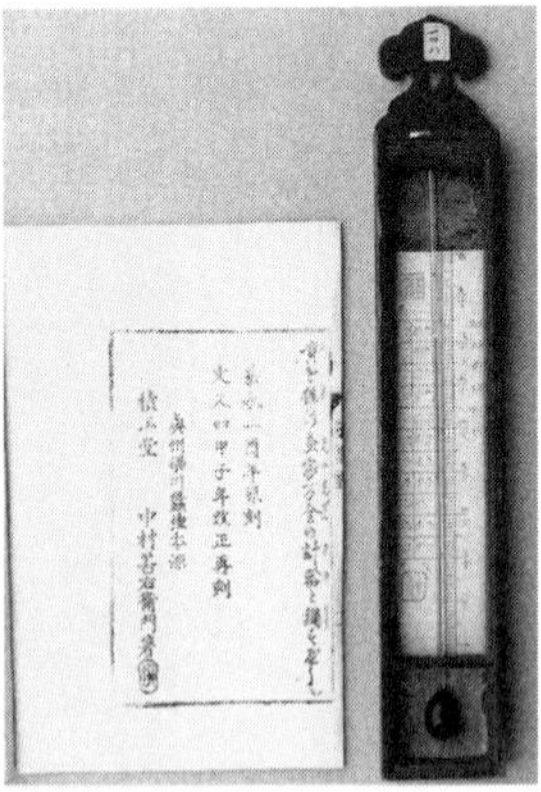

図60　蚕　当　計
中村善右衛門が考案した養蚕用温度計.

ている。

温度計は、一七二四年に、ドイツのファーレンハイトが近代的温度計を最初に作成し、オランダのプールハーヴェが、医学に応用し、体温の検温の必要を説いた。蘭学者平賀源内《げんない》（一七二八～七九）が、一七六八（明和五）年に寒熱昇降器として日本で最初に温度計を製作した。華氏《かし》目盛りでオランダ語のワールム（暖）とゴート（冷）等の目安が記されている。シーボルト門人高野長英は『験温管略説』で体温計として紹介している。坪井信道は『診候大概《しんこうたいがい》』（一八二六）で、男女及び年齢を区別してテルモメートル（験温計）を用いることを説き、米沢藩医堀内素堂（一八〇一～五四）宛、年次不詳書簡をみると、素堂から頼まれた二本の寒暖計が出来たので送るとしている。素堂はカルバニ（Calvan 電気治療器）も信道に注文したらしく、出来たら送ると信道が書いた年次不詳書簡もある。

シーボルト門人と伝える二本松《にほんまつ》藩医稲沢宗庵が験温計で体温の測定を実施し、宗庵の診療をうけた伊達郡簗川《やながわ》（福島県梁川町）の農民中村善右衛門（一八〇九～八〇）は、養蚕用の温度計、蚕当計を考案して一八四九（嘉永二）年に販売している。その中身ははじめは紫根で着したゴマ油を用い、のちアルコール、水銀へと変化した。

エレキテル（摩擦式起電機）による電気治療も行われ、リュウマチ、神経症などに効くとされた。

エレキテルの最初は平賀源内が後藤梨春『紅毛談』に「諸痛のある病人の痛所より火をとる器」とされ、これを長崎通詞吉雄宅でみた源内が、エレキテル破損品を工夫して一七七六（安永五）年に復元に成功した。源内はこれを異国の珍物として見せ物にしていた。シーボルトも江戸参府に持参している。石坂堅壮もライデン瓶を備えたエレキテルやガルバニ式電気治療器を自作して、リウマチ、痙攣《けいれん》症、神経病、経閉などの医療用に使用した。

こうした医療器具の販売を行う道具師・問屋もあらわれた。一八三五（天保六）年、下野《しもつけ》栃木荒地の針屋平兵衛は阿蘭陀外科道具師である一樹園正則の作製した鋏《はさみ》尺二寸（価格は四五匁、以下同）、スポエト（二五匁）、キリステル（四五匁）、コロメス（六匁）、カテエテル（四五匁）などの外科道具を、一八三九年の江戸本町三丁目の唐物問屋いわしや藤右衛門は、鋏八寸（三五匁）、歯抜き（二五匁）、銀カテーテル（四五匁）、同婦人（一八匁）、真鍮《しんちゅう》カテーテル（一三匁）、コロンメス（七匁五分）、キリステル（五五匁）などのほか、産婦道具真鍮鋏（一五匁）、胞衣取《えなとり》（一八匁）、眼家道具真鍮鋏（一五匁）などを「長崎広瀬外科道具品々」として販売していた。江戸後期の大阪追《ママ》手筋骨屋町西川源助誠家では、花岡流（華岡流）コロンメス大（七匁五分）やシイボル流（シーボルト）鍼《はり》大（三匁）のほか、眼科・産科具も売っていた。幕末の京都寺町六角南入の真龍軒安則、江戸本町三丁目薬種問屋いわしや市左衛門などで外科道具をあつかっていた。真龍軒やいわしやの宣伝ビラのなかには、種痘針がみえ、一八四九年のモーニッケ苗の種痘成功以後の、種痘の普及と需要をうかがえる。ステトスコー（聴診器）やゴム浣腸器などは、明治初期になってのいわしやの広告にみえる。

表14　広告からみる医療道具

天保6年 下野針屋平兵衛		幕末 江戸いわしや市左衛門	
鋏　12寸	45匁	鋏　尺(10寸)	47匁
小手5寸	14匁	肉切鋏　5寸	12匁
スポイト	25匁	カイセイ鋏大	25匁
キリステル (浣腸)	45匁	コモジ鋏大	25匁
		毛引　6寸	15匁
ケットウ	35匁	蘭製板　大	7.5匁
骨切	35匁	シトウ(種痘)針	7.5匁
肉包丁	10匁	三科鍼大	4.5匁
トルヒメス	12匁	金創鍼	1.3匁
ヒストロス	7.5匁	シノギ鍼	3匁
コロメス	6匁	コンヘラ	1.3匁
パアカ	5.5匁	骨コソゲ	10匁
金瘡針	1.5匁	スポイト	5寸
カテーテル	45匁	花岡キリステル	75匁
同真鍮	13匁	薬良官	20匁
同婦人	3.5匁	カテイテル上	40匁
蘭製板	7.5匁	ジロウ切	6.3匁
○眼科具		○眼科具	
玉押	10匁	玉押	7匁
ポルコ	10匁	カケ鍼	2.5匁
ヘンネメス	7.5匁	マク鍼	10匁
焼きごて	5匁	ミミカネ	9.5匁
眼スポイト	13匁	○産科具	
○産科具		エナトリ	20匁
真鍮鋏	16匁	エナ鋏	18匁
活鉤	6匁	陰門開き	55匁
トルイカル	6.5匁	柳ベラ	3匁

『図録日本医事文化史料集成』より作成.

洋薬・洋法での診療　笑気（亜酸化窒素）、エーテル、クロロホルムなどを使った近代麻酔法の導入も成果であった。エーテルは、高野長英の『居家備用《きょかびよう》』（一八三二）などにも「亜的児」として記されているが、杉田成卿が『済生備考』（一八五〇）で初めて麻酔薬として紹介し、この五年後にエーテル麻酔で火傷の手指癒着手術を行なっている。クロロホルムは、イギリスの産科医シンプソン

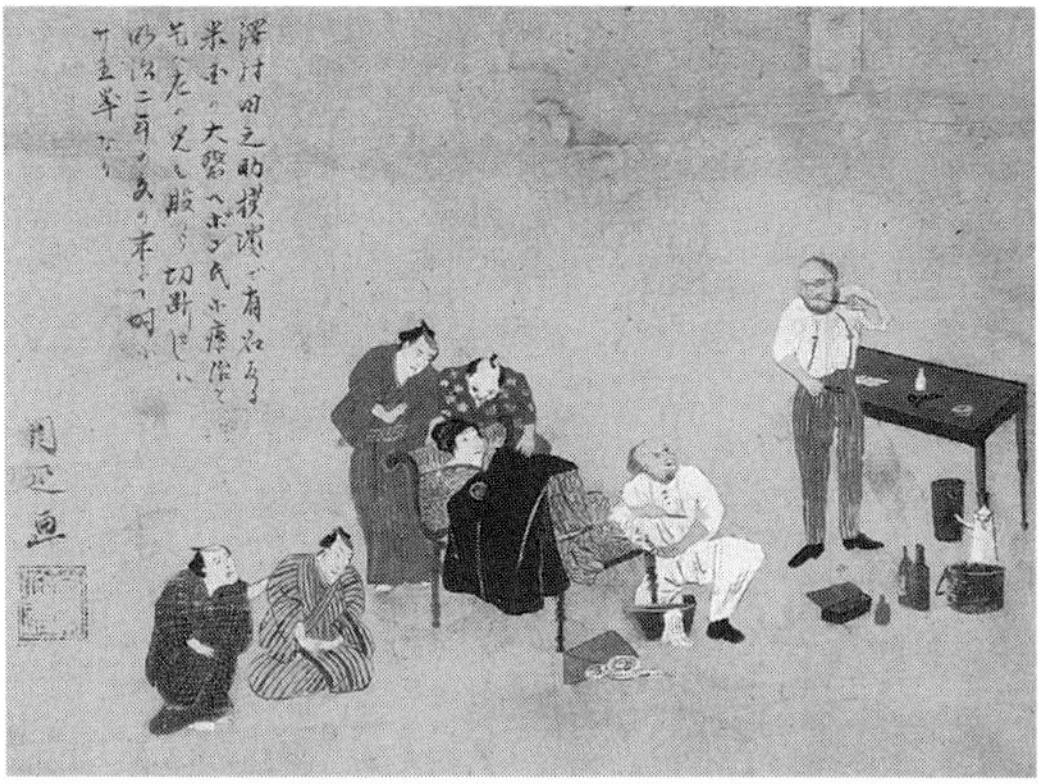

図61　ヘボン手術図　揚州周延画

（一八一一～七〇）が一八四七年にクロロホルムによる無痛分娩に成功してから、普及しはじめた。ポンペがクロロホルムをもたらし、一八六一（文久元）年、信濃出身で伊東玄朴門人須田経哲（一八二五～一九〇八）が、由次郎なる子の右足切断手術を行なったのが、わが国クロロホルム麻酔手術の最初とされる。アメリカの宣教師で医師のヘボン（一八一五～一九一一）が、一八五九（安政六）年に来日し、一八六七（慶応三）年（明治二年説あり）には、脱疽《だつそ》にかかった歌舞伎の女形沢村田之助の右足切断手術をクロロホルム麻酔により行なっている。

　皮下注射法は、一八六五年に長崎に来日したオランダ人医師マンスフェルト（一八三二～一九一二）が、長崎養生所のあとの精得館《せいとくかん》でアトロピン水の皮下注射をしたのが初めてとされる。明治以降、皮膚への注射は、デルマチス法（健康皮膚）、エンデルマチス法（真皮用法）、ハイポデルマチス法（皮下注射法）に分けられ、モルヒネ、キニーネ、アトロピンなどの薬物注射が行われた。

シーボルトが長崎で執筆し門人高良斎が訳した『薬品応手録《やくひんおうしゅろく》』（一八二六）は、日本にある薬を四三程、外国産三〇ほどあげ、とくに外国産輸入薬の効能を記して、日蘭貿易での輸入拡大を意図した。医薬品の流通機構が発達すると、輸入薬による治療も長崎や三都だけでなく地方都市でも可能になっていた。

信濃国善光《ぜんこう》寺《じ》西《にし》町（長野県長野市）の蘭方医金子成三は、一八五八年から六年にかけての佐久《さく》郡（佐久市）一二二人の患者への『調合日記』を残している。最初の患者は木村董平殿御支配所佐久郡中原村（佐久市）弥四郎娘で、病状は「腹水《ふくすい》（液体がたまる病気）兼労瘵（一種の気鬱症）及蚘《かい》（寄生虫）」であった。薬方は「一日量　煎剤キナ二匁　木香　縮砂《しゅくさ》　丁子《ちょうじ》各五分　甘硝石精《しょうせきせい》四匁　丸剤淋葸　シキタリス　金《きん》硫黄《いおう》　雌黄《しおう》・地楡越幾斯《ちゆエキス》等分二氏《ゲレイン》（一銭の六〇分の一）一丸自六丸始漸次加　散剤　磠砂《どうしゃ》五分　サフラン八氏　薄荷《はっか》油糖一匁　硫華同三分二　特服　下剤之時　泡剤　加密列《カミツレ》　アルニカ花　泡剤　兼用　喇蛄《らつこ》　大黄《だいおう》　豆蔲《ずく》　吐根《とこん》　風邪ニハ前駆剤ニ蜀葵《からあおい》根ヲ加え、咳嗽《がいそう》ニハ磠砂ヲ加　右件五方書与之」とある。以下の患者に対しても、マグネシア（硫酸マグネシウム）・甘汞《かんこう》（カロメル＝塩化第一水銀）、芫青《げんせい》（カンタリス）、セメンシナ（シナ花、駆虫剤）、金硫黄（祛痰薬）など、ほとんど蘭方医薬による治療を全患者に行なっていた。同家ではその後の記録でも一八六七年正月から七月までに四三一人を診療するなど盛況で、その蘭方医薬による治療は庶民にうけいれられていた。

8 維新と西洋医学への傾斜

戊辰戦争とウイリスの医療　一八五八（安政《あんせい》五）年の日米修好通商条約の調印につづくロシア、イギリス、フランス、オランダとの通商条約にもとづき、外国人が居留し、それにともない領事館や公使館付医師が来日することになった。イギリス公使館付医師ウイリス（一八三七〜九四）もその一人で、一八六一（文久《ぶんきゅう》元）年に来日した。一八六八（慶応《けいおう》四）年一月の鳥羽《とば》・伏見《ふしみ》戦での治療を依頼されたウイリスはこの治療の状況を次のように報告している。

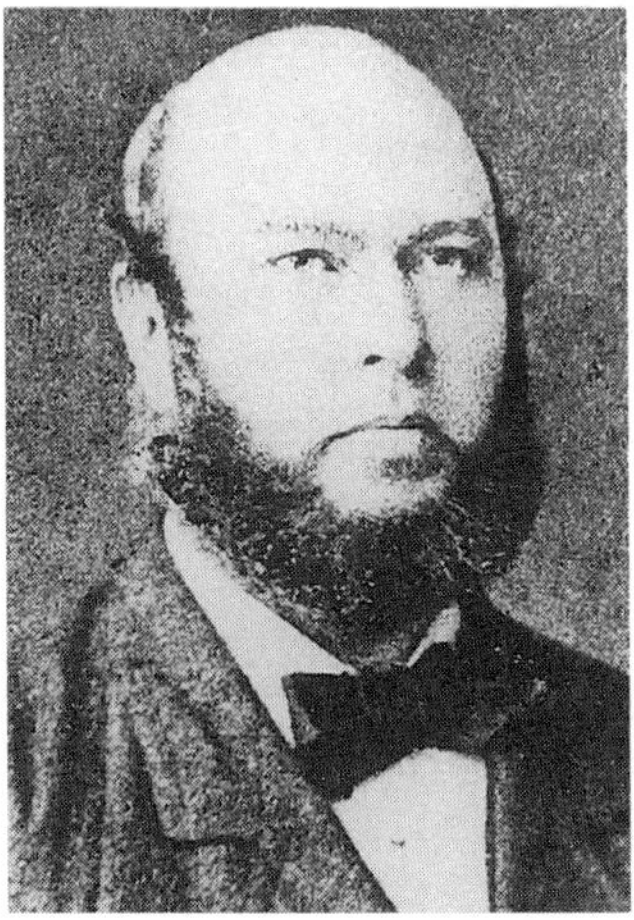

図62　ウイリス像

「今月十七日京都の薩摩《さつま》屋敷に到着の際、負傷兵の数はおよそ百名をこえていました。」「十二名の患者は、手の一部の除去から大腿骨《だいたいこつ》の切断まで、さまざまの切断手術をおこなう必要があったのです。また、銃弾の摘出、だめになった骨片の除去、膿瘍《のうよう》切開などのような多くの手術を行いました。手術のメスを使わねばならぬ患者にはみなクロロホルムを適用したのですが、土地の医師だけでなく患者自身にも大変喜ばれたようです。あとになって、私の手術が苦痛を伴わずに行われることが知れ渡った時、

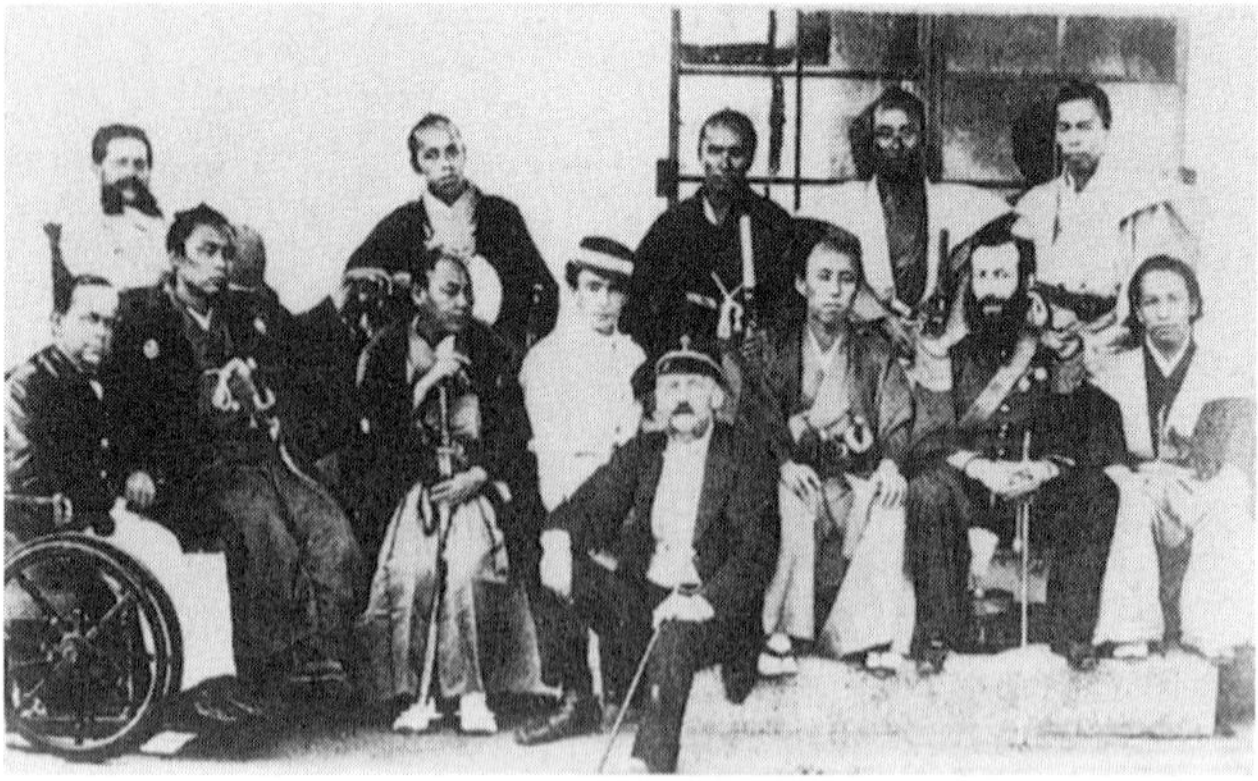

図63　大阪舎密局開講式記念写真

前列中央がボードイン，その左隣が緒方惟准，前列右から２番目がハラタマ，その右後ろが田中芳男.

彼らは非常に元気づけられたと聞きました。」（一八六八年三月二日パークス宛書簡）

ウイリスは、薩摩藩の蘭方医石神良策（一八二一～七五）らを助手にして、銃弾の摘出、膿瘍の切開やさまざまな切断手術をほどこし、多くの人命を救い、また同道する医師らにその医療技術を伝授した。ウイリスは、漢方医学と西洋医学のそれぞれの問題点を認識し、清潔さの確保が病の防止になること、今後あらゆる種類の病気治療に適した永続的な病院の設立などを提案している。良策門人薩摩藩医高《たか》木《き》兼寛《かねひろ》（一八四九～一九二〇）も軍医として同道していたが、銃創の臨床経験がなかったため、十分な治療ができないで苦悩していた。ウイリスの治療をみて、もっとはやくに洋法医術を学ぶべきだったと痛感し、鹿児島にウイリスを招き洋式医学校の設立を強く願う一人となった。

ウイリスは、官軍の要請で、越後《えちご》高田から柏崎《かしわざき》へ従軍し、日本人医師らと協力して負傷者の治療にあたった。この戦争で捕虜にであわないことに気づき、北越軍総督へ、敵兵を無差別に殺害しないよう、また敵味方にかかわらず手当をしたいとの要望を述べている。会津《あいづ》に着いた彼は博愛心をもって敵味方の区別なく治療にあたり多くの傷病兵を救った。イギリス公使パークス（一八二八～八五）は「ウイリス医師の人道的行為は、いくら高く評価してもしきれるものではありません」と本国に報告している。

フランス帰りの旧幕府医師高松凌雲《たかまつりょううん》（一八三六～一九一六）は、知友の榎本武揚《えのもとたけあき》（一八三六～一九〇八）が、蝦夷地《えぞち》への脱走のとき、榎本軍に加わった。箱館《はこだて》で病院をひらき、榎本軍や官軍の別なく一四〇〇人ほどの傷病兵の治療にあたった。箱館戦争をもって一年半の戊辰《ぼしん》戦争が終わり、その博愛主義はのちの赤十字社を生んだ。

松本良順後の江戸医学所は、薩摩藩医で坪井信道《つぼいしんどう》門の前田信輔（一八二一～一九〇二）が取締役となり、旧幕府の医療施設はすべて接収され医学所の管轄に入った。改革の動きは朝廷の典薬寮《てんやくりょう》医にも及び、一八六八年には西洋医学兼修の許可がでた。ちょうどオランダから帰国したばかりの緒方惟準《おがたこれよし》（緒方洪庵《こうあん》二男、一八四三～一九〇九）、伊東方成《ほうせい》（伊東玄朴養子、一八三二～九八）らが任命された。七月には江戸が東京と改称され、九月に明治と改元された。九月天皇の行幸により東京にくだった惟準は、前田信輔にかわって医学所取締に就任した。典薬寮医の西洋医学研修は東京の医学校兼病院ですすめられるようになった。

地域医療の近代化　幕末・維新期に最新の西洋医学が普及したといっても、まだ医師の多くは漢方医であった。幕末期諸藩の医学教育をみると、一八七一（明治四）年の廃藩置県当時、二七二藩中九五藩あって、そのうち蘭方医学を採用していたものが約一八藩であった。蘭方医学を教科に入れなくても藩医の中には蘭方医もほぼ必ず採用されていたが、全体としては約二割程度の蘭方医とみてよいだろう。明治一〇年六月調査の「長野県治一覧概表」をみると、種痘《しゆとう》免許医二二七人、医員八六〇人、薬舗一八六人、針医一三七人、産婆四九人、整骨二二人、灸治《きゆうじ》八人、歯抜一七人とあり、種痘免許医も医員全体の二六％ほどである。しかし、幕末・維新期に西洋医学を学んだ医師らを中心に、各地の病院建設、医師研修などがすすめられ、地域医療の近代化が推進されていった。

薩摩藩では薩英戦争後、洋式軍制改革が進められ、一八六四（元治《げんじ》元）年には開成所《かいせいしよ》が開かれ、軍事・理化学・医学の教授が行われていた。この教授にポンペ門の八木称平（一八三三〜六五）がおり医学教育を行なった。維新後、薩摩では洋式病院建設の計画がすすみ、東京にいた薩摩藩医石神良策（一八二一〜七五）の交渉の結果、ウイリスを月給九〇〇ドル（当時の太政大臣三条実美《さねとみ》の月給八〇〇ドル）、四年契約という破格の待遇でまねくことにした。ウイリスは一八六九年に石神良策に案内され、鹿児島に着任し、西洋医学校（翌年鹿児島医学校と改称）で洋式医学教育を開始した。鹿児島医学校は、本科（四年）と別科（二年）とがあった。高木兼寛は、本科第一期卒業生となり、のちに脚気《かつけ》治療で功績をあげ、海軍軍医統監にもなった。

京都では、一八四九年以来有信堂《ゆうしんどう》の種痘活動があり、戊辰戦争時のウイリスの治療や典薬寮医師の洋法医術兼修などの動きから、洋式病院建設の気運が生まれてきた。大阪舎密局《せいみきよく》で学んだ明石博高《ひろあきら》

（一八三九〜一九一〇）は、一八七〇年に京都府に出仕し、仏教界を動かし、洋式病院の建設にのりだした。外国人医師にはドイツ人医師ヨンケルを招き、一八七二年に京都府仮療病院が発足した。医師には有信堂で種痘活動を行なっていた日本人医師らがあたった。

駿河《するが》藩では、一八六九年、沼津を軍事中心に整備することとして、オランダ留学から帰国したばかりの西周《にしあまね》（一八二九〜九七）を頭取とする沼津《ぬまづ》兵学校を開校するとともに、付属施設として医学所も開設した。医学書頭取には杉田玄端《すぎたげんたん》（一八一八〜八九）を、副頭取には林洞海《はやしどうかい》（一八一三〜九五）を任命した。

金沢では、加賀藩医黒川良安《まさやす》（一八一七〜九〇）らが、福井藩の笠原良策らから牛痘苗を分苗され、一八五〇（嘉永《かえい》三）年から民間で種痘活動を行なっていた。種痘だけでなく一般診療も望んだ黒川等は、藩に病院建設を願い出て、一八六七（慶応三）年に卯辰山「養生所《ようじようしょ》」として開設された。養生所は、上（薬価食費とも自弁）・中（薬価藩費）・下（薬価食費とも藩費）の三等に区分されていた。種痘所や薬草園、製薬の舎密局も付設された。教授には黒川良安、適塾門人津田淳三（一八二九〜七九）らがあたった。維新後には、医学校建設のため、オランダ陸軍医スロイス（一八三三〜一九一三）を招くことにした。一八七〇年に家老《かろう》津田玄蕃邸を医学館とし、一般患者の診療を開始した。七一年に着任したスロイスは、午前講義、午後は患者の診療にあたった。しかし、廃藩置県により、金沢藩関係学校は一斉閉鎖の運命となった。医学館首脳らは私費で医学館存続をはかり、一八七五年には県立に移管され石川県（金沢）病院となった。

岡山藩医学館創設に尽力したのは、適塾門人で藩医の田中玄順、中村謙輔、明石退蔵や、長崎精得館で修行していた好本純蔵らであった。好本純蔵はオランダ医書や医療器具を購入し、明石退蔵は大阪病院のボードインのもとにいたオランダ陸軍二等軍医ロイトルを招くことに成功した。一八七〇年医学館の教授方にはロイトルが解剖を教授するほか、伊東玄朴《いとうげんぼく》門人山川正朔、難波抱節・広瀬元恭門人の生田安宅、シーボルト門人石坂桑亀の養子石坂堅壮がいた。

このように、明治初年の洋法医の多くは西洋式病院の建設など地域医療の近代化にかかわった。一八七一年の筑摩県医黌《いこう》病院の設立にかかわった一〇人の医師は、西洋医五人、漢洋折衷五人で地元出身の西洋医は三人いた。一八七三年の飯田病院長には美濃大垣《みのおおがき》の蘭方医江馬元齢が招かれ、幕末からの在地の西洋医とともに診療と医学教育にあたった。明治初年の西洋医学化に対応できるだけの西洋医がすでに幕末から明治にかけて輩出していた。それはほぼ全国各地で同様であったろう。

六　西洋医学体制の確立

1 「医制」の公布と医学の「近代化」

新政府の発足とドイツ医学の採用　明治新政府は、近代国家形成のために西洋医学の導入とそれに基づく医療システムの制度化を決定し、広範な改革を推進した。一八六七（慶応《けいおう》三）年、徳川慶喜《よしのぶ》が政権を朝廷へ返上し王政復古《おうせいふっこ》の大号令が下ると、旧幕府の施設は次々と処理されていった。漢方医の主宰する医学館は、西洋医学の拠点である医学所に属するものとなり、医学所は、横浜から移転された軍陣病院とあわせて大病院と呼ばれることになった。年末に公布された「太政官布告《ふこく》」には、医学振興の方針が謳われており、新政府が、政権を確立していく上で医学の重要性を認識していたことがうかがわれる。

新政府は、フランスの親幕政策に対抗するイギリスから多くの支援を受けながら改革を進め、戊《ぼ》辰《しん》戦争ではイギリス人医師ウイリスが目覚しい活躍をみせた。イギリス公使パークスの外交力もあって、一時はイギリス医学採用の気運が高まった。しかし、一八六九（明治二）年、医学取調《とりしらべ》御用掛《ごようがかり》

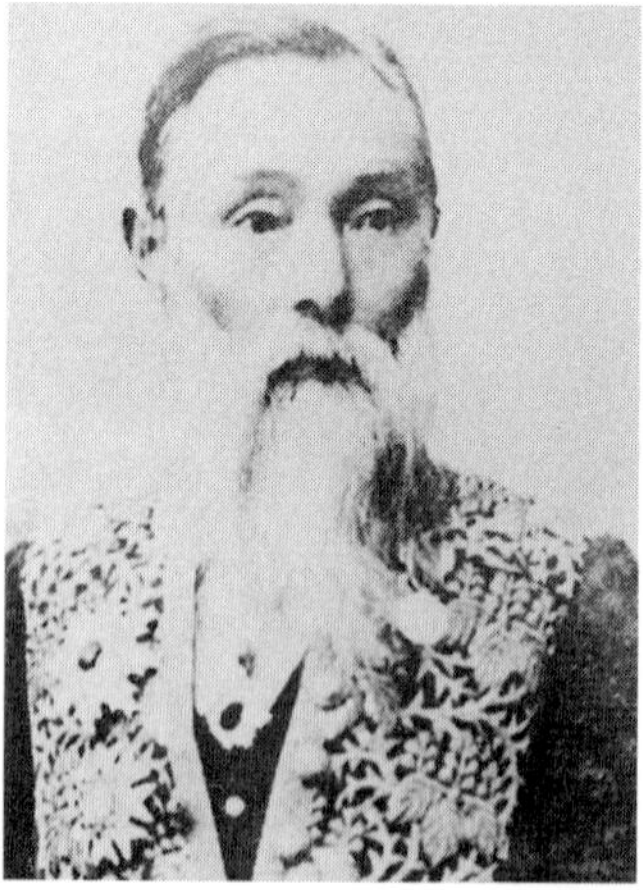

図64　長与専斎（1838～1902）

りに任じられた相良《さがら》知安《ともやす》と岩佐《いわさ》純《じゅん》はドイツ医学を重視し、紆余《うよ》曲折《きょくせつ》の末、ドイツ医学が採用された。

この時期、日本がイギリスではなくドイツの医学を選択した理由はさまざまに論じられている。新政府の役人や当時の医学校・病院の幹部らがポンペやボードインらから学んだ蘭方医であり、彼らが学んだ医学書の多くがドイツ書の翻訳であったことを考えれば、イギリスよりドイツの医学へ傾倒する人が多かったことは頷ける。また、当時の支配層が、プロイセンの君主政体に親近感を感じたことも一因であったと思われる。

長与専斎の渡欧と「医制」　明治政府は、条約改正の予備交渉および欧米の制度・文物などの調査を目的に岩倉具視《いわくらともみ》を特命全権大使とした使節団を組織し、一八七一（明治四）年から一八七三年にかけて欧米に派遣した。使節団の一員として医学・医療分野の調査にあたったのは、長与専斎《ながよせんさい》である。長与は、アメリカ、イギリス、ドイツ、オランダなどの国々を訪ねて精力的に調査を行なった。

医学教育や医師制度の調査を進める中で、長与が関心を寄せたのは、「サニタリー」「ヘルス」「ゲズンドハイツプレーゲ」等英語やドイツ語の衛生に関する言葉であった。自伝『松香私志《しょうこうしし》』（一九〇二年）の中には、「國民一般の健康保護を擔當する特種の行政組織を發見」したことがいきいきと記されており、衛生行政や公衆衛生という概念にはじめてふれた長与の驚きが伝わってくる。

長与は、帰国後に文部省医務局の局長となり、医事衛生に関する法規制定に取組んだ。新政府誕生後の数年間は、伝染病の流行や不良薬品の横行などによって医療をめぐる不安定な状況が続いていたが、それに対応する近代的な保健・医療の仕組みは整備されていなかった。こうした事態は、個々の国民を苦しめただけでなく、西欧列強に対抗して富国強兵を推進する政府の施策を阻害するものであり、医療の近代化は焦眉《しょうび》の急となっていた。

一八七三年、文部省は、医師・薬舗《やくほ》・病院設立の状況を調査した上で、新しい医療制度を定める法規として「医制」を上申し、翌一八七四年に公布した。全七六条から成る医制には、衛生行政機構、西洋医学に基づく医学教育と医師開業免許制度、医薬分業など医療・衛生行政に関する幅広い事項が含まれていた。

医制には、長与の欧米における体験を背景に、西洋医学に基づく新たなシステム形成の方針が明示されている。しかし、現実には「習俗事情に拘《かかわ》ることなく真一文字に文明の制度に則《のっと》り」（『松香私志』）定められた新制度が、漢方主体の日本の医療をスムーズに刷新したわけではない。漢方医の抵抗によって、西洋医学を基にした医師開業免許制度の確立まではその後長い時間が必要であった。

また、当時の日本人の生活実態をみると、こうした上からの近代化の動きを受け止める態勢が整っていなかったことがわかる。明治維新直前の一八六八（慶応四）年の新聞には、コルクの黒焼きでコレラが全快したことが民間薬方の一例として紹介されており、一般の人びとの医療の現実が垣間見える。明治初期には、次々と新しい制度が創設されたが、長与らが欧米から学んだ「国民の健康」を守る公衆衛生は、速やかに定着するには至らなかった。

2 伝染病と衛生行政

急性伝染病の蔓延 医制に挙げられた伝染病は、チフス・コレラ・痘瘡《とうそう》・麻疹《はしか》の四疾患であったが、一八八〇（明治一三）年の伝染病規則では、コレラ・腸チフス・赤痢《せきり》・ジフテリア・発疹チフス・痘瘡の六種となり、一八九七年の伝染病予防法制定時にはさらにペスト・猩紅熱《しょうこうねつ》が加えられた。幕末から明治初期における急激な社会変動がもたらした人口の大幅な流動化によって、伝染病は全国に蔓延《まんえん》し、明治初期から中期にかけては死者も急増した（図65「特定伝染病患者数・死者数の年次推移」）。

当時の医学の水準と医療体制では、これらの急性伝染病に適切に対応することは難しく、全国規模の流行は、医療・衛生分野にとどまらない深刻な社会問題と化した。法定伝染病の中で、痘瘡については、江戸時代に種痘《しゅとう》という予防技術が存在した。一八七七年、天然痘《てんねんとう》予防規則によって強制種痘が施行され、その徹底には時間を要したものの、患者・死者は漸減していった。しかし、罹患した患者に対しては、対症療法を施すしか術がなく、治療法が確立されていたわけではなかった。

明治期の日本において、農村では自然流水が生活に用いられ、都市でも上下水道などの衛生設備は普及していなかった。また、都市住民の糞尿が近郊農村で肥料として使用されることが多く、コレ

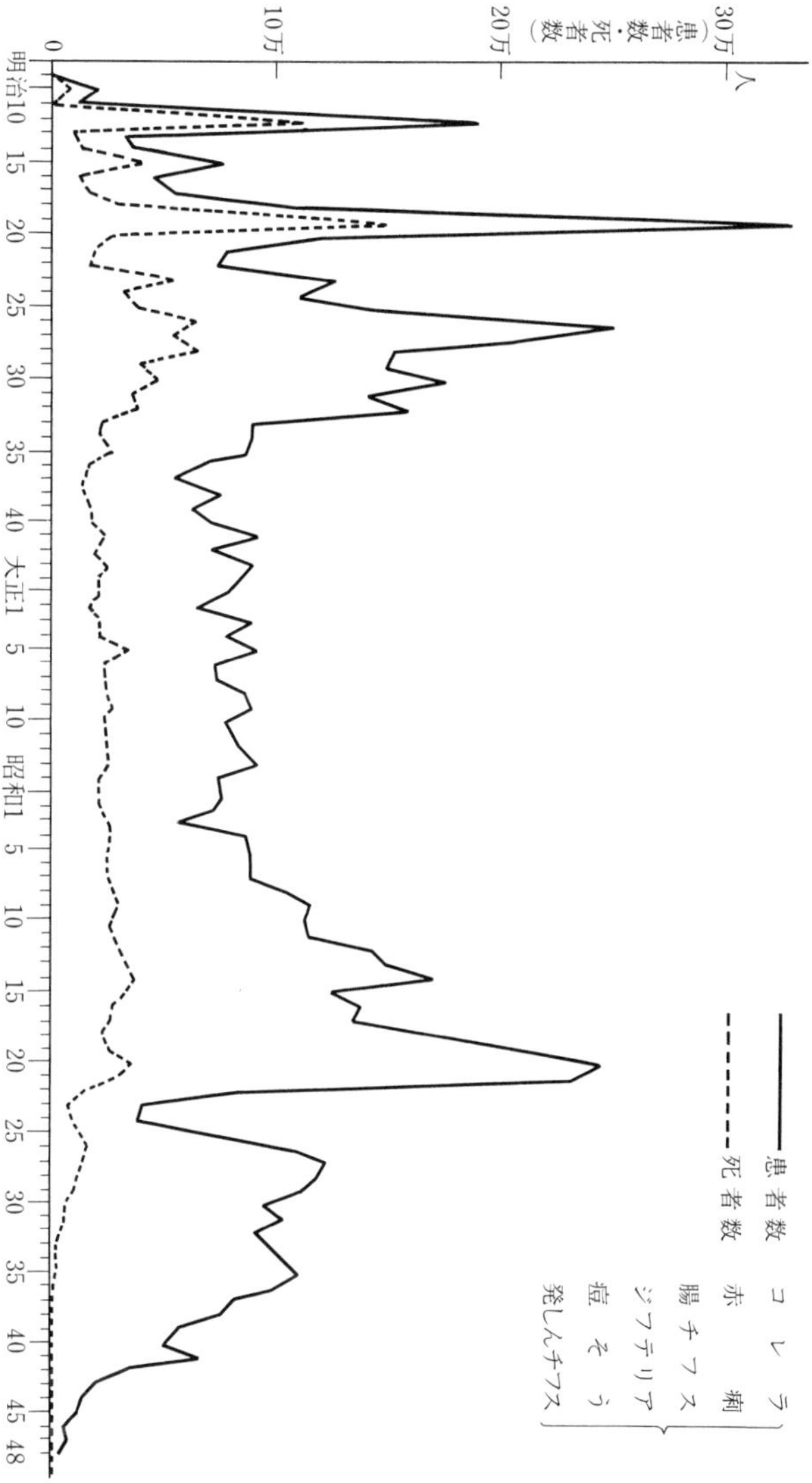

図65　特定伝染病患者数・死者数の年次推移

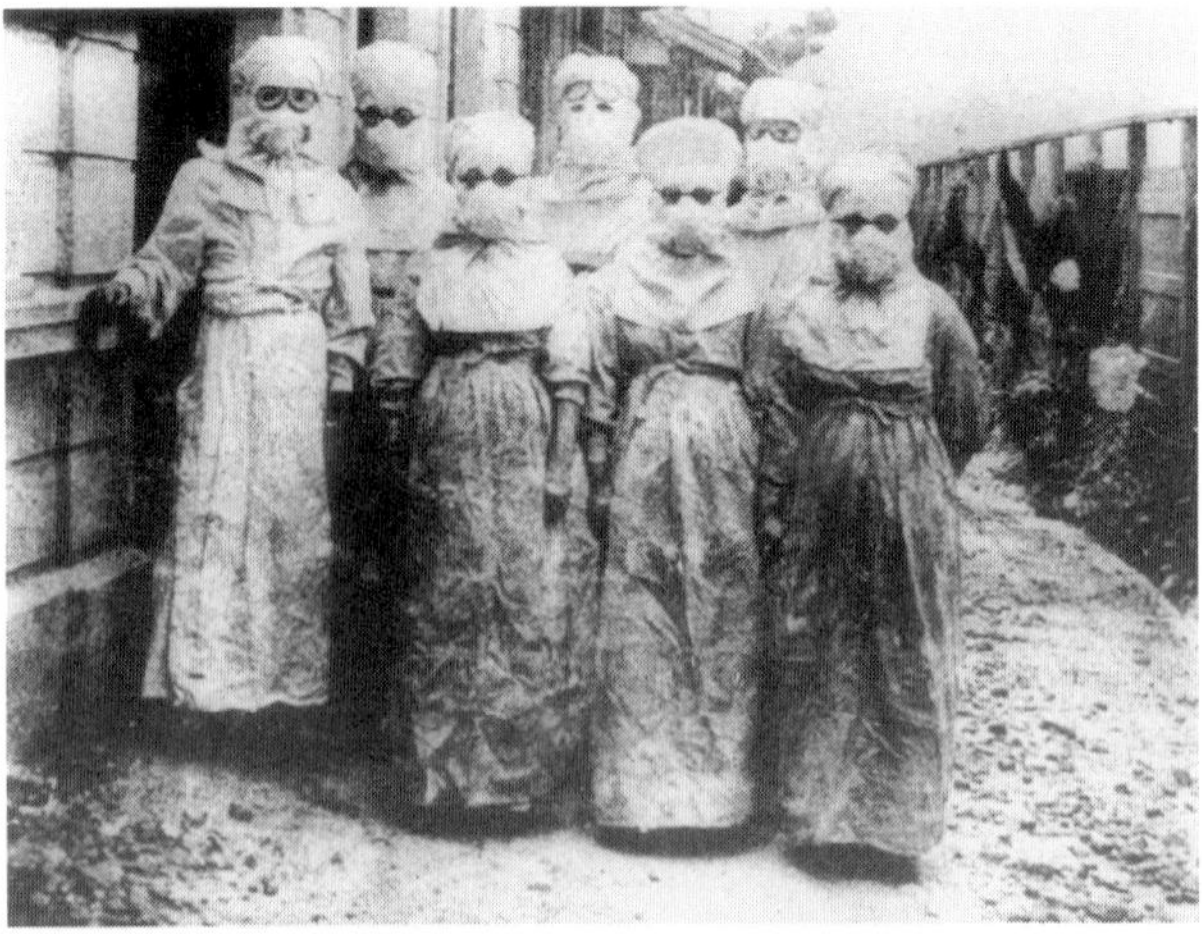

図66 「完全武装」した伝染病専門の大阪桃山病院の医療職
（1899年撮影）

ラ、腸チフス、赤痢など消化器伝染病が発生すると、感染は一気に拡大したのである。

これらの疾患に対しては、種痘のような予防の手立ても根本的な治療方法もなかった。患者が発生すると、対症療法と看護によって自然治癒をまつしか手はない。一八七七年、清の厦門《アモイ》におけるコレラの流行がイギリス軍艦によって長崎にもたらされると、全国に拡大し、一八七九年には各地に深刻な混乱を引き起こした。

人々はコレラを「トンコロ」と称して非常に恐れた。患者が出ると粗製石炭酸が散布され、衣服をぼろぼろになるまで蒸すなどの対策がとられた。コレラに対応するためには、上下水道などの衛生設備を整えて流行を食い止めることが必要であったが、時間と費用を要するこのような公衆衛生政策は後回しにされた。政府の対策は、病毒の侵入を防ぐための検疫強化と侵入後の消毒・撲滅《ぼくめつ》・遮断・隔離に重点がおかれたのである。

一八七九年には、コレラ病予防仮規則が公布され、患者発生の届出・検疫委員の配置・避《ひ》病院の設置・患家の標示および交通遮断・汚染物体の処分禁止・清潔消毒方法の施行・患者の死体の処置・官庁における予防方法などが規定された。患家には縄が張られ、目印の黄色い紙が出された。地域社会から隔離されることを恐れて、患者を天井裏に隠す例も少なくなかったという。

政府のコレラ対策は、もっぱら社会防衛・治安維持を主眼として実施され、患者の隔離・患家や周囲の消毒を行なったのは警察官であった。病毒の排除と遮断を目的とする施策が強権的に進められる中で、患者の人権は全く顧みられなかった。病者は、避病院に収容され、十分な手当てを受けることもなく、その大半は悲惨な死を迎えたのである。

生活苦の中で、伝染病の恐怖と向き合った人びとは、政府の強圧的な予防対策に反発し、さまざまな形で抵抗した。「亭主もつなら巡査はもつな。巡査コレラの先走り」という歌が流行し、病死人護送中の巡査が暴行される事件もみられた。流行の激しかった一八七九年には、各地で農民一揆が起こり、暴行を受けて医師や警官が死亡する事態も生じた。一揆が続発した背景には、重税と教育や徴兵など各種の義務や負担に苦しむ人びとの政府に対する不満の蓄積があった（図67「虎列刺の奇薬」）。

衛生行政の変遷　一八七五（明治八）年、医学教育と衛生行政の分離にともなって、文部省医務局は、内務省に移管され、衛生局となった。内務省は、警察・地方行政など対民衆行政一般および殖産《しょくさん》興業《こうぎょう》政策の推進機関であり、衛生行政は警察力を行使して展開されることになる。

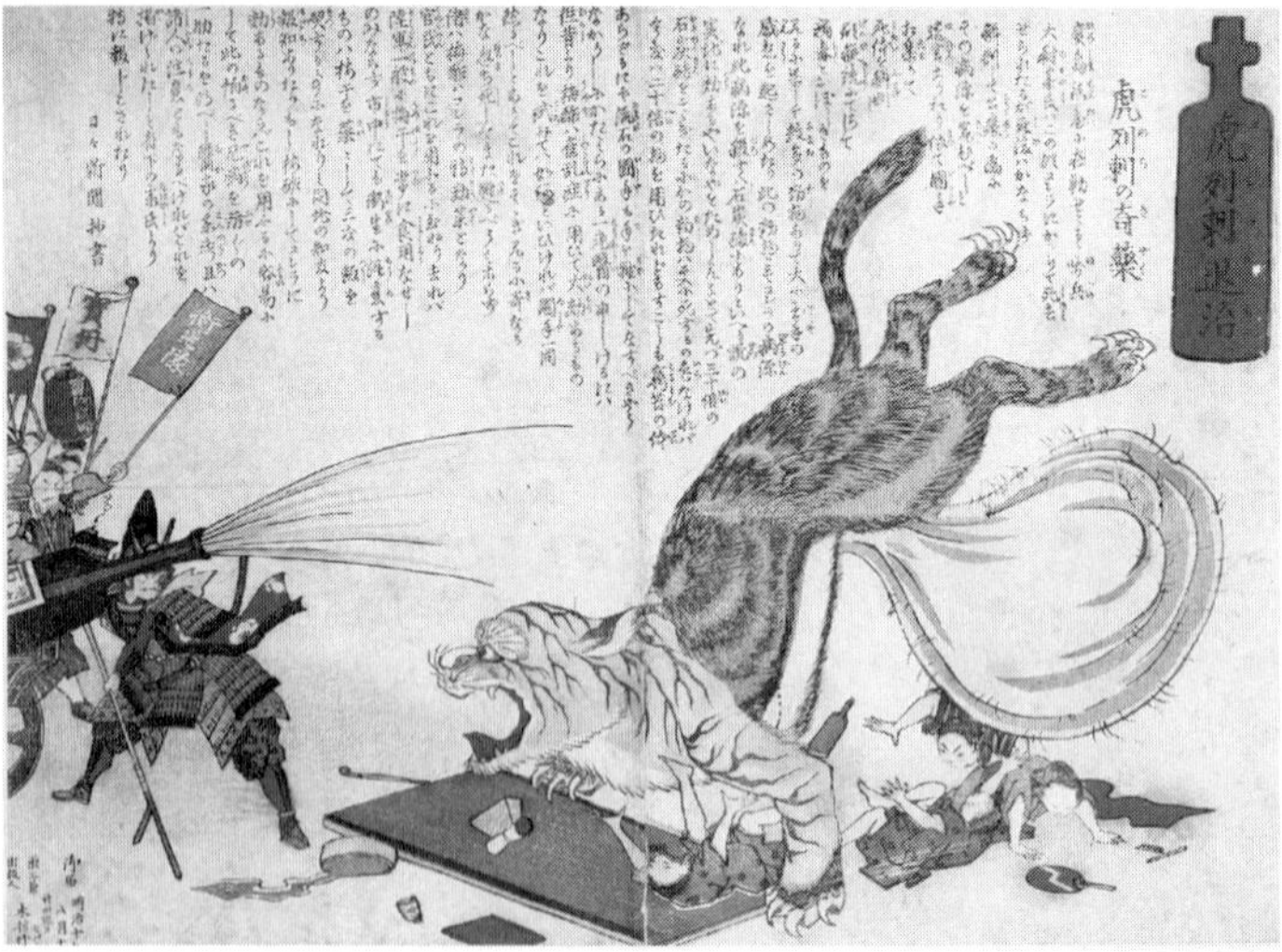

図67　虎列刺の奇薬

木村竹堂画　虎の頭，狼の身体，狸の睾丸をそなえた怪獣はコレラの病原菌を表している．石炭酸をいくらかけても効果がないので，梅酢を用いて防ぐことを勧めている．

警察による衛生行政の進展を促したのは、伝染病の急速な拡大と社会の混乱であった。コレラに関する政府の施策にみられるように、伝染病対策は、病者を治療・ケアする医療の問題というよりは、病毒を排除・遮断して社会不安を鎮める社会政策と位置づけられ、医療職ではなく警察官が中心になって実施された。

一八七九年にコレラが大流行した際には、警察による上からの施策が断行される一方で、病気を防ぎ健康を守ろうとする住民の自主的な動きもみられた。長野県筑摩《ちくま》郡では、公選の衛生委員が予防消毒等に活躍した結果、コレラ患者が一人も発生しなかったのである。これらの実績を背景に、同年年末、内務省は、『町村衛生事務条項』によって公選衛生委員の設置を定めた。一八八一年に同省は「衛生委員通信手続」を出して、一三にもおよぶ衛生委員の報告事項を示した。こうした住民による公衆衛生制度の萌芽《ほうが》が現れた背景には、自由民権運動の高まりと「自治は衛生の大義」と考える長与専斎のような開明的官僚の存在があった。

しかし、公選衛生委員制度は長くは続かなかった。一八八一年の政変後、民権運動を主とする反政府運動を厳しく弾圧する治安体制が強化され、一八八六年には、地方官官制の制定にともなって、地方衛生行政は警察へ移管されることとなり、公選衛生委員制度は廃止された。

代わって設立されたのは、衛生組合である。清掃と伝染病阻止を目的として上からの組織化が進み、組合長には地主や家主が指定された。住民による自治の動きは封じられ、衛生行政は、警察主導の官治的なものへと変遷していった。一八九三年には、府県段階の衛生行政は全面的に警察の手に委ねられることになったのである。長与専斎は、自伝の中で、一八八六（明治一九）年の公選衛生委員全廃と地方衛生の警察移管について「一九年の頓挫《とんざ》」と記し、自治的衛生制度が根づかなかった日本の実態を概嘆している。

警察行政化が確立した一八九三年の翌年には日清《につしん》戦争が始まり、その後日本は海外へ軍事的進出を重ねていく。衛生行政は、「富国強兵」を支える基盤として強化・再編成され、明治初期に長与が構想した「衛生自治の仕組」の整備は、戦後まで着手されなかった。

3 医療制度の整備

病院の登場　病院は、明治政府が推進した西洋医学の導入による医療近代化の重要な舞台となった。明治政府がまず建設した病院は、幕府軍との抗争による傷病者の治療を受け持つ病院であった。一八六八（明治元）年四月に横浜に設けられた軍陣病院は、七月には東京に移され、新政府によって再編された医学所と合わせて大病院と呼ばれた。翌年には医学校兼病院となり、さらに医学校が大学東校へ改称されると、病院は付属病院として位置づけられた。

これらの病院は、西洋医学の伝習の場として大きな役割を果たした。政府は、地方にも近代的な病院の設立を促し、一八七〇年代には、廃藩置県《はいはんちけん》で廃止された病院の再生が進んだ。一八七七年には、ほとんどの府県に公立病院が誕生し、その大半に医学校が併置され、住民へ医療を提供するだけでなく西洋医学の伝達・普及に寄与した。

病院設立に関する法規の整備につれて、公立だけでなく私立病院の建設も進み、一八七四年に五二であった病院は、八年後の八二年には六二六を数えるまでに増加した。病院医療は徐々に人びとの生活へ浸透していったが、官立・公立病院では、医学教育や富裕層の診療に重点がおかれることが多く、経済的に困窮している人びとへの「施療」は開業医によるところが大きかった。

公的病院を中心に進められた病院整備の施策は、松方財政のもとで転換期を迎える。一八八一年に大蔵卿に就任した松方正義《まつかたまさよし》は、天皇制国家財政の確立を目指してデフレ政策と軍備拡張を進めた。軍事・産業が優先される中で、衛生費は削減され、府県による公立病院の経営や公立医学校の運営は禁止された。その後、私立病院を中心に病院は発展をみせるが、そこで実践された医療の恩恵を受けることができたのは一部の人びとに限られていた。

医師の養成　江戸時代以前の日本には、医師に関する資格制度は存在せず、さまざまな人が医療活動を行なっていた。儒者《じゅしゃ》で医業を兼ねる者、浪人《ろうにん》で町医者になる者もあれば、下級武士から転じる者もいた。医師は仕官先によって身分が異なり、朝廷や幕府に仕える最高位の医師から大名に仕える「藩医」、町医者や村医者まで序列が形成されていた。医師の技術水準には相当のばらつきがあり、中には医学の知識もないままに見よう見まねで医業を行う無学医もみられた。

医療の近代化を目指す明治政府は、その担い手としてまず医師の養成に着手し、医学教育と医師制度の整備を開始した。「医制」第三七条には、医師になるためには国家試験に合格する必要があることが明記され、文部省は一八七五（明治八）年に東京・京都・大阪の三府に試験の施行を通達した。同年、衛生行政が内務省に移ると、各府県に対して新規開業医師の開業試験の実施が指示され、一八七八年頃にはほぼ全国で施行されるようになった。

医制が公布された一八七四年、全国で開業している洋医は約五二〇〇人、漢方医は約二万三〇〇〇人であった（表15「明治初期の医師数」）。既存の漢方医については、一定の履歴を有するものに限って無試験で開業免許が付与されたが、西洋医学による試験に合格しなければ新規に開業することはできなくなり、後進開業権は事実上剝奪されてしまったのである。危機感を募らせた漢方医は、試験科目の変更要請、漢方の基礎理論の強調、比較治療の試みなどを通して、漢方医道継続を訴えた。

漢方医の抵抗運動は、さまざまなかたちで粘り強く続けられたが、西洋医学への一元化を目指す政府の方針のもとで次第に弱体化していった。一八八三年には、医師免許規則および医師開業試験規則が制定され、漢方の診療も西洋医学の免許を取得した医師にしか認可されないこととなった。漢方医が開業・診療をする道は完全に絶たれてしまったのである。最後の望みをかけた帝国議会への請願運動も、一八九五年に医師免許規則改正法案が否決されて失敗に終わった。

ここで見逃せないのは、漢方を中心とする東洋医学が、制度上は排除されたものの、近代化の過程で完全に消滅したわけではないという事実である。西洋医学による医療制度が企図され、それに必要な人材養成が進んでも、人びとの日常生活には伝統的な医療が生きつづけていた。さまざまな「民間療法」には、病因を探して治す西洋医学の発想とは異なる自然治癒力に基づいた東洋医学の影響が色濃くみられる。

漢方医は患者を診察して、病気の種類や軽重など症状に応じて、数種類の生薬《しょうやく》を配剤して治療を行う。こうした漢方医の治療法から得た知識をもとに、採取した薬草や、捕まえた虫や蛙《かえる》などを焼いたり煮たりして服用することは庶民の間で広く行われていた。また、けがや病気を邪気《じゃき》・悪霊《あくりょう》のしわざであると考えて、医者にも見はなされた重病人が出ると、修験《しゅげん》や僧侶や神官などの宗教者に頼んで加持祈禱をしてもらうという習俗は今でも消滅したわけではない。

表 15　明治初期の医師数

年	次	総　数	試験免許	漢　医	洋医	漢洋医	和医	和漢医	和洋医	和漢洋医	流派未詳
1874	明治 7	28,262		23,015	5,274						
75	8	23,284	25	14,807	5,097	2,524	25	33	12	17	744
76	9	31,268	200	20,568	6,402	4,098	…	…	…	…	32,361
77	10	33,503	1,142	…	…	…	…	…	…	…	34,182
78	11	35,999	1,817	…	…	…	…	…	…	…	35,951
79	12	38,322	2,371	…	…	…	…	…	…	…	…

『医制百年史』資料編　厚生省医務局，1976 年

医者にかかることが「贅沢《ぜいたく》」であった時代に、一般の人びとが多く接した医療者の中には、国家資格をもつ医師以外の人びとが多く含まれていた。宗教家や呪術師《じゆじゆつし》の施す治療は、庶民の生活の中では、西洋医学による科学的な治療を補完するものとして無視できない役割をはたしていた。

「近代化」の流れの中で政策決定過程だけを追っていくと、あたかも急速に西洋医学と西欧に範をとった諸制度が急速に浸透し、伝統的な医学・医療が駆逐されていったように見える。しかし、国の医療政策と、一般庶民の生活における医療の実態は、区別して考える必要があろう。

看護職　病院を中心とした医療活動において、医師とともに患者へのケアを担う看護職は欠かせない存在である。一八八〇年代には、看護婦学校を付設する病院が現れ、近代的な看護婦養成が始まった。東京では、高木兼寛が有志共立東京病院に看護婦教育所を設立し、京都では、新島襄《にいじまじよう》が同志社《どうししや》病院および看護婦学校を設け、どちらもアメリカ人の指導によって看護教育を開始した。

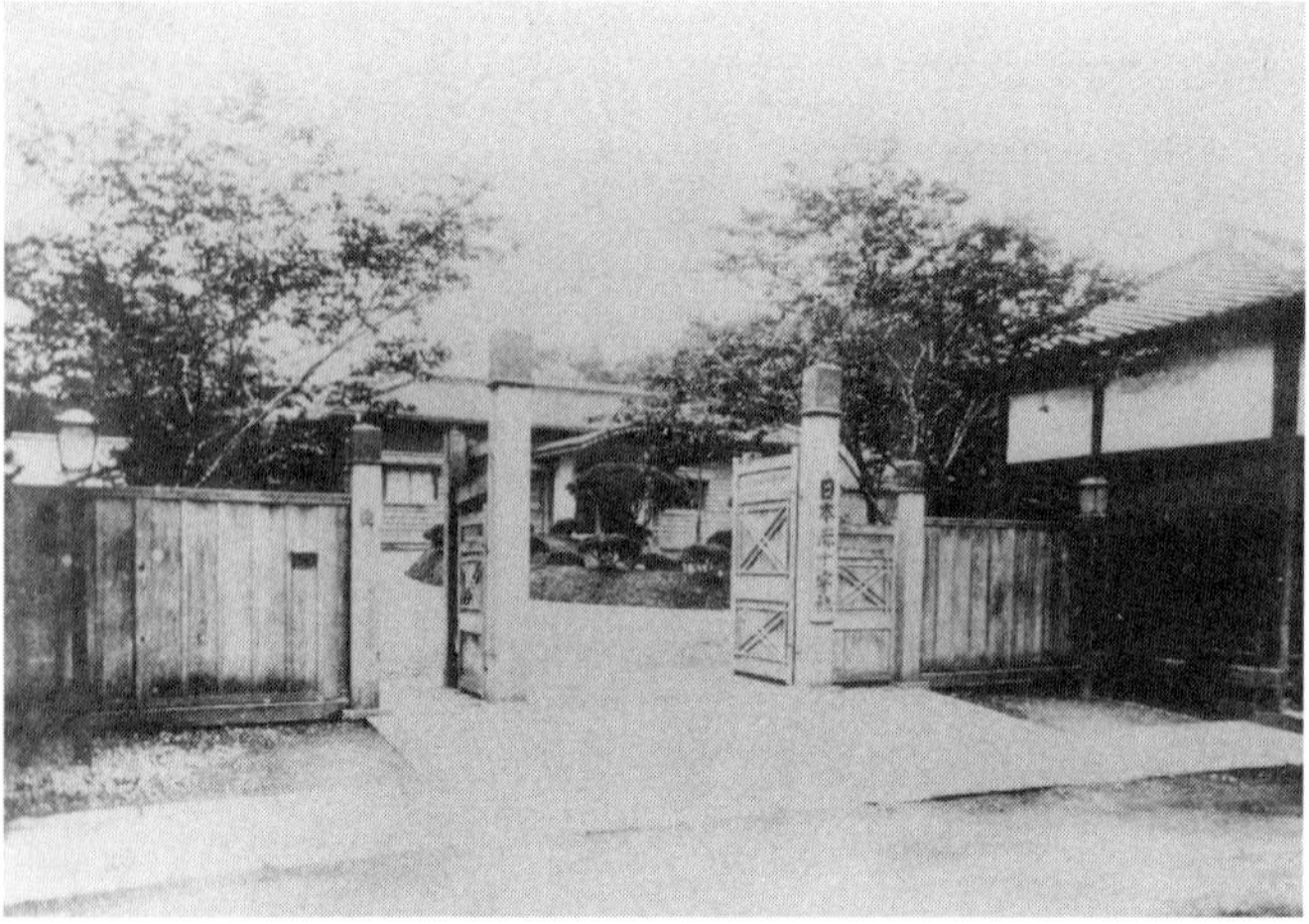

図68　1887（明治20）年頃の日本赤十字社正門

一八九〇年には、日本赤十字社による看護婦養成が始まり、日本における組織的な看護婦教育の端緒《たんちょ》となった。日本赤十字社の前身である博愛社《はくあいしゃ》は、一八七七年、佐野常民《さのつねたみ》によって西南戦争の負傷者を救護するために作られた組織である。一八八六年には陸軍の後援を受けて博愛社病院を設立して赤十字に加入、翌年に日本赤十字社と改称した。

日本赤十字社は、当初から陸軍との関係が深く、博愛慈善を掲げる欧米の赤十字とは異なった性格をもっていた。一八八九年に制定された看護婦養成規則には、卒業後一〇年間は「身上《しんじょう》ニ何等ノ異動ヲ生ジルモ、国家有事ノ日ニ際セバ、速《すみやか》ニ本社ノ召集ニ応シ、患者救護ニ尽力センコトヲ誓フベシ」と明記され、軍事的要請が読み取れる。

日清戦争における看護婦の活躍は看護婦養成の拡大を促し、日本赤十字社の各支部を通じて看護婦が速成されるようになった。日露戦争時には看護婦不足が生じて速成教育に拍車がかかり、その後看護婦は軍隊における需要に基づいて増加していくことになる（表16「看護婦（人）数の推移」）。国家の軍事的要請を背景にした組織的な看護婦養成の一方で、一九〇〇年頃からは開業医のもとでも看護婦が求められるようになり医師会などによる養成が始まった。

留意すべきは、現在は看護職として一つの法規で括られている助産婦（産婆《さんば》）の状況である。江戸時代から女性の職業として認められていた産婆については、一八九九年の産婆規則によって試験制度が導入され、地方ごとにばらつきのあった業務・資格が統一された。外国に範をとりながら新たな職種として登場した看護婦と異なり、女性の生活の中で仕事をしてきた人びとが、新しい国家体制の中で一つの職種として位置づけられたわけである。

※現在、男性を含む看護職の名称から〝婦〟の文字は消え、看護師、助産師のように称される。

④ 人びとの暮らしと病の諸相

薬売り　明治政府は、西欧医学による医療の近代化を目指して、欧米の医療制度や医療技術の導入を急いだ。西洋式の病院が建設され、「お雇《やと》い外国人医師」や留学して西欧の医学を学んだ医師たちは漢方医とは異なる方法で治療を開始した。だが、一般の人びとが、速やかにその成果を享受できたわけではない。

年	次	総　数	看護婦	准看護婦	看護人
1931	昭和 6	82,928	77,868	4,930	130
32	7	90,106	84,918	4,766	142
33	8	96,192	91,608	4,412	172
34	9	103,126	98,697	4,224	205
35	10	107,079	102,968	3,889	222
36	11	114,232	110,143	3,844	245
37	12	124,697	119,849	4,553	295
38	13	120,364	114,678	5,322	364
39	14	127,466	121,059	5,920	487
1940	15	138,346	130,425	7,368	553
41	16	150,426	141,915	8,077	434
42	17	119,522	111,841	7,404	277
43	18	80,891	77,964	2,756	171
44	19	30,676	29,615	997	64
45	20	35,062	31,271	3,673	118
46	21	164,885	155,118	9,342	425
47	22	162,857	154,844	7,326	687
48	23	140,006	135,602	3,513	891
49	24	126,415	123,596	2,080	739
1950	25	130,272	127,413	2,228	631
51	26	155,034	151,992	1,992	1,050

府県，同 20 年に 35 都道府県で数値不明のため計上されていない．

表16　看護婦（人）数の推移

年	次	総　数	看護婦	准看護婦	看護人
1910	明治43	11,574	11,574		
11	44	13,056	13,056		
12	大正 元	13,925	13,925		
13	2	13,890	13,890		
14	3	14,547	14,542		5
15	4	18,789	18,045	709	35
16	5	27,777	22,551	5,163	63
17	6	31,182	25,600	5,521	61
18	7	33,591	27,242	6,292	57
19	8	35,581	28,870	6,650	61
1920	9	34,838	29,978	4,803	57
21	10	36,322	31,515	4,741	66
22	11	37,857	33,689	4,099	69
23	12	38,210	34,732	3,403	75
24	13	42,367	39,084	3,191	89
25	14	47,334	44,105	3,159	70
26	昭和 元	51,201	47,980	3,145	76
27	2	57,163	54,275	2,813	75
28	3	63,498	57,655	5,762	81
29	4	68,675	63,129	5,425	121
1930	5	75,735	70,390	5,217	128

㈱「看護婦」のうち昭和17年に3府県，同18年に16都県，同19年に32都道

（資料）内務省「衛生局年報」（明治11～昭和12年）

厚生省「衛生年報」（昭和13～昭和26年）

『医制百年史』資料編　厚生省医務局，1976年

貧民病院	種痘病院	眼科病院	産科病院	整骨病院	外科病院	解　院
1						1
1						
1	2					
1	2					
1	1	3				
1	1	5				
1	1	9	1	1	1	

医療保険制度が普及するまでは、庶民の多くは病院や医師による診療とは無縁の生活を送っていた。人びとの健康を支えていたのは、伝統薬である。日本では古くから各地で薬の行商が行われ、各家庭ではなじみの業者から買い入れた薬を常備していた。

最も古い奈良県の大和《やまと》売薬は南北朝時代に始まり、江戸時代には修験者《しゅげんしゃ》によって全国に広められた。反魂丹《はんごんたん》で名高い富山県（越中《えっちゅう》）をはじめ、熊本県（肥後《ひご》）の熊本売薬、山口県（長門《ながと》）の伊佐《いさ》売薬、広島県（安芸《あき》）の広島売薬、佐賀・長崎県（肥前《ひぜん》）の田代《たしろ》売薬、伊勢《いせ》船越《ふなこし》の売薬などさまざまな地域を拠点として薬売りが活躍していた。

越後《えちご》の毒消し売りは、他の売薬と異なって女性が売り子である。大きな荷物を背負って関東や信州、会津《あいづ》にまで足をのばし、農家に泊まりながら腹下しや虫くだし、強心剤などを販売した。薬事に関する法律が整備されるにつれて行商のスタイルや扱う薬品は変わったが、戦後も一九七〇年代まで行商は続けられた。

表17　明治初期の病院数（種類別）

年	次	総数	本病院	支病院	癲狂病院	黴毒病院	脚気病院	癩病院（起廃）
1874	明治7	52						
75	8	63	59			3		
76	9	97	89			7		
77	10	159	146			12		
78	11	235	124	63	1	40		4
79	12	309	165	71	3	61		6
1880	13	363	234	55	3	57	3	6
81	14	510	281	73	5	135	4	5
82	15	626	402	64	6	130	5	5

（資料）文部省「第二年報」（明治7年），内務省「衛生局年報」（明治8年〜昭和12年）『医制百年史』資料編　厚生省医務局，1976年

性病　日常の軽い体調の乱れは、胃腸薬を中心とした行商の薬でなんとかおさまる。こうした伝統薬では対処できない病気と人びとはどのように向き合っていたのだろうか。社会を震撼《しんかん》させる急性伝染病のように、国が即応を迫られる疾患については、統計の整備が早くその概観がつかみやすい。数値以外では、作家や政治家など著名な人が残した闘病記録などから当時の医療状況を垣間《かいま》見ることができる。しかし、一般の人びとが暮らしの中で直面するさまざまな病について、その実像を把握することは簡単ではない。

明治初期に設立された特定疾患を対象とした病院の動向をみると、伝染病院とならんで梅毒《ばいどく》病院の数が多いことに気づく（表17「明治初期の病院数（種類別）」）。

日本では、一六世紀から梅毒に関する記録が始まり、以来、有効な治療法も予防策もないままに全国に広がっていった。公娼《こうしょう》制度のもとで各地にみられた遊郭《ゆうかく》は、梅毒をはじめとする性病の感染源となったが、医学的な管理はなされず、病気は人びとの生活の中に深く入り込んだ。杉《すぎ》田《た》玄白《げんぱく》は、回

顧録『形影夜話《けいえいやわ》』の中で、年間の患者約一〇〇〇人のうち七~八割が梅毒患者であったと記している。売買春が公認されていた社会では、性病は半ば公然と社会に受け入れられ、落語や川柳《せんりゅう》などの庶民文化にもしばしば登場する。

　幕末に来日したオランダ海軍軍医のポンペは、野放し状態となっている性病の状況を憂え、幕府に対して遊郭への医学的監督を提言した。しかし、性病蔓延《まんえん》の弊害に関する認識が希薄な幕府は、対策を講じようとはしなかった。事態を変えたのは、イギリス公使パークスの働きかけである。一八六七（慶応《けいおう》三）年、開国後の日本に駐留することになったイギリス軍は検梅《けんばい》制度の実施を強く求め、これに応じるかたちで遊郭に梅毒病院が設置されるようになった。

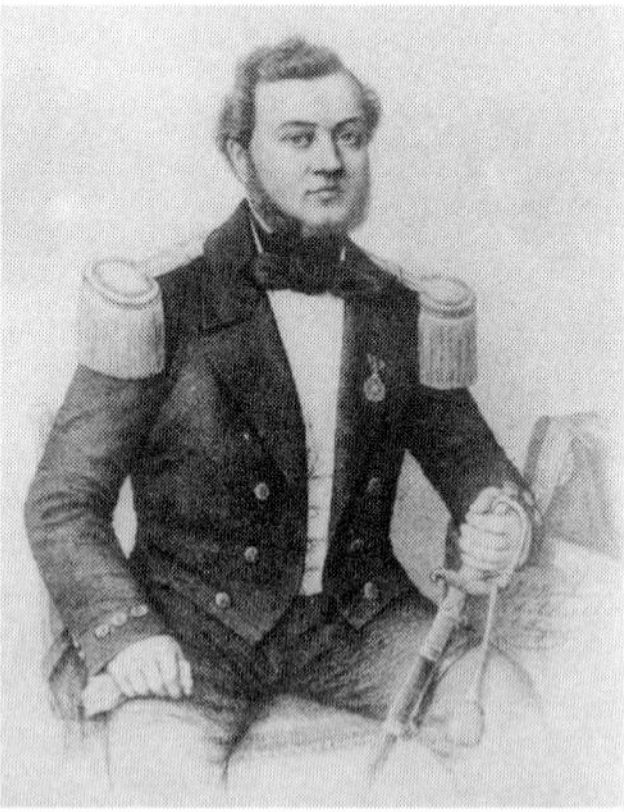

図69　ポ　ン　ペ（1829～1908）

　一八七二（明治五）年、明治政府は「芸娼《げいしょう》妓《ぎ》解放令《かいほうれい》」を出して、人身売買を禁じた。しかし、これは、検梅制度導入と同様に「外圧」によるものであった。日本に入港したペルー船マリヤ・ルーズ号から逃亡した清《しん》の苦力《クーリー》の処遇にあたって、奴隷《どれい》売買事件として苦力の釈放送還を求める日本側に、ペルーは日本の公娼制度という「奴隷制度」を指摘して反論した。政府は、急遽「芸娼妓解放令」を発令して「文明国」の体裁を整えたものの、「貸座敷《かしざしき》」と名前を変えた遊郭は相変わらず存続し、性病の温床は温存されたのである。

性病予防行政は、貸座敷など公認された売買春の場を中心に警察によって展開された。警察は遊郭取り締まりの一環として検査を位置づけ、雇い主である業者たちは、娼妓たちの「商品価値」の維持と営業保全を主眼に検梅を実施した。遊郭の経営者は、娼妓が病気で休むことを避けようと画策したため、医学的な予防対策としては限界があった。

性病は、コレラや天然痘《てんねんとう》のように目にみえるかたちで社会に衝撃を与えるわけではない。「公娼制度」を容認する社会にあって、その対策は遅れた。本格的に予防や治療が始まるのは、徴兵検査でその弊害が問題化してからである。壮丁《そうてい》（軍役にあたる壮年の男子）一〇〇〇人に対する性病の比率は、明治後期から昭和初期にいたるまで平均二四・五前後で推移しており、性病蔓延の根深さがうかがえる。性病のうちで最も患者の多い梅毒の死亡率は、一九一一年の統計で一〇〇〇分の九・六と高く、腸チフス（七・三）や赤痢《せきり》（六・六）を上回っていた。

感染は、遊郭に通う一部の男性にとどまるものではない。女医第一号となった荻野吟子《おぎのぎんこ》が夫を介して性病に罹患《りかん》し、その苦しみから医師を目指したことはよく知られているが、同様のあるいはより悲惨な例が数多くあったと思われる。買春によって性病に感染した夫はその事実を妻に隠しつつ、結局妻にも感染させてしまう。その事実を夫婦で他に隠蔽《いんぺい》したまま家庭内不和が起こり、妻が離縁されることも少なくなかった。

一九一〇年に、ドイツのエールリッヒと日本の秦佐八郎《はたさはちろう》がサルバルサンを発見したことによって、多くの人びとを苦しめてきた梅毒はようやく治癒可能となった。この薬は、副作用が強く、ペニシリンが登場するまでは治療には困難が伴った。一般の人が梅毒の苦しみや恐怖から解放されたのは、ペニシリンが普及するようになった戦後のことである。

脚　気

脚気《かっけ》は、白米を常食とするアジア地域に多くみられる脚の急性末梢《まっしょう》性《せい》神経炎であり、炎症が心臓に及ぶと衝心《しょうしん》とよばれ、致死率の高い病気に変化する。ビタミンB_1の欠乏でおこる栄養障害であるが、このことがわかったのは明治半ばをすぎてからであった。

日本人の主食が、精米で胚芽《はいが》を除いた白米に移行し始めた江戸中期から出現し、明治期に入ると国民病といわれるほど患者数が増加した。とりわけ、産業化につれて都市に集住するようになった貧困層に罹患者が多くみられ、その病因は、副食が乏しい白米中心の食生活にあった。

明治初期に、東京から東北を経て北海道へと旅行したイギリス人イサベラ・バードの『日本奥地紀行』には、東北の二つの村で七ヵ月の間に人口約一五〇〇のうち一〇〇人が死亡しているとあり、皮膚の色が黒ずみ口や鼻孔をあけたままで頭をぴくぴくさせた重症の患者に対して医者はなすすべをもたず、臨終《りんじゅう》を見守るだけだったと記されている。原因が不明であった当時、症状が急転して死にいたることも稀でないこの疾患を、伝染病と捉えて怖れる人も少なくなかった。

一八七八（明治一一）年、政府は神田《かんだ》に脚気病院を開設し、治療について漢方と洋方の比較検討を行なった。その後、大学の医学部における研究も開始されたが、原因究明には至らず、有効な治療法は見出されなかった。明治初期に増加の一途をたどる脚気患者の多くは、漢方医による伝統的治療や民間療法に委ねられていた。政府が本格的に脚気対策に取り組む契機となったのは、軍隊における脚気患者の大量発生である。

軍隊で厳しい訓練を課せられた若者たちは、白米中心の集団給食で体力をなんとか維持していくうちに、ビタミン不足に陥り次々と脚気に罹《かか》っていった。一八七八年には、患者は陸軍の約三分の一にのぼり、軍部内でも深刻な問題になっていった。海軍でも同様であったが、対応策には違いがみられた。一八八〇年、イギリス留学から帰国して東京海軍病院長となった高木兼寛《たかきかねひろ》は、食物と脚気の因果関係に着目し、兵食を改良して成果をあげた。

陸軍は、パン食などを取り入れた海軍の洋風兵食を批判して米食を継続した。しかし、民間の経験からその効果が認められていた麦飯を導入する動きが現れ、陸軍内に米麦混食が次第に普及していくことになる。その結果、脚気の発生は低下傾向に向かったのである。

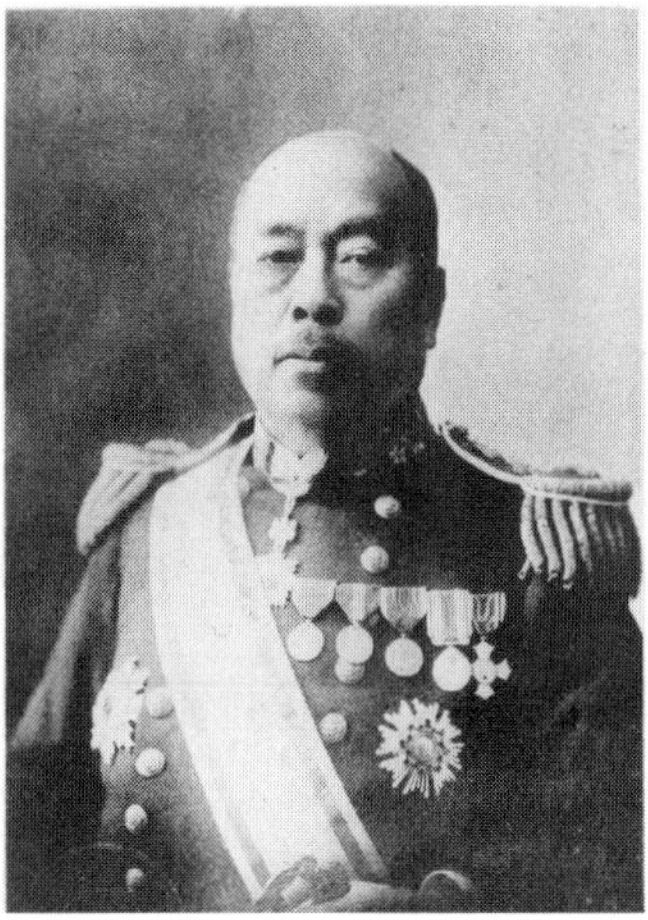
図70　高木兼寛（1849～1920）

こうした流れの中で、軍隊を中心に脚気研究が開始された。一九〇九年には、森林太郎《りんたろう》（鷗外《おうがい》）医務局長のもとで臨時脚気病調査会が結成され研究が始まった。翌一九一〇年には、鈴木梅太郎《うめたろう》が、玄米に脚気治療に有効なオリザニン（ビタミンB_1）があることを発見する。しかし、麦飯の経験的効果を否定的に捉えていた当時の日本の医学者たちは、オリザニンの重要性を理解できず、鈴木の発見が脚気患者

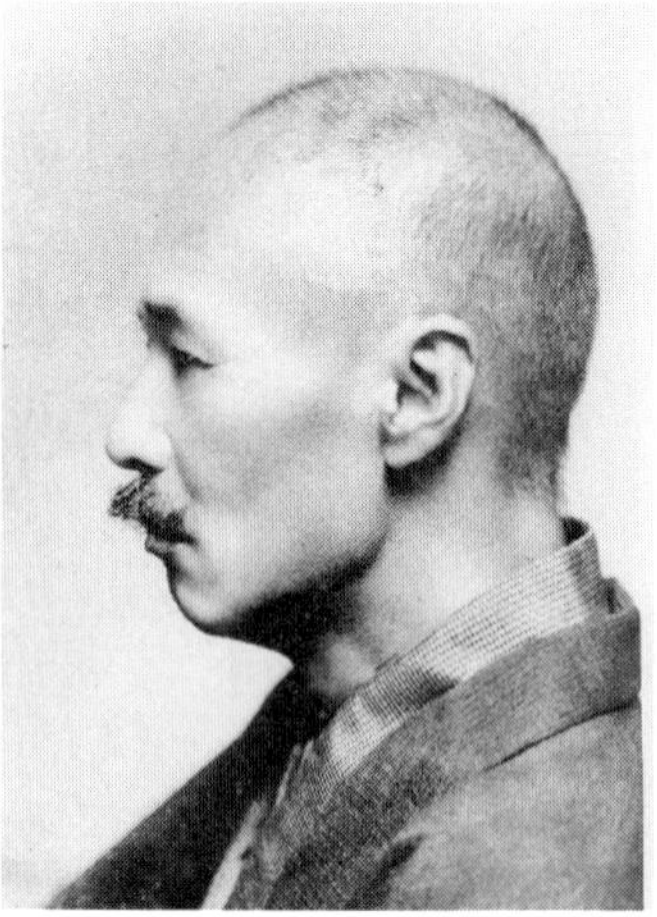

図71　森　鷗　外（1862〜1922）

たちに役立つまでにはさらに時間を要した。

第一次大戦前後、欧米でビタミン研究が進むと、調査会もビタミンB_1欠乏説を認めざるをえなくなり、恐ろしい伝染病とされていた脚気は、栄養に配慮することによって克服できる病気へと変わっていったのである。しかし、食生活や栄養が病因にかかわる病気は、その後もなくなったわけではない。現在社会問題化しているいわゆる「生活習慣病」には、現代人の生活、とりわけ食生活と深いかかわりをもつものが多い。

明治期に多くの人びとを悩ませた性病と脚気は、それぞれ異なる疾患であるが、その病因や広がり方と人びとの生活の結びつきに目を向けると共通点が見えてくる。その後現在にいたるまで、いくつかの疾患が「国民病」と称されてきた。それらの実態を注意深く検討していくと、その時代の生活が色濃く映し出されていることに気づく。

七　産業社会と医療

1　産業化と救貧医療

病気と貧困　明治政府は、欧米列強に対抗するために、富国強兵《ふこくきょうへい》の基盤として近代産業の移植を図った。一八七三（明治六）年に設置された内務省によって、軍事・鉱山・鉄道・通信などの官営化、製糸・紡績などの官営工場設立、輸入機械の払い下げや助成金交付による私企業育成といった「殖産《しょくさん》興業《こうぎょう》」政策が次々と実施された。

地租改正《ちそかいせい》は、農民の急速な階層分化を促し、農民の離農や都市への流入が目立つようになった。その多くは、不熟練の肉体労働に従事し、家族全員で働いてかろうじて最低生活を維持できる貧民層を形成した。都市には貧困世帯が集住するスラム地域が出現し、窓もトイレもない棟割長屋《むねわりながや》の狭い部屋で家族全員が折り重なるようにして寝るという有様であった。不衛生な居住環境と栄養も十分とれない食生活のもとで重労働に携わる貧民から病人が多出したのはごく自然の成り行きであった。

当時の医療機関の多くは、主として中流以上の階層を対象としていたために、貧しい人びとは病気になっても治療を受けることができなかった。健康を損ねて働くことができなくなれば生活はさらに困窮していく。産業化は、病気と貧困から脱け出せない労働者を次々と生み出していった。

救療事業 疾病《しっぺい》と貧困の悪循環が社会的に問題化するようになると、貧しい人びとに対して医療を提供する動きが現れた。東京府は、貧困層に対する医療の必要性を提言した佐藤尚中《しょうちゅう》の建白書《けんぱくしょ》を受けて、一八七四（明治七）年に東京府病院を設立し、一八七七年から施療《せりょう》事業を開始した。

病人は、役所に申請して府庁の発行する施療券を受け取り、指定された医師から診療を受ける仕組みであった。東京府の財政悪化によって、事業は一八八一年に廃止され、東京における公的医療活動は短命に終わった。しかし、救療事業は、海軍軍医戸塚文海《とつかぶんかい》と高木兼寛《たかきかねひろ》によって引き継がれた。

高木らは、貧困ゆえに治療を受けられない人びとを救うことを目的に掲げ、政財界からも賛同者を得て、一八八三年有志共立東京病院（東京慈恵会《じけいかい》医院の前身）を開設した。建物や設備は東京府病院のものを借用したが、病院の運営には、高木のイギリス留学の経験が活かされた。どのような疾患であれ、貧しい病人を無条件で入院させて治療する一方、患者に対して医学教育への協力を求め、病院を医学教育の場としても活用した。一八八六年には、看護婦教育所を設けて近代看護教育を開始したことも注目される。

こうした民間の動きとは別に、東京大学が一八七七年に発足した際、医学部付属病院に施療患者制度が作られた。趣意書には「貧困にしてその病症学術研究上、殊に須要と認むる者を無料入院せしめ、治療を施すものとす」と記され、「施療」の目的が、医学研究のための患者確保にあったことがわかる。

受診者は「学用患者」と呼ばれ、入院中は、療養生活の細部にいたるまで多くの制約のもとで治療を受け、死後は病理解剖された。貧しい患者は、医学研究や医学教育の「素材」としての扱いと引き換えに、無料の治療を甘受したわけである。

慈恵医療　一八九〇年代から一九一〇年代にかけて、日本は、日清《にっしん》・日露《にちろ》の両戦争に勝利し、欧米列強とともに大陸へ進出した。国家が対外的に、領土を拡張し国力を増大させていく過程では、国民の生命や健康に対する負担と喪失は避けられない。日清戦争の動員総兵力は二四万人、戦死者は一万三三〇九人（うち病死者一万一八九四人）であった。日露戦争では、戦死者は約八万四〇〇〇人、戦傷者約一四万三〇〇〇人と犠牲者は大幅に拡大した。この頃から「廃兵《はいへい》」（傷痍軍人《しょういぐんじん》）の存在が社会問題となり、戦争がもたらす「健康障害」が浮上した。

日露戦争では、人的被害とともに軍事費も大幅に増大した。戦前数年の一般会計規模が二億数千万円であった日本にとって、総額一九億八四〇〇万円におよぶ戦争費用は大きな負担となった。その後、軍備拡張費を捻出するための増税が行われた上に、低賃金・低米価に依存する資本主義の展開が続き、国民生活は次第に圧迫されていく。窮乏の中で健康を損ねる人びとが年々増加し、その存在は看過できない社会問題となっていった。

日清戦争後には労働争議が頻発し、労働組合が出現する。こうした動きに対して、政府は一九〇〇（明治三三）年に治安警察法を公布して労働運動の抑圧を図った。その後も社会主義運動は消滅する

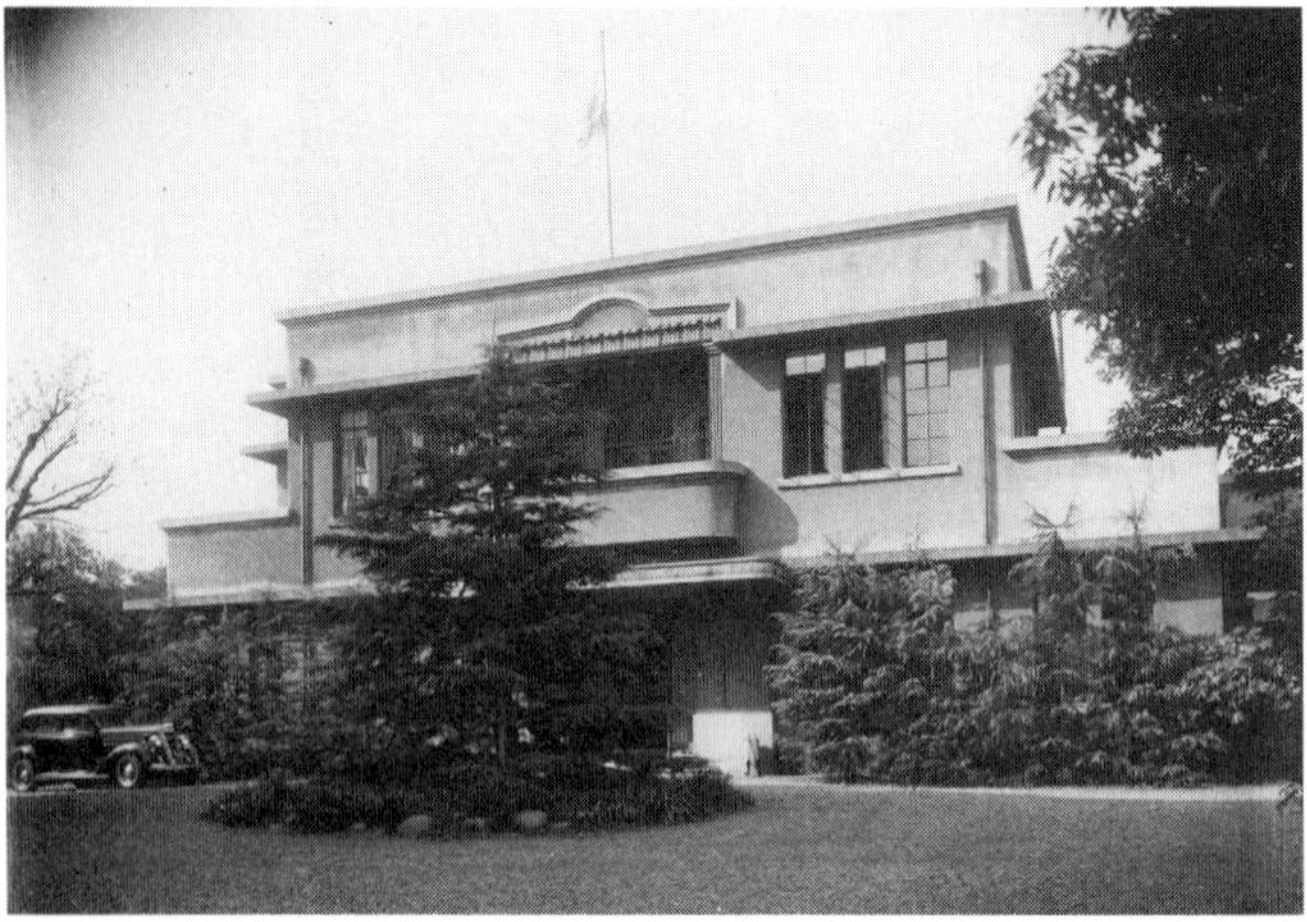

図72　済生会本部
1932（昭和7）年竣工

ことなく、日露戦争反対を唱えるなど活動が続いた。しかし、一九一〇年、天皇暗殺を計画したとして社会主義者が捕らえられ、翌年幸徳秋水《こうとくしゅうすい》らが死刑となった大逆《たいぎゃく》事件を境として運動は下火となっていく。

政府は社会主義を厳しく弾圧する一方で、社会不安解消のために、一九一一年には労働者保護を掲げて工場法を制定し、施薬救療を目的とする恩賜財団済生会《さいせいかい》を発足させた。済生会の設立趣意書には、困窮した人びとが病気に罹《かか》っても治療を受けられない状況が貧困を生み「一国の活力を消耗し、一国の生産力を減殺する」と記されている。つまり、貧民救療は、弱者救済の「慈善」ではなく、国民を国に有用な人的資源として担保していくための方法として提示されたわけである。

一九一一年、天皇による「施薬救療の大詔」とともに、内帑金《ないどきん》一五〇万円が下賜され、政府は、高級官吏や富裕層に義捐《ぎえん》を呼びかけた。集まった二四〇〇万円を基金として恩賜財団済生会が設立され、貧困者を対象とした医療事業に取り組むことになった。事業は、施療券を公布して既存の医療機関に診療を委託するかたちで開始され、大都市では直営の診療所や病院の建設が進められた。

開設の翌年一九一二年に全国で約四万二〇〇〇人であった救療人員は、一九二六(大正一五)年には約五四万人にまで達し、その後も増加を続けた。患者が増加する一方、第一次世界大戦後の不況の中で、事業は困難を極めた。済生会は、天皇からの下賜金と一般からの寄付金を基金とし、その利子で運営されていたために、金利低下や財界からの寄付金の減少が大きな痛手となったのである。

問題は財政面にとどまらなかった。事業は、内務省の采配のもとに委嘱を受けた地方自治体が施行するかたちで進められ、実務の主体である開業医を中心とした民間の医療者にとっては受け入れがたい面が少なくなかった。また、受診の手続きが煩雑である上に、治療過程に多くの制約があったため、患者からの不満も続出した。

救療事業は、社会防衛や人的資源の涵養《かんよう》といった視点を基に国の社会政策として開始された。そのため、個々の医療者や患者にとっては数々の問題をはらむ事業展開となった。病と貧困に関する政策には、こうした社会的側面が伴うことを見逃してはならない。

2 医師会の成立と社会化の動き

医師法の制定　一八八三（明治一六）年、明治政府は、太政官布告《だじょうかんふこく》第三五号「医師免許規則」を出してそれまであいまいであった医師の資格を明確化した。明治期後半になると、この法律の不備を指摘する声があがり、法律改正の動きが現れた。開業医の団体である大日本医会は、一八九八年、医師に対して強い監督権をもつ医師会の設立を目指す「医師会法案」を衆議院に上程した。

医師会の強制設立を提起したこの法案に対しては、開業の自由を主張する人びとから強い反対運動がおこった。法案は否決廃案となったが、この間の議論を通して、医師の身分法を早期に制定する必要性が広く認識され、新たな動きが生み出された。反対派を中心に結成された「明治医会」は、一定の医学校卒業以上の者に医師資格を付与し、内務省の医術開業試験を早期に廃止する医師免許規則改正案の検討を開始した。

一九〇三年、東京帝国大学を主体とする明治医会に対抗して在野の医師団体帝国連合医会が誕生し、大学教授や軍医から地域の開業医までさまざまな立場の医師たちによって、医師の身分をめぐる議論が続いた。明治医会は医学校卒業の医師の特権を守ることに力点をおき、帝国連合医会は開業医の利益を重視したため、双方から提示された法案は対立し妥協点を見出すことは難しかった。

一九〇六年、二つの医会はそれぞれ異なる法案を国会に提出した。委員会で検討の結果、両者の喫《きっ》

表18　医家の等位分類表

上流医	Ⅰ．医学博士	
	Ⅱ．医学士	
中流医	Ⅰ．元東京大学医学部別科生	
	外国の学位を有する者（上、中の間に位する者）	
	Ⅱ．医学専門学校出身者	所謂医学得業士
	Ⅲ．同上程度の卒業生	所謂医学得業士
下流医	Ⅰ．内務、文部省試験及第者	
	元甲種医学校出身者（中、下の間に位する者）	
	Ⅱ．奉職履歴	
	Ⅲ．従来開業	
	Ⅳ．開業医子弟	
	Ⅴ．限地開業	

煙雨楼主人（長尾折三）著「噫医弊」吐鳳堂上梓，1909年，57頁

緊《きん》の要求を相互に認めた折衷案が作成され、同年、医師法が成立した。この法律によって、医師免許は、医科大学、公官立医学専門学校および文部大臣の特に指定した私立医学専門学校を卒業した者に付与されることが決まり、それ以外の学校の卒業者には医師試験が課せられた。医師会設立に関しては、強制設置案を排して任意設立とし、その規定は内務大臣が定めることになった。医師法制定によって、医師免許は、それまでの開業免許から身分免許となり、医師の身分保障が実現した。この基盤の上に、その後、開業医制は大きく発展していくのである。

医師法が制定された明治末期、日本には表18（「医家の等級分類表」）のように多様な医師がいた。地域で一般の人びとの診療を行う開業医の大半は、「下流医」であった。下流医の中には、医学を学んで試験に合格した人の他に、漢方医を中心とした従来開業医や官公立病院に奉職していた奉職履歴医、医師が足りな

い地で診療する限地開業医など無試験で免状を交付された人びとが含まれ、医療の水準にもばらつきがあった。

医学博士を頂点とする医師の中では下位に位置づけられ収入が少ない開業医であっても、その診療料金は庶民の手の届く額ではなかった。医師に対して、死ぬ時の診断書ではなく、生きるための治療を無理なく依頼できたのは、地域の中の富裕層に限られていた。

医師会の誕生　一九〇六（明治三九）年、医師法の規定に基づいて医師会規則が制定された。医師会は、地域の医師（三分の二以上）が参加した総会で多数（三分の二以上）の賛成によって設立される都市区医師会と都市区の三分の二以上に医師会が存立していることを条件に設立される府県医師会に分かれていた。

医師会の設立は任意とされていたが、一旦地域に会が設立されると、そこで医療活動を行う医師はすべて加入を強制された。医師会規則公布の翌年一九〇七年から、各地で医師会が形成され、一九一〇年には、関東・東北・関西・九州とブロック別の大会も開催されるようになり、職能団体としての発展がみられた。

この気運を加速させたのは、一九一六（大正五）年に、薬剤師が提起した医薬分業問題である。薬剤師および薬局の制度を定めた薬品営業ならびに薬品取扱い規則（一八八九年制定）では、医薬分業の原則を明記しつつも医師の薬剤調合・販売が認められており、医薬分業は有名無実となっていた。専門職として社会的地位の確立を目指す薬剤師は、分業実現を目指して法律改正運動を展開し、調剤権の保持を目論む医師と鋭く対立した。薬剤師からの攻勢に対して団結の必要を感じた医師側は、大日本医師会を結成し、組織の強化に取り組んだ。

一九一九年には、任意設立・半強制加入の地方医師会は、強制設立・強制加入の団体となり、一九二三年には、道府県医師会を会員として任意設立の公法人日本医師会が発足し、会長には、大日本医師会会長の北里柴三郎《きたさとしばさぶろう》が就任した。こうして全国から地方にいたる医師会の組織が形成されたものの、一般医師の関心は低調であった。地方医師会では会合への欠席者が目立ち、活動は、中央の幹部を主体に進められた。

医療における医師の役割の大きさを考えると、職能団体としての医師会には、自らの身分や権利を確立し守っていくだけでなく、医師の社会的役割や医療のあり方を追究することが期待される。しかし、初期の医師会の活動は、薬価や診察料の議定に主眼がおかれ、医師の倫理や医学・医療に関する取り組みは乏しかった。

医療社会化の動き　日露戦争の後停滞していた日本経済は、第一次世界大戦の開始とともに一転して好景気を迎えた。ヨーロッパへの軍需品輸出に加え、アメリカやアジアへの輸出も増加し、大戦をはさんで日本は債務国から債権国へと発展した。しかし、一九二〇（大正九）年の株価暴落を契機に戦後（反動）恐慌《きょうこう》が起こり、さらに、一九二三年の関東大震災による震災恐慌、一九二七（昭和二）年の金融恐慌が続く中で、日本経済は長期不況に苦しむことになった。

大戦中の好景気で巨額の利益を得た大企業は、戦後不況の中でも発展を続け独占資本が形成された。

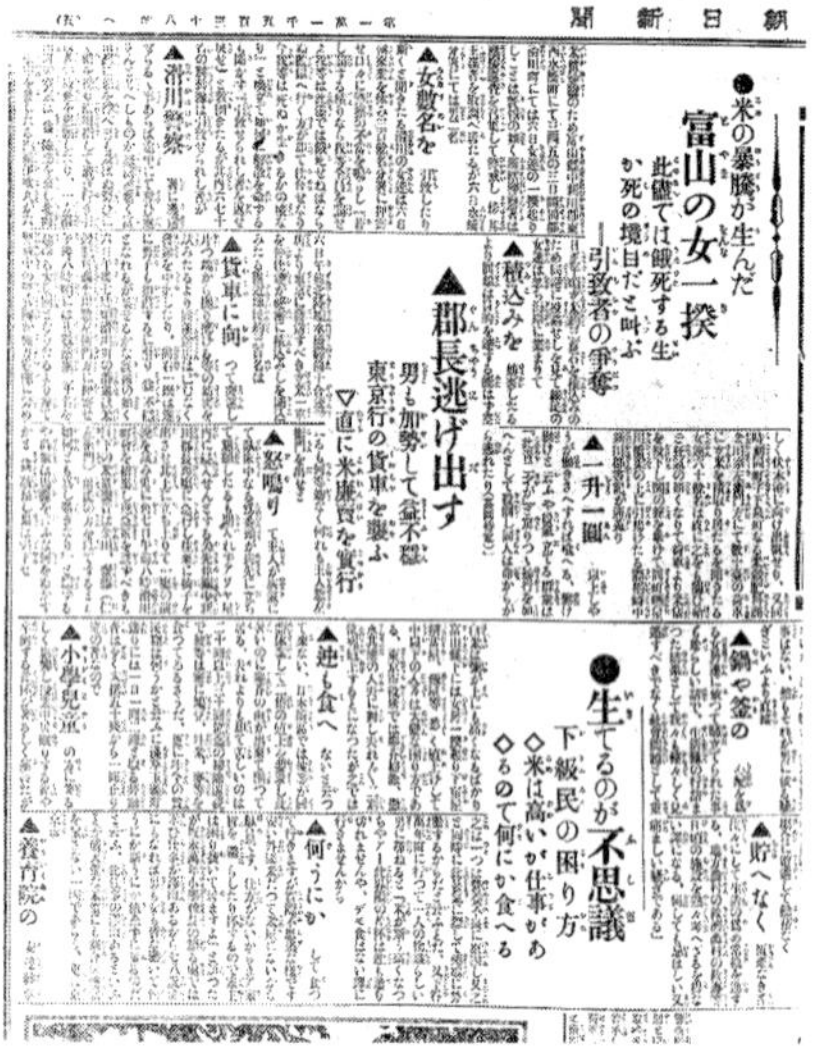
朝日新聞

米の暴騰が生んだ
富山の女一揆
此儘では餓死する生か死の境目だと叫ぶ
引致者の手奪

郡長逃げ出す
男も加勢して益不穏
東京行の貨車を襲ふ
▽直に米廉賣を實行

生てるのが不思議
下級民の困り方
◇米は高いが仕事がある
◇るので何にか食へる

図73　米騒動　富山の女一揆
『東京朝日新聞』1918（大正7）年8月8日

一方、大企業の支配下におかれた中小企業や農家の経営は困難を極めた。大戦後の好景気にともなう物価上昇、とりわけ米価の高騰は人びとを苦しめ、一九一八年には、主婦たちが米の積み出しを阻止して安売りを求める事件が起こった。

この騒動はほぼ全国におよび、同時期、労働争議や小作争議も激化していった。大都市では貧困層の困窮化が進み、一九二一年には内務省によって六大都市の「細民集団地区調査」「細民生計状態調査」が実施された。細民《さいみん》と呼ばれる貧しい人びとは、病気にかかっても十分に医療を受けられず、職を失って困窮を深め、それがさらに疾病の悪化や死亡につながっていく。当時、医療も資本主義の独占化の過程で営利性を帯びる傾向が強まり、医療の商品化につれて、貧困と疾病の悪循環はそれまでにもまして拡大していった。こうした事態の深刻化に対して、医療分野でも新たな動きが生まれた。

「施薬救療の大詔」を受けて開始された恩賜財団済生会《さいせいかい》は、貧しい患者への施療を中心に救貧事業を展開していた。天皇の慈悲による慈善の色濃い済生会とは異なる方法で詔勅の主旨を実践しようと

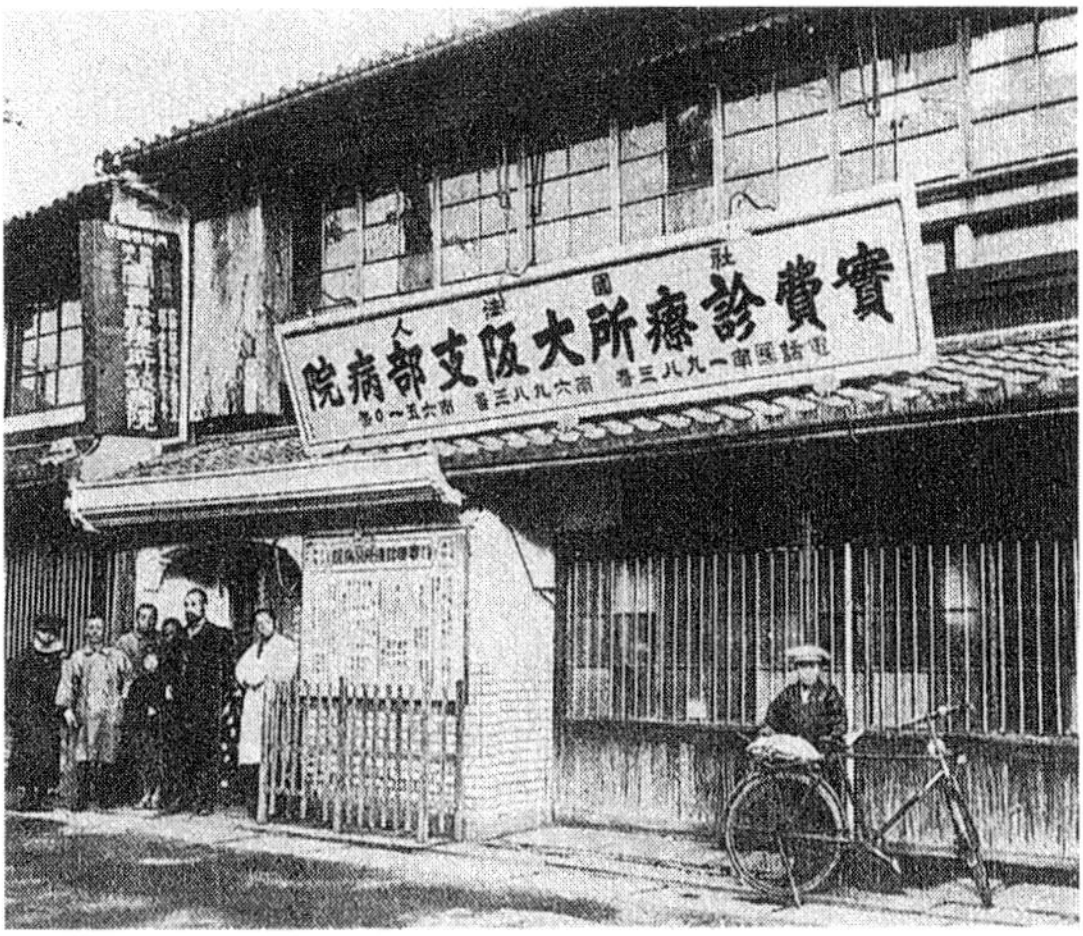

図 74　実費診療所大阪支部

1914（大正 3）年 11 月，南区瓦屋町に開設．すでに横浜，浅草，四谷に支部があり，この頃医師会の反対運動が相ついだ．

したのは、鈴木梅太郎《すずきうめたろう》であった。鈴木は、三井《みつい》銀行支店長や王子製紙《おうじせいし》専務、三越《みつこし》デパート常任監査役などを務めた実業家であり、福沢諭吉《ふくざわゆきち》門下の自由主義者でもあった。鈴木は、社会主義的立場で公衆衛生活動に取組んでいた加藤時次郎《かとうときじろう》医師の協力を得て、一九一一（明治四四）年に社会法人実費診療所を設立した。

「未だ貧窮の極低に沈倫《ちんりん》せず、一個独立の国民として公共の救助を潔しとせざる大多数無産階級を、倫落の危き断崖より救はん」として開設された実費診療所は、日収一円五〇銭以下の階層を対象に、内務大臣の許可を得て低廉な診療費で治療を行なった。この試みは有力新聞に好意的に紹介され、世論の支持を得た。患者は年々増加し、その勢いを怖れた医師会が、政府に認可取り消しを求めて実費診療所撲滅《ぼくめつ》運動を展開するまでに至った。

医師会の攻撃をかわして事業の拡大を続けた実費診療所が初めて減少したのは、一九三〇年のことである。医療の「薄利多売」で実績をあげる鈴木と医療の社会化を目指す加藤との間に生じた対立や、一九二七年の健康保険法施行による患者の自己負担軽減などがその原因であった。その後、実費診療所が実現した低廉な医療の提供は、健康保険制度の中で実現していくことになる。

鈴木らとは異なるかたちで医療社会化の方向を提示したのは、東京帝国大学学友会に所属する社会医学研究会である。関東大震災の救援活動の中から生まれた東京帝国大学セツルメント医療部のメンバーは、医学を物理化学・生物学的視点からだけでなく社会的に検討する必要を痛感して社会医学研究会を結成した。研究会で取り上げられた課題は、結核《けっかく》、性病、乳児死亡などの社会的な医療問題から栄養や住宅など生活環境に関する事項まで広範におよんだ。

会員は、文献講読や討論によって社会的視点を深めるとともに、独自の調査活動を繰り広げ、一九二五年には『医療の社会化』という小冊子を発行した。本書には、疾病《しっぺい》治療は医学の消極的一面に過ぎず、疾病予防健康増進こそが重要であると明記され、医師による医療の独占支配を排して、すべての人が治療を受けられる制度を作る必要が強調されている。書に示された主張は、すぐに実践に移されたわけではないが、これらの問題提起は、個々の会員のその後の実践の中で活かされ、多様な展開をみせた。

3 結核の蔓延と乳児死亡率の上昇

女工と結核 結核《けっかく》は、先史時代から人類を苦しめてきた感染症である。二〇世紀半ばに抗結核剤が発見されるまでは、死病として恐れられてきた。日本では江戸時代からその存在が医家に注目されていたが、明治期の近代化の過程で、産業の発展とともに「国民病」となった。資本主義発達期の労働者や農民の苛酷な生活と不衛生な住環境は、感染から発病への流れを加速させ、さらに感染の拡大を促した。

結核の社会的疾患としての側面を鮮やかに描きだしたのは衛生学者石原修《いしはらおさむ》である。石原は、内務省と農商務省から嘱託されて一九一〇(明治四三)年から翌年にかけて工場調査を行い、一九一三(大正二)年、その結果をまとめた『衛生学上ヨリ見タル女工之現況』と題する著書を刊行した。この書は、結核と当時日本の基幹産業であった繊維工業との関係を科学的に明示したものであり、工場法の施行を推進する役割を果たした。

石原は、日本の工場労働者総数約九三万人中八〇万人が民間工場に勤務しており、そのうち四九万人が女性であること、さらに女性の労働者の約六割が主として繊維工場で働く二〇歳未満である事実を明らかにした。この調査結果に基づいて、石原は繊維維産業における女工と結核の問題に分析を加えた。

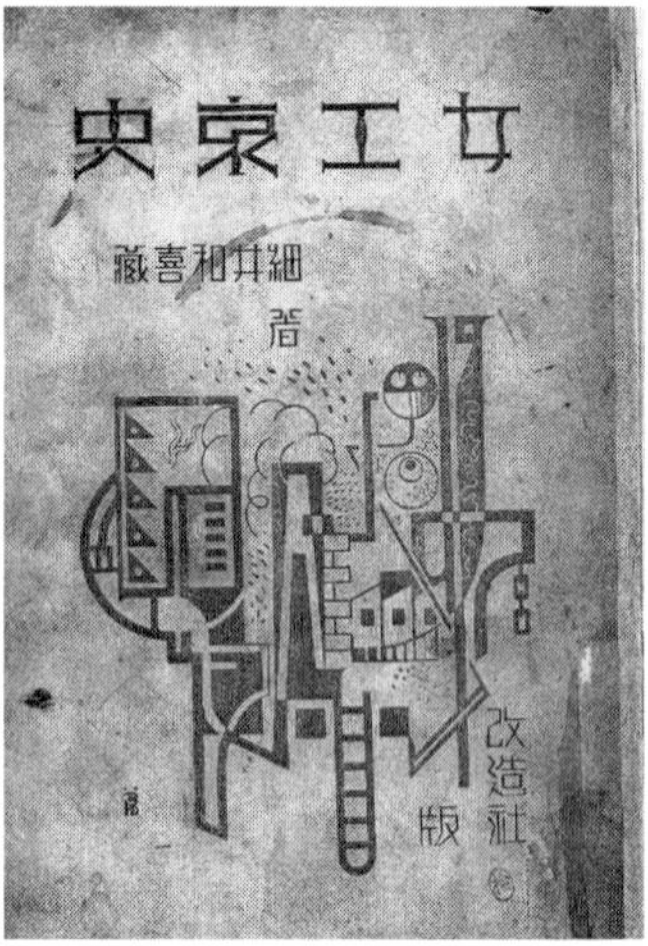

女工小唄

　寄宿ながれて工場が焼けて
　　　門番コレラで死ねばよい

　籠の鳥より監獄よりも
　　　寄宿住まひは尚ほつらい

図75　女工哀史

纖維工場の職工として働いた体験をもとに細井和喜蔵は『女工哀史』(1925〈大正14〉年)を著して，当時の女工の過酷な労働と生活を描いた．巻末に「女工小唄」が収録されている．

女工の約七割は寄宿舎に入っており、一〇代の若い女性たちは、食事や睡眠も不十分な状況のもとで一日一四から一六時間におよぶ労働に従事させられていた（図75「女工哀史」）。連続徹夜業が常態化する中で少女たちの体重が低下し発育不全を招いている状況を、石原は「此《この》夜業といふものは人間を長い時期に於《おい》て息の根を止めつゝある行為ではないかと思われます」と怒りをこめて訴えた。そして、劣悪な労働環境、長時間労働、寝具の共同利用と不衛生な寝室について詳述し、これらが結核伝染の温床となったことを明らかにしたのである。

問題は工場の外にも広がった。結核に罹患《りかん》し解雇された女工は、転々と職業を変えつつ都市で生活するか、帰郷することになる。いずれの場合でも治療を受けられないまま、辛い療養生活を送り、そのまま死に至るものも少なくなかった。そして、彼女らが感染源となって農村に結核が蔓延《まんえん》していったのである。

石原の記述は、統計や数値の分析にとどまらなかった。女工に対する深い共感をこめてその悲惨な運命をリアルに描き出すと同時に、「工業が結核を国内に撒布《さつぷ》」し、労働者の生命や健康を脅かす状況が国の将来に及ぼす悪影響を鋭く指摘している。

結核死亡者数は、その後も増加の一途をたどり、事態を看過できなくなった政府は、一九一九年に結核予防法を制定して、対策を開始した。全国主要都市に療養所が設置されたが、治療法が確立されていない患者たちを収容する救貧施設の域を出ず、本格的な取り組みは軍隊における結核が深刻化する一九三〇年代まで待たねばならなかった。

乳幼児死亡と母子保健　結核とならんで、大正期において日本人の死亡率上昇の主因となったのは、乳幼児の死亡である。乳幼児は、一人では生きられないデリケートな存在である。外界の変化に主体的に適応できないので、発病からの経過が速く、即座に対処しないと手遅れになる。しかも、病気になっても自らの苦痛を訴えることができないので、母親をはじめとする周囲の見守りが欠かせない。乳幼児の死亡が、医療・衛生環境に問題がある地域や貧困層、非嫡出子に多くみられる事実は、その社会性を示している。

個々の児の状態だけでなく、母子を取り巻く保健・医療・福祉の環境のレベルが、乳幼児の死亡を左右するわけである。当時、生後一年未満の乳児死亡は、おおむね出生一〇〇〇対一五〇を超え、一九一八（大正七）年には、一八八・六を記録した。

諸外国と比べて高い数値に危機感を覚えた内務省は、国民の健康状態調査を目的に、一九一六年に「保健衛生調査会」を設置した。野田忠広、横手《よこて》千代之助《ちよのすけ》、宮入《みやいり》慶之助《けいのすけ》、石黒《いしぐろ》忠悳《ただのり》、高木《たかき》兼寛《かねひろ》、高野岩三郎らが委員となり、①乳幼児・学齢児童と青年の保健衛生②結核③花柳病《かりゅうびょう》④癩《らい》⑤精神病⑥衣食住⑦都市と農村の衛生状態・統計と八つの部会が設けられた。

調査会では、実地調査を展開するとともに学術研究を進め、保健衛生上の問題についてはその原因を探究し対策を提示した。広範にわたる調査対象の中でも、母子保健には特に力点がおかれ、乳幼児死亡を減らし、健やかな成長を保障するためのさまざまな方策が示された。

一九二〇年の「児童及び妊産婦保健増進に関する件」では、都市の貧しい産婦を収容する病院の設置、病院に収容できない妊産婦の助産・看護を行う巡回産婆《さんば》や巡回看護婦の配置、育児相談所や育児用牛乳供給所の開設など、乳幼児と妊産婦に対する施策の提案がみられた。調査会は、一九二六年に、「乳児および幼児の死亡率低減に関する方策」に関する内務大臣諮問《しもん》に対して「小児保健所設置案」を答申し、これを受けて、衛生局は主要都市に小児保健所設置を勧奨した。

一九二〇年代には、都市部を中心にさまざまな保健指導機関が登場し、保健婦の訪問指導が行われるようになった。農村部においても、独自に保健婦を雇って無医村に派遣する産業組合や地方自治体が現れ、地域保健活動の萌芽が見られる。これらの動きは、公衆衛生の発展を示すものであるが、国が諸施策の推進を急ぐ背景には、準戦時体制における「人的資源」確保という狙いも含まれていた。

この傾向は、日本が戦時体制に入っていく一九三〇年代には一層顕著となる。戦時を支えるために、人びとの健康が求められるという逆説的な状況はその後さらに進展していくのである。

八　戦時体制下の医療

1　厚生省の創設と厚生行政

厚生省の誕生　昭和期に入ると、相次ぐ恐慌《きょうこう》によって労働者や農民の生活は圧迫され、それにともなって人びとの健康はさまざまな側面から脅かされるようになった。一九二九（昭和四）年の世界恐慌の波及による不況は、農村を疲弊させ、産業の合理化は多くの失業者を生み出した。一九三四年頃には、凶作に苦しむ東北地方で娘の身売りがみられ、欠食児童の急増や母子心中の増加が社会問題化していく。食生活にも事欠く状況のもとで、国民の健康状態は極度に悪化していった。

国民の体力低下を如実に示したのは、徴兵壮丁《そうてい》検査の結果である。徴兵免除の不合格者は、大正末期の一九二〇年代後半には、壮丁一〇〇〇人につき約二五〇人であったが、一九三〇年代には三五〇人から四〇〇〇人にまで増加している。検査を受ける青年たちの中に、筋骨薄弱者や結核《けっかく》患者が急増し、合格者のうち、甲《こう》種合格者は年々減少していった。一九三六年頃には、農村だけでなく都市部でも体位低下が目立つようになった。

軍隊内部でも、明治年間から結核患者が徐々に増加しており（表19「結核による除隊者数」）、傷痍《しょうい》軍人《ぐんじん》結核療養所を開設するなどの対策が始まっていた。とまらない体力低下に危機感を感じた軍部は、組織的に国民体力の向上や結核対策に取り組む組織として、新しい省の設立構想を打ち出した。一九三六年、広田弘毅《こうき》内閣の陸軍大臣寺内寿一《ひさいち》は、定例閣議の席上で国民体力問題の重要性について強調し、内閣調査局長官に緊急対策を命令した。

その後、陸軍医総監・医務局長の小泉親彦《こいずみちかひこ》によるものとされる「再び衛生省設立の急務に就《つい》て」という一文が発表され、具体的な構想が示された。ここでは、「世界に冠絶する大和《やまと》民族天賦《てんぷ》の優良素質を今日ここまで低下せしめたるは衛生軽視の政治、無力無統制の衛生行政機構そのものに存するのである」として、「衛生国策遂行の中央統轄行政機関の整備」が強調されている。

こうした軍部の動きとは別に、一九三七年首相に就任した近衛文麿《このえふみまろ》は、陸軍の主張する衛生行政だけでなく、当時内務省社会局や逓信省《ていしんしょう》簡易保険局などが所管する行政分野を含めて、大きな政策的

表19　結核による除隊者数（1万につき）

明治20年	7.7
21	8.6
22	9.8
23	13.9
24	17.0
25	20.6
26	20.6
27	―
28	―
29	22.2
30	23.5
31	33.6
32	38.0
33	41.4

『公衆衛生の発達―大日本私立衛生会雑誌抄―』日本公衆衛生協会，1967年，487頁

行政機構を作ろうと考えていた。新しい省の構想は、立場を異にする二つの勢力がそれぞれ腹案を提示しながら具体化していき、最終的には、両者の考えを折衷《せっちゅう》したかたちで各局が設置された。しかし、国民体力の向上を目指して衛生国策の遂行を求める陸軍の動きが、新省実現の大きな原動力になったことは否定できない。

一九三八年、厚生省《こうせいしょう》が誕生し、明治初期から内務省衛生局が所管してきた保健衛生行政は、新省の衛生・予防の二局と体力局によって担われることになった。

人口政策の展開　明治維新以後、江戸時代に漸増状態にあった日本の人口は急増し、一八七二（明治五）年に約三五〇〇万であった人口は、一九三七（昭和一二）年には約七〇〇〇万に達した。政府は、経済発展の原動力としての「人的資源」増強を目指して、大正初期までは、一貫して人口増加政策を推進した。

「産めよ殖《ふや》せよ」のかけ声のもとで、高い出生率が維持される一方、医療制度の不備や栄養・衛生

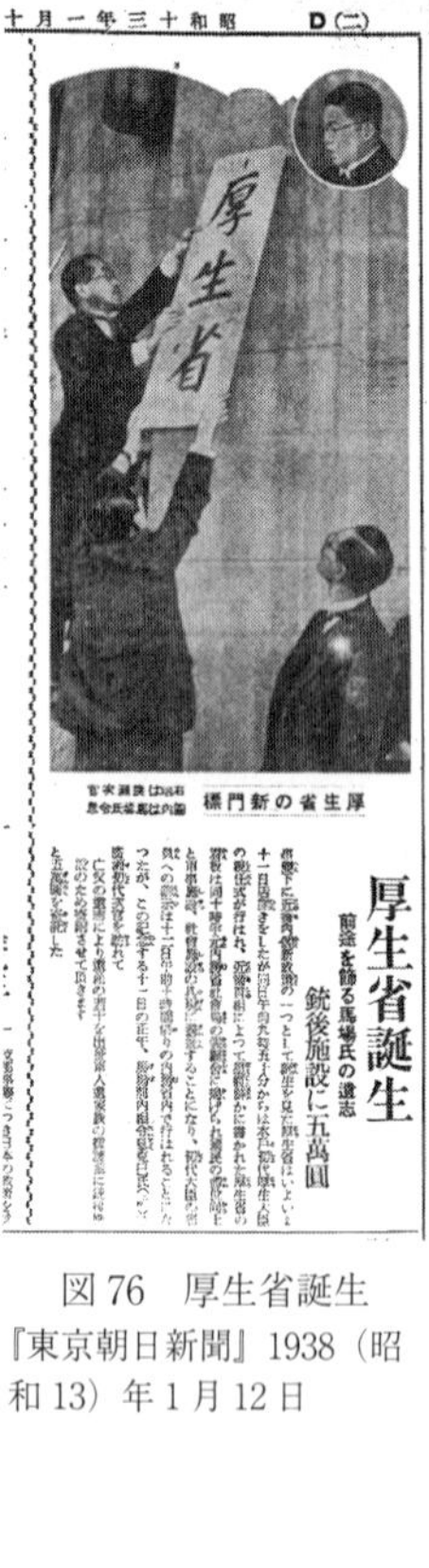
昭和十三年一月十二日　D（二）
厚生省の新門標
厚生省誕生
前途を飾る馬場氏の遺志
銃後施設に五萬圓

図76　厚生省誕生
『東京朝日新聞』1938（昭和13）年1月12日

状態の悪化などによって死亡率も上昇したために、日本の人口動態は多産多死型となった。人びとは、窮乏生活に耐えながら多くの子どもを産み、その中の何人かを病気や栄養失調などで失いつつ、低賃金労働に従事することを余儀なくされたわけである。

一九一八（大正七）年の米騒動《こめそうどう》を機に、人口問題は新たな局面を迎えた。米騒動は、寄生地主制下の農業生産の停滞と急激な資本主義発展による米の需要増大との矛盾に起因するものであったが、人口と食糧（米）の均衡の破綻という形で表面化した。資本主義拡大のために増加が促進されてきた人口に対して、十分な食糧を供給できないという事態が問題化したのである。

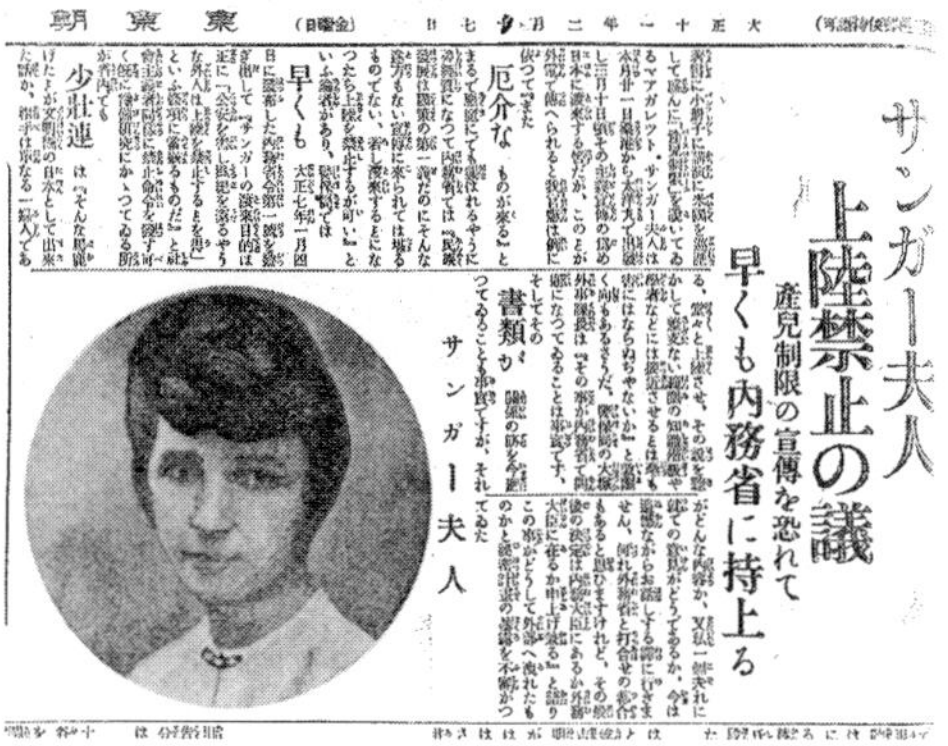
サンガー夫人
上陸禁止の議
産児制限の宣傳を恐れて
早くも内務省に持上る

図77　産児制限運動のサンガー婦人来日
『東京朝日新聞』1922（大正11）年2月17日

一九二二年に、産児制限運動家として知られるサンガー夫人が来日すると、日本でも人口問題と結びついたかたちで、産児調節運動が高まりをみせた。この動きは、無産者運動と密接に関りながら展開されたために、政府は弾圧を強めた。その一方で、国は、人口増加政策を維持したまま、海外進出によって人口問題を解決する方針を展開していくのである。

一九四〇年代に入ると、軍主導のもとで、積極的な人口膨張政策が打ち出された。一九四〇年には、壮丁の体位向上を目指して国家が体力管理を行う国民体力法が公布され、翌年には、人口政策確立要綱の制定をみた。同要綱は、（一）人口の永遠の発展性を確保すること（二）増殖力および資質において他国を凌駕するものとすること（三）高度国防国家における兵力および労力の必要を確保すること（四）東亜諸民族に対する指導力を確保する為その適正なる配置をなすこと、といった目標を掲げ、達成に向けた具体的方策を示した。

アジアへ軍事的進出を企てる戦時国家体制を前提とした人口政策は、理念上問題があっただけでなく、実施方法の上でも課題を抱えていた。戦地への動員によって国内の医師が不足する中で、施策遂行を担ったのは保健婦であった。一九四一年には、保健婦規則が制定され、保健婦は、国の人口政策に則《のっと》って、疾病《しっぺい》の予防、健康の増進、異常障害の矯正《きょうせい》、生活環境の整備、疾病の看護などを通じて民族衛生に寄与するものと位置づけられた。

一九四二年には、国民体力法が改正されて、乳幼児の体力管理まで行われることになり、保健所が体力管理の中枢機関となった。政府は、戦時体制を支える人的資源の確保と強化を目指して諸施策を強化したが、財源や人材の裏づけが乏しいために実効はあがらず、国民の生活と健康は戦争によって悪化の一途をたどっていった。

強い兵隊や銃後を支える労働力となる人間を選別し育成する「保健国策」の主体として急遽養成された保健婦たちは、人間の生命や健康を守る仕事を、それらを破壊する戦争のために行うという深刻な矛盾の中で働くことを強いられた。しかし、厳しい国策の枠内であっても、全国各地で住民の健康を守るために地道な努力を積み重ねた保健婦たちの存在が、地域の公衆衛生を支えていた側面も見逃せない（表20「保健婦数」）。

2 医療の国家管理

国民医療法の制定　政府が、強い兵士や労働者を育成するいわゆる「健民健兵政策」を強化していくにつれて、自由開業医制を基調とした医療制度の「弊害」が指摘されるようになった。まず問題となったのは、医療機関および医師の偏在である。開業医制のもとでは、医療機関は経営の安定をえやすい都市部に集中しがちで、農村地域では無医村も少なくない。この傾向は、第一次世界大戦後の恐慌《きょうこう》以後、年々強まっていた。金融恐慌が起こった一九二七（昭和二）年の無医村は二九〇九であったが、一九三九年には三六〇〇をこえ、全町村の約三分の一を占めるに至った。こうした医療機関の地域分布の偏りは、国が国民全体の体位向上を目指すにあたって、次第に障害となってきた。

また、疾病《しっぺい》保険の普及を企て、治療よりも予防や健民を重視す

表20　保健婦数

年	次	総　数
1946	昭和 21	17,030
47	22	21,739
48	23	23,801
49	24	23,441
1950	25	25,141
51	26	27,487

（資料）厚生省「衛生年報」『医制百年史』資料編　厚生省医務局，1976年

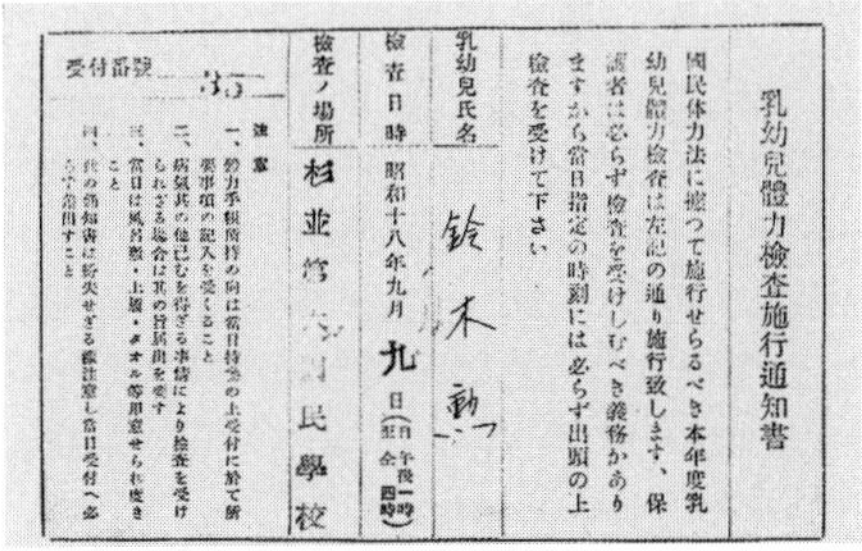
乳幼児體力検査施行通知書
國民体力法に據つて施行せらるべき本年度乳幼児體力検査は左記の通り施行致します、保護者は必らず検査を受けしむべき義務がありますから當日指定の時刻には必らず出頭の上検査を受けて下さい
乳幼児氏名　鈴木
検査日時　昭和十八年九月九日（自午後一時 至仝四時）
検査ノ場所　杉並[illegible]民學校
受付番號　35

図78　乳幼児体力検査施行通知

る政府が、医師会との対立に苦慮していたことも事実である。政府は、戦時の保健国策促進にあたって、一九三八年、有識者を委員とする医薬制度調査会を設置し、現行医療制度改善の方策を諮問《しもん》した。調査会は、当初、開業の制限と公営医療の拡充を図る方向で審議を開始したが、医師会の強い反対にあって公営医療を中心とする構想は次第に後退していった。そして、一九四〇年に出された答申「医療制度改善方策」では、開業医制度の存続と無医村対策としての公営医療の拡充が提示されたのである。

「医療制度改善方策」には、戦時国策に対応した医療制度全般におよぶ改革構想が示されていた。まず、医療の普及のために、医療機関の分布是正と医療費に関する制度合理化の必要が述べられ、過密医療機関地域の新規開業の制限や医師の勤務指定制度および徴用制度の創設、無医地区への公営医療機関の設置、健康保険制度の拡充などが提示された。

次に、医療内容の向上のために、医師免許前の実地修練制度の充実や医療内容の監督強化の必要が強調され、さらに、医師会を国策に協力する機関として改組する方針が盛りこまれた。この答申を基礎として、一九四二年に国民医療法が誕生する。同法は、戦時体制に適合した医療制度の実現を目的として従来の制度の根本的改革を企図し、医師法をはじめとする医療関係法令を統合して成立した。

国民医療法において、医師および歯科医師は、国民体力の向上に寄与することを本分とする旨が明記され、その資格・免許・義務が定められた。さらに、職能団体である医師会および歯科医師会は、国策に協力する官制の団体として位置づけられた。医療機関についても統制が強化され、病院・診療所・産院を開設する場合には、全面的に許可が必要となった。また、医療関係者の不当な引き抜きを防止するために、大臣が医療関係者の給与を規制できる道が開かれるなど、国家による関与が拡大した。

この法規は、医療機関および医療従事者に対して、国策としての健民健兵政策を忠実に遂行することを求めるものであり、国家統制のもとで個々の自主的な活動は厳しく制限された。その一方で、医療機関網の整備が全国的規模で進められたという事実は見逃せない。医療の戦時体制が確立していく過程には、戦時統制のマイナス面とともに、国民全体を対象とした制度形成の契機が含まれていたのである。

日本医療団の設立　戦時下の医療機関網を組織的に整備するために、一九四二（昭和一七）年、特殊法人日本医療団が創設された。「国民体力ノ向上ニ関スル国策ニ即応シ、医療ノ普及ヲ図ル」ことが目的に掲げられ、結核《けっかく》療養所の増設と無医地区解消に必要な診療所や地方総合病院の新設が計画された。

政府は、医療団に五年間で一億円を出資し、地方公共団体、産業組合、その他営利を目的としない法人も、病院・診療所等の現物出資ができる仕組みを整えた。医療機関は、一般体系と結核療養所に関する特別体系に分けられた。一般体系としては、関東と関西に中央総合病院を各一ヵ所設け、道府県の中枢地に総合病院を総計四七ヵ所、都市の中心に地方総合病院を総計五八八ヵ所、町村のうち特に無医町村を中心に地方診療所または地方出張診療所を置き、医療網の確立を目指した。

年	次	総数	一般病院	精神病院	結核病院	癩療養所	伝染病院
1953	昭和 28	4,340	3,523	185	535	13	84
54	29	4,779	3,854	224	610	14	77
55	30	5,119	4,096	260	676	14	73
56	31	5,418	4,296	322	713	14	73
57	32	5,648	4,503	371	697	14	63
58	33	5,833	4,668	408	681	14	62
59	34	6,000	4,793	476	654	14	63
1960	35	6,094	4,921	506	595	14	58
61	36	6,229	5,060	543	559	14	53
62	37	6,428	5,263	583	516	14	52
63	38	6,621	5,452	629	474	14	52
64	39	6,838	5,726	676	374	14	48
65	40	7,047	5,922	725	340	14	46
66	41	7,308	6,201	769	283	14	41
67	42	7,505	6,384	818	250	14	39
68	43	7,703	6,579	853	220	14	37
69	44	7,819	6,708	874	187	14	36
1970	45	7,974	6,869	896	160	14	35
71	46	8,026	6,943	900	139	14	30
72	47	8,143	7,047	925	126	16	29
73	48	8,188	7,104	925	114	16	29

『医制百年史』資料編　厚生省医務局, 1976 年

特別体系としては、既存の道府県、市町村立等の結核療養所を統合して結核療養所の経営を行い、既存療養所一万七〇〇〇床に加えて、五年間に一〇万床を新設する計画がたてられた。この計画は、全国的に医療機関網を整備するという画期的なものであったが、現実には、戦争の推移と医師会の強い反対によって思うように進まなかった。一九四七年医療団解散時の施設は、都道府県病院二〇、地方病院一九八、診療所二八二、産院五、結核療養所八七、奨健寮《しょうけんりょう》九六の計六八八であり、所期の目的を達成することはできなかったのである。

一方、戦時体制の進展とともに、軍関係の病院は急速に整備・拡充され、一九三七年には、東京・大阪など一七の赤十

表21　病院数の推移（種類別）（明治43～昭和48年）

年	次	総　計	一般病院	精神病院	結核病院	施療病院	癩療養所	娼妓病院	伝染病院
1910	明治43	2,475	792			10		158	1,515
11	44	2,521	845			14		130	1,532
12	大正元	2,564	…			…		…	…
13	2	2,662	942			15		133	1,572
14	3	2,686	983			17		137	1,549
15	4	2,693	1,027	1		18		158	1,489
16	5	2,758	1,062	1		21		165	1,509
17	6	2,804	1,111	1		21		164	1,507
18	7	2,869	1,198	1		21		163	1,486
19	8	2,911	1,235	1		23		167	1,485
1920	9	2,972	1,336	1		23		169	1,443
21	10	3,092	1,445	1		36		173	1,437
22	11	2,884	1,264	1		34		148	1,437
23	12	3,184	1,499	1		40		162	1,482
24	13	3,310	1,635	…		43		162	1,470
25	14	3,401	1,744	…		47		149	1,461
26	昭和元	3,429	1,829	…		50		149	1,401
27	2	3,548	1,939	…		63		149	1,397
28	3	3,566	1,958	74	35	32	11	148	1,308
29	4	3,698	2,059	83	51	36	13	149	1,307
1930	5	3,716	2,115	91	54	36	13	145	1,262
31	6	3,813	2,195	99	61	37	14	139	1,268
32	7	4,062	2,437	110	69	36	14	136	1,260
33	8	4,180	2,540	120	76	35	15	133	1,261
34	9	4,491	2,827	130	71	30	14	133	1,286
35	10	4,625	2,912	143	106	34	15	121	1,294
36	11	4,470	3,002	146	110	37	15	120	1,040
37	12	4,487	3,032	151	116	46	15	117	1,010
38	13	4,615	3,108	158	153	55	17	116	1,008
39	14	4,631	3,116	163	185	57	18	103	989
1940	15	4,732	3,226	163	195	49	18	102	979
41	16	4,858	3,354	167	203	47	17	96	974
42	17	4,225	2,903	146	150	35	10	91	890
43	18	2,193	1,395	91	78	15	8	60	546
44	19	908	526	43	19	9	3	24	284
45	20	645	431	32	20	6	2	11	143
46	21	3,842	2,727	112	…	16	13	…	974
47	22	4,413	3,303	128	275		13	416	278
48	23	3,633	2,441	123	289		13	483	284
49	24	4,412	2,619	124	749		13	647	260
1950	25	3,408	2,936	133	326		13		…
51	26	3,796	3,068	148	467		13		100
52	27	4,142	3,270	173	586		13		100

字病院が陸軍病院に転換された。野戦《やせん》病院や兵站《へいたん》病院から送られてくる傷病兵のために、症状別に専門病院が開設され、傷痍軍人《しょういぐんじん》のための療養所も各地の温泉地に多数設置された。また、医師の需要に対処するため、各地に増設された速成量産教育を行う医学専門学校には、付属病院が併設された。

広く国民を対象とした医療団の施設整備の遅れと対照的に、軍関係の病院や療養所は着実に増加していったが、敗戦へと向かう戦況の悪化は、それらを含めた日本の病院全体を壊滅させていくことになる。一九四一年に医療関係者徴用令が出されて医師の戦時強制動員が始まると、国内の医療機関における医師不足が深刻化し、閉鎖に追い込まれる病院や診療所が続出した。さらに一九四四年に入ると、アメリカ軍による無差別爆撃で病院の焼失や破壊が増え、病院数は減少の一途をたどった。

敗戦時の一九四五年には、病院数六四五、総病床三万一七六六にまで落ち込み、惨憺《さんたん》たる状況を呈していた（表21「病院数の推移」）。

3 戦時体制下の健康問題

生活環境の悪化　戦争は、さまざまな側面から人びとの生活を圧迫する。日本は、明治維新以来、日清《にっしん》・日露《にちろ》戦争、第一次世界大戦と外国との戦いをくり返し、一九三〇年代から四〇年代にかけては、満州事変《まんしゅうじへん》・日中戦争へと続く一五年戦争を展開した。この間の日本人犠牲者は、戦死または戦病死した軍人・軍属約二三〇万人、外地で死亡した民間人約三〇万人、内地の戦災死亡者約五〇万人、合計約三一〇万人にのぼった。一五年戦争の最終段階の太平洋戦争時には、人びとの生活水準は極度に低下し、深刻な健康問題が続出した。

それまでの戦争では、医療上の問題としては、国外の戦闘地における兵士の病気や外傷、帰還した兵士や軍属が持ち込む感染症などが主であった。しかし、太平洋戦争時には、国内も戦場化したため、爆撃によるけが人や障害者が増え、死亡する人も多くみられた。また、長期にわたる戦時体制のもとで生活が破壊された結果、病気に罹《かか》る人が増え、一旦罹患《りかん》すると満足に治療も受けられず、症状を悪化させたり死にいたることが少なくなかった。

日中戦争が本格化するにつれて、青年や働き盛りの壮年男性は次々と兵力として動員され、軍需工場に徴用される女性の数も年々増加していった。物資や人材が軍や軍需工場へと投入されたために、生活を支える農業や民需産業の生産力は次第に低下し、国民生活へのしわ寄せが目立つようになった。人びとの生活を脅かした最も深刻な問題は、食糧不足とそれに伴う栄養状態の悪化であった。

一九四〇年代に入ると、農業生産力の低下に加えて、食糧の軍需工場など軍関係の施設への集中によって、食糧供給に支障が生じるようになった。一九四二（昭和一七）年には、主食の配給制が始まる。政府が確保可能な米の量を人口で割ったものが配給量とされ、当初、一人一日二・三合（三三〇グラム）でスタートした。その後、食糧事情の悪化によって米よりも馬鈴薯《ばれいしょ》やさつま蔓《つる》などが多くなり、国民の栄養状態は下降の一途をたどっていった。

当時の配給食品を記した記録（暮しの手帖編『戦争中の暮しの記録』）を見ると、乏しい食糧をやりくりしながら飢餓線上をさまよう人びとの様子が浮かび上がってくる。一九四四年初めには、魚や肉の配給がみられるが、同年も後半になると「配給なし」の日が増え、その内容も米とわずかな野菜がせいぜいである。健康な人にとっても生きていくのに精一杯の食糧事情が、病気人や乳幼児そして高齢者をどれだけ苦しめたか想像に難くない。

政府は、「ぜいたくは敵だ」というスローガンを掲げて、食糧だけでなく、衣服や住居についても統制を強めた。その一方で、国は、兵力や労働力の低下を防ぎ、人的資源を確保するために、前述したような「保健国策」を講じている。ただし、回復の難しい病人、障害者はその対象から除外されていた。つまり、「国策」に資する能力がないとみなされ、保障の枠からはずされたのである。この冷徹な措置によって、病気や障害を抱えた人びとは、生活上の不利益や健康上の不安を増幅させただけでなく、「役に立たない人間」として差別や偏見にさらされて苦しむことになった。

戦時体制下の生活環境の悪化は、医療と生活支援を最も必要としている人びとを苛酷な状況に追い込んでいったのである。

医療の荒廃　戦時統制は、医療を供給する立場の人びとにも大きな影響を与えた。召集されて戦地に赴く医師が増えたために、国内の医療は、高齢や病弱あるいは女性の医師が受け持つことになった。これらの医師たちにも戦時特有の防空救護業務などが課せられ、個々の患者と対峙する日常業務に十分な力を注ぐことはできなかった。

医薬品の供給においても、軍需が優先される中で統制強化が進み、配給制が導入された。日々の診

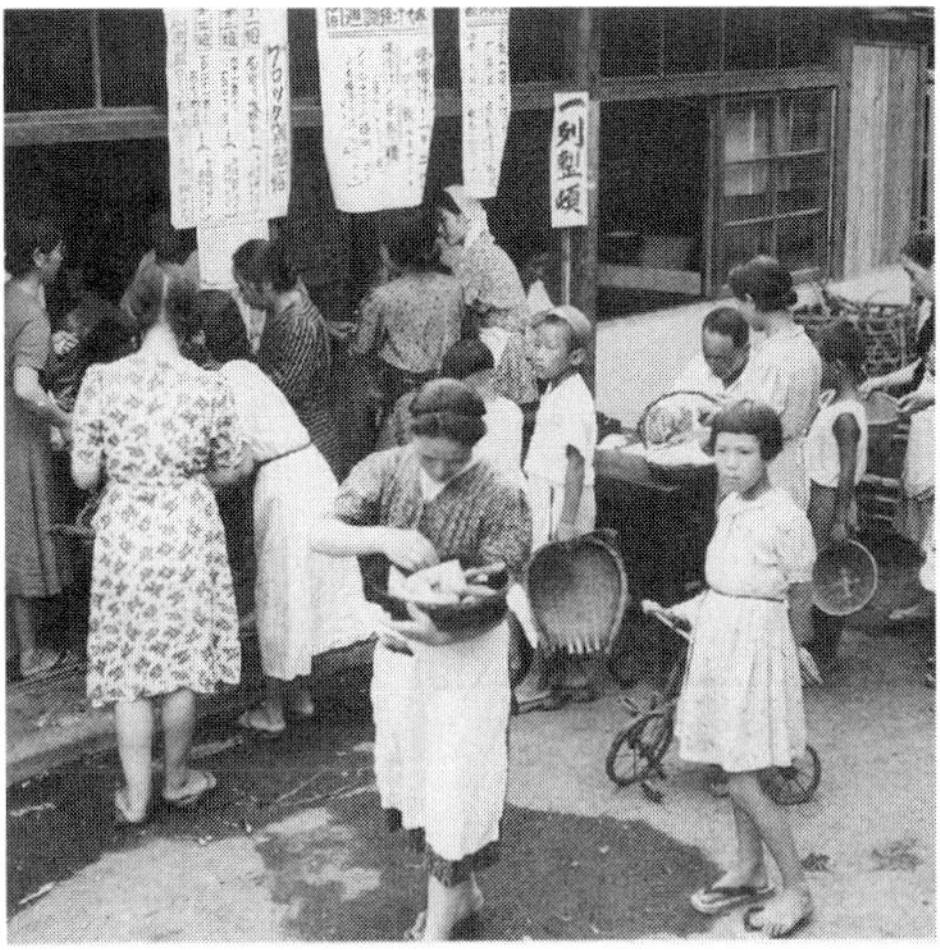

図79　配給を待つ人びと
1940（昭和15）年6月，東京・四谷

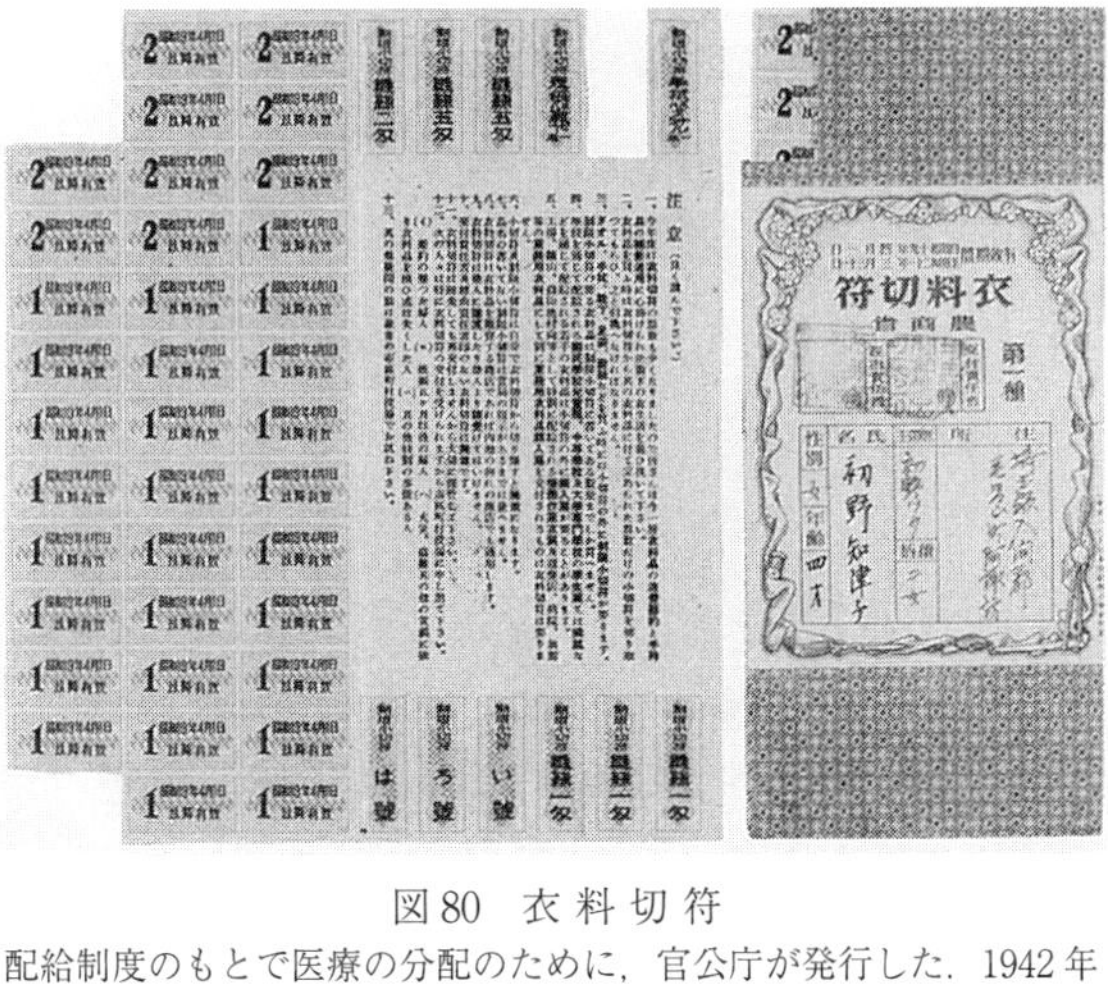

図80　衣 料 切 符
配給制度のもとで医療の分配のために，官公庁が発行した．1942年から51年まで実施．

療場面では、治療に必要な医薬品を求めて、患者や家族が必死の思いで奔走することも稀ではなかった。生活環境の悪化に医師、医薬品不足という悪条件が重なり、戦時中には急性伝染病が急増する。とりわけ、赤痢《せきり》や腸チフスなど消化器系疾患の増加は著しく、一九四四（昭和一九）年には、特定伝染病の死者が十数万人に達した（図65）。

戦争が終盤にさしかかる一九四四年の秋以降は、アメリカ軍による国内主要都市への空襲が激しくなり、焼夷弾《しょういだん》による負傷者が急増した。これらの患者を受け入れる医療機関は設備・医薬品・医療スタッフなどあらゆる面で不備が目立った。多くの病院では、火傷に用いる軟膏《なんこう》や油剤《ゆざい》に事欠くだけでなくガーゼや包帯もないといったありさまで、必要な治療を受けられないまま死亡していく患者があとを絶たなかった。運良く一命をとりとめても、十分に栄養補給もできない療養環境の中で、治癒がおくれたり障害が残る例が多々みられた。

厳しい医療事情の下で苦しむ病人や障害者のうち、とりわけ困難な状況に追い込まれていたのは、病院や療養所に収容されていた人びとである。ハンセン病、精神病、結核《けっかく》、急性伝染病などを抱えた人びとは、社会から隔離され、家族とも切り離されて療養生活を送っていた。乏しい配給を「闇」物資や「買出し」で補充することもできず、戦争末期には、病気よりも栄養失調で死亡する人の数が増えていった。

ハンセン病療養所の栗生楽泉園《くりゅうらくせんえん》では、一日に死亡者が二人・三人と重なって火葬場のかまが故障してしまい、しかたなく地面に穴を掘って露天で火葬を続けた。精神病院でも同様の事態が発生した。

松沢病院の死亡者数は、一九四四年に患者全体の三一パーセント、翌四五年には四〇パーセントに達し、その過半数が栄養障害によるものであった（表22「松沢病院の在籍者と死者」）。霊安所は死体であふれ、火葬場の燃料も調達できなくなった時期には、遺体はやむなく院内に土葬された。結核療養所では、犬猫や蛇を捕らえて食べる者も現れたという。

表22　松沢病院の在籍者と死者

年度（昭和）	年間在籍者数	死亡者数（%）	栄養障害による死亡者数
11	826	73 (5.5)	1
12	1,369	76 (5.6)	8
13	1,439	122 (8.5)	19
14	1,457	182 (12.5)	19
15	1,611	352 (21.9)	95
16	1,477	260 (17.6)	71
17	1,322	176 (13.3)	54
18	1,277	174 (13.6)	71
19	1,222	418 (31.2)	211
20	1,169	478 (40.9)	298
21	849	173 (21.3)	98
23	1,207	61 (5.3)	11
31	1,352	15 (1.1)	—

精神医療史研究会『松沢病院 90 年史略史稿』1972 年

食料が払底《ふってい》する療養所の中で、傷《しょう》痍《い》軍人《ぐんじん》療養所だけは例外であった。一般の療養所の患者の摂取栄養量が一四〇〇〜一五〇〇カロリーにまで低下していた時期に、二五〇〇〜三〇〇〇カロリーを維持していた。ハンセン病患者と傷痍軍人では、医療・看護の基盤となる食事、生命維持をめぐる環境が大きく異なっていたのである。

戦争は、国民全体に窮乏生活を強いたが、その中でも医療や支援を必要とする弱い立場にある人びとは死と背中合わせの危機的状況に追い込まれた。戦争による負傷者や死者は、戦場の兵士だけではない。国内で、治療やケアが受け

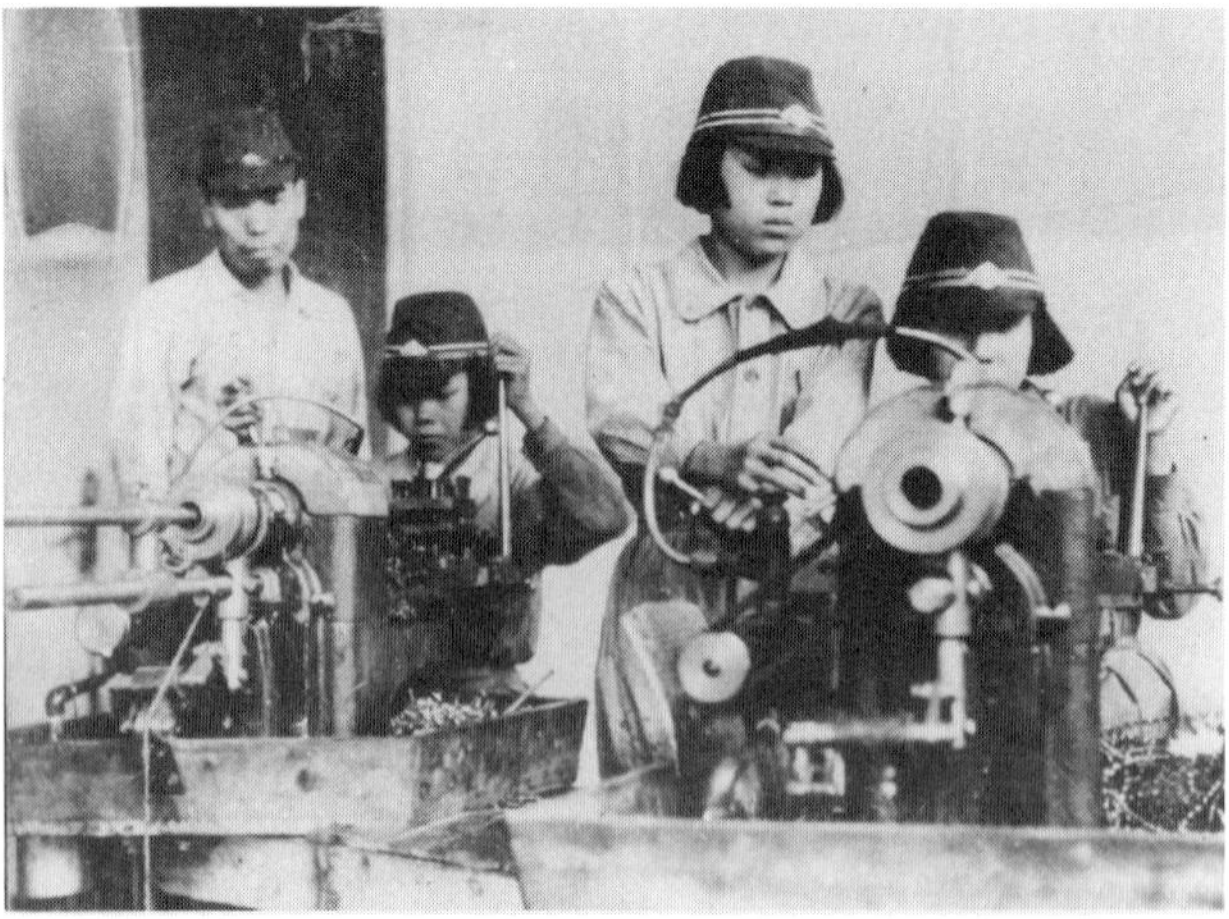

図81　女子挺身隊　1944（昭和19）年6月

られないだけでなく、食糧も与えられないままに死にいたった多くの人がいたことを忘れてはならない。

戦争による社会病　戦時体制下においては、平時にはみられない疾患が発生した。軍需工場における労働者の健康障害を調べてみると、社会的な疾患が多いことに気づく。太平洋戦争後半には、大多数の青年・壮年男子が兵士として動員されたために、国内で労働力が不足し、女子や年少者も成人男子と同様の厳しい労働に従事することになった。

一九四三（昭和一八）年、女子挺身隊《ていしんたい》が誕生すると、一四歳から二五歳の全未婚女性は工場などへ動員され、妊婦以外は炭鉱内の労働にも従事した。一九四四年には、学徒勤労令が定められ、中学生以上の学徒が工場に配置された。成人男子の労働力不足を補う目的で動員された女性や年少者は、劣悪な食糧事情のもとで慣れない重労働に携わることを強いられ、労働災害が頻発した。

軍の生産力増強の要請が最優先されるにつれて、職場の安全性への配慮は次第におろそかになっていった。未熟練工が長時間労働に従事したために、機械による外傷や指の怪我などが増え、結核や脚気《かっけ》の罹患者も増大した。陸軍による毒ガス製造工場で働いていた労働者の後遺症など、戦争による「公害病」があったことも見落とせない。

敗戦色が濃くなった、一九四五年、アメリカ軍が広島と投下した原子爆弾による原爆症は、戦争がもたらした最も深刻な「社会病」といえよう。強力な殺傷力をもつ原爆は、多数の死亡者を出したばかりでなく、放射線障害というそれまでになかった深刻な問題を引き起こした。放射能は、細胞を破壊し、白内障《はくないしょう》、増血機能障害、白血病《はっけつびょう》、悪性腫瘍《しゅよう》などさまざまな疾患の原因となり、多くの人びとを苦しめた。原爆投下時の初期放射能だけでなく残留放射能によって被害はさらに拡大した。

ここで見逃せないのは、被爆者の疾患・障害が本人にとどまらず、胎児を通して次の世代にまでその影響が及んだことである。被爆した妊婦から生まれた子どもには、奇形児が多くみられ、生まれついてから生涯にわたって胎内被爆障害者として原爆症に悩むことになった。日本人だけでなく、朝鮮人など外国人の被爆者が少なからず含まれていたことも忘れてはならない事実である。

アメリカは、原爆の放射線が人体に与える医学的影響を長期間にわたって調査する目的で、原爆傷害調査委員会（ＡＢＣＣ：Atomic Bomb Casualties Committee）を設置した。ＡＢＣＣは、被爆者をもっぱら軍事医学研究の対象として調査し、診察治療は行わなかったため、被爆後の後遺症に苦しむ人びとからは、「モルモット」扱いされることへの反感が高まった。こうした状況に対して、厚生省《こうせいしょう》は、被爆者救済を実施する前に、アメリカ軍への協力を優先させ、調査にあたって便宜をはかった。

その後、原爆症の研究と治療、被爆者への支援は、少しずつ進められてきている。しかし、原爆症の実態が明らかになるにつれて、問題解決の困難さが浮き彫りになり、今もなお治癒不能の疾患に苦しむ被爆者は少なくない。

ヒロシマ・ナガサキの被爆後も、世界各地で戦争や核実験などによる放射能被害が発生している。いずれの場合も「社会病」としての側面が色濃く、ひとり一人の病者に向き合う医療にも社会的視点が求められている。

九　戦後の医療

1　占領期の医療改革

GHQの政策　日本は、一九四五（昭和二〇）年八月、ポツダム宣言を受諾して無条件降伏した。その後、講和条約が調印される一九五二年四月までの間、ファシズムの破壊と民主主義による再編を目指す連合国の占領下におかれた。日本占領は事実上アメリカの単独占領であり、占領管理を担ったGHQは、連合国最高司令官総司令部（GHQ／SCAP：Supreme Commander for the Allied Powers）と、アメリカ太平洋陸軍司令官総司令部を兼ね、二重の機能をもっていた。GHQ／SCAPは、戦闘を基本目的とする軍組織が、長期占領という新しい事態に対応するために設けた組織で、その幕僚部には、分野別に民政を担当する部局が設置された。

医療福祉分野を担当したのは、公衆衛生福祉局（PHW：Public Health and Welfare Section　以下PHWと記す）である。局長には、戦地で多くの経験を積んだ軍医クロフォード・F・サムスが任命された。サムスは、一九五一年五月に辞任するまで、約五年八ヵ月の間占領期日本の医療・福祉政策を主導した。

占領は、本土は間接統治方式、沖縄は直接統治方式とそれぞれ異なる形態で開始された。沖縄では、それまでアメリカが他地域で実施してきた軍事占領と同様、直接軍政が施行された。一方、本土では、日本政府を通して既存の行政機構や人材を利用しながら、間接的に統治する方式が採用された。

医療政策は、GHQ/PHWの命令や指示がまず日本政府/厚生省に伝えられ、厚生省が責任をもって施行するという形をとった（図82「間接統治のしくみ」）。アメリカ軍は日本（本土）の状況を検討した上で、直接軍政を避けた方が占領政策が円滑に実施できると判断して間接統治に踏み切った。しかし、現実には、この原則に反して直接介入がなされた例も少なくなかった。

PHWの任務を示した一般命令には、連合軍の活動を妨げる伝染病や社会不安を予防すること、そのために一般市民の健康管理方法を確立すること、諸施策のスムーズな遂行のために基本的公衆衛生活動を整備することなどが列記されていた。PHWは、占領軍の保護と占領政策遂行の基盤保障を主目的として設置されたわけである。この基本方針をもとに、PHWは医療・保健・福祉全般にわたる

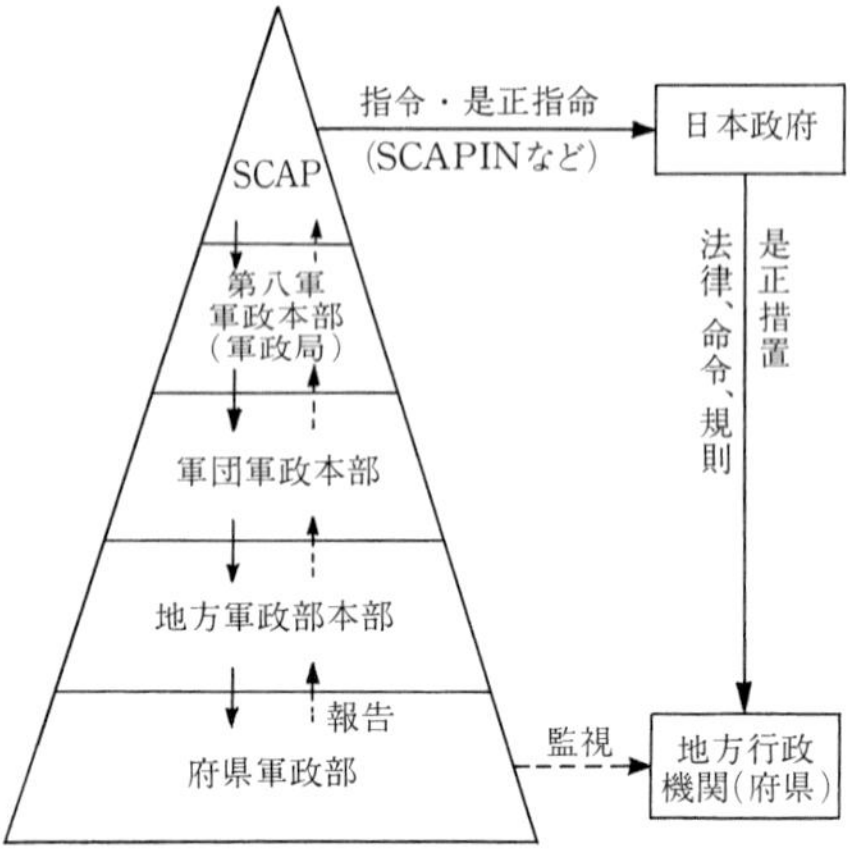

図82　間接統治のしくみ

政策を展開した。

サムスが日本に到着した一九四五年、日本では、伝染病が急激に増加していた（図65）。敗戦にいたる戦時体制下で、栄養水準が低下し医薬品不足によって衛生状態が悪化していたところに、海外からの引揚《ひきあ》げや復員によって新たな病原菌がもちこまれたことが、急増の原因と考えられる。

占領軍への感染をおそれたPHWは、検疫を強化するとともに、病気の状況把握のために全国的調査を実施し、それに基づいて、予防のための衛生環境整備や患者の隔離・医療機関や資材及び薬品の準備など総合的伝染病対策を講じた。急性伝染病対策は、大規模かつ強制的に実施され、短期間にめざましい効果をあげた。その一方で、十分な準備のないままに実施された強制集団予防接種によって多くの死亡者がでるといった問題も生じた。

伝染病とならんで、戦後初期に占領軍を悩ませたのは食糧不足であった。すでに述べたように、戦時下では、資材や労働力不足によって農業生産は減少傾向にあり、敗戦直前には、兵士にも栄養障害があらわれるなど食糧事情は逼迫していた。さらに、一九四五年には、天候不順と風水害による不作と、朝鮮からの移入停止が重なって米不足が深刻化し、船舶・資材・労働力不足から水産物の収穫も大幅に減少した。

食糧をすべて自国から持参していた占領軍にとって、食糧危機は自らに直接関係のないことであり、当初は日本政府の食糧輸入要請に消極的であった。しかし、現実には、餓死する者がでるほど危機的状況が進行しており、人びとの中から食糧獲得に向けた運動が起こった。一九四六年五月一九日の食

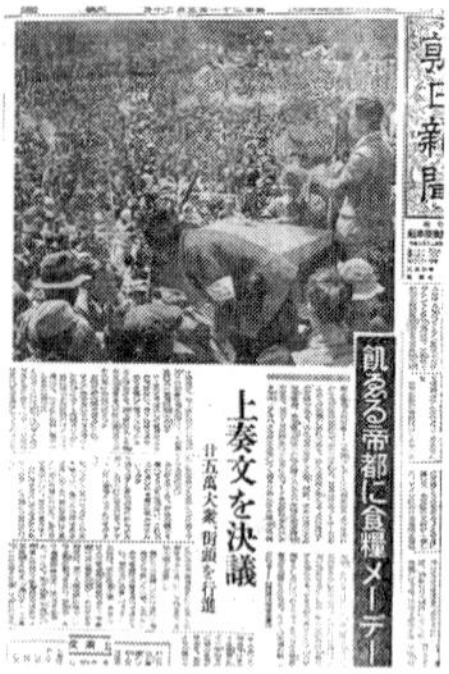
飢ゑる帝都に食糧メーデー
上奏文を決議
廿五萬大衆 街頭を行進

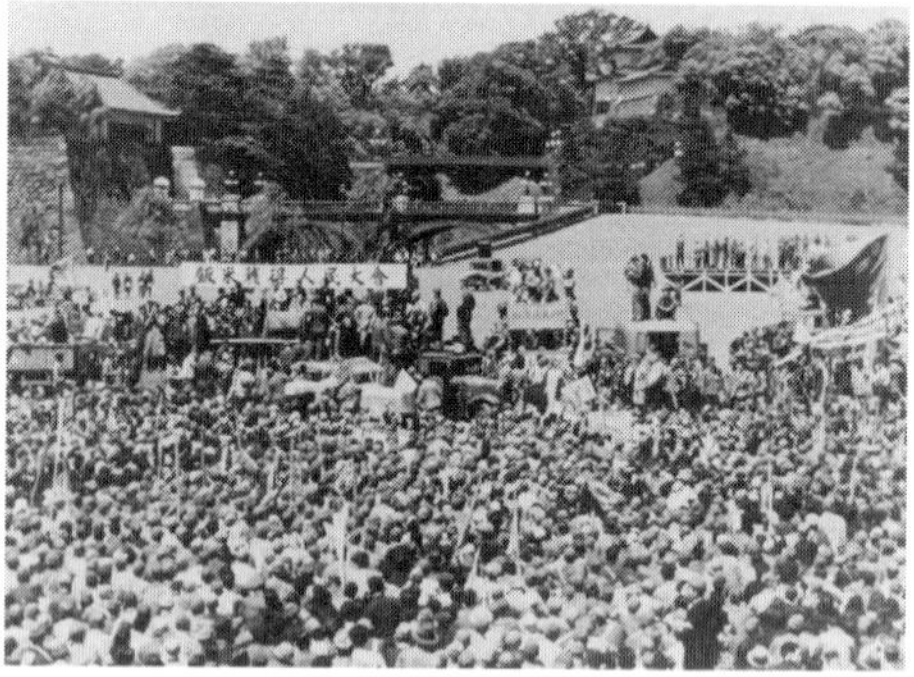

図 83　食糧メーデー
1946（昭和 21）年 5 月 19 日，宮城前広場での飯米獲得人民大会（右）：『朝日新聞』1946 年 5 月 20 日（左）

糧メーデーでは、皇居前に二五万人が集まって食糧難打開を訴え、食糧不足は社会不安を引き起こす要因として無視できない問題となった。

これ以上運動が発展して占領目的が脅かされることを心配したマッカーサーは、食糧緊急放出を行うと同時に、アメリカ政府に対して日本への食糧供給を要請した。一九四六年一一月には民間団体ララ（ＬＡＲＡ：Licenced Agencies for Relief in Asia）から援助物資が届き、一二月からは援助物資を使った学校給食が開始された。パンに脱《だつ》脂粉乳《しふんにゅう》という、当時の児童になじみのうすい食事には、白米中心の日本人の栄養摂取パターンを変えるというねらいもこめられていた。

その後、ＰＨＷは日本人の栄養調査を実施し、地方都市や病院における栄養状態も明らかにすると同時に栄養指導も実施した。病院においても少しずつ給食が導入されるようになり、患者の回復を促進した。アメリカ軍の食糧放出は、占領軍の安全確保のために実施されたものであったが、この時期供給された膨大な援助物資なしには日本人の生命と健康は維持できなかったと思われる。敗戦直後は、急性伝染病の鎮静化、最低限の食糧供給などが優先されたが、生活基盤の形成が進むにつれて、行政機構や医療機関の整備、法規の改正・作成など制度面の改革が行われた。

医療システムの形成　ＰＨＷには、予防医学課・病院管理課・人口動態統計課・供給課・看護課・社会保障課・福祉課など分野別に実務を担う部門が設置された。これらの各部署は、厚生省と連絡をとりながら、医療・福祉の広範な領域にわたって改革を展開し、現行の医療システムの基盤を形成した。

ＰＨＷは、一九四六年、覚書「日本政府の公衆衛生・福祉行政機構再編に関する件」によって、厚《こう》生省《せいしょう》と地方庁における行政機構の改変を指示した。これを受けて同年厚生省官制が改正され、公衆保健局・医務局・予防局の衛生三局が設置された。ここで注目されるのは、それぞれの局長には、すべて技官（医師）があてられたことである。

これは、科学行政を強調するサムスの意向によるもので、法学士ではなく医療の専門家を重視する人事となった。自らも医師である局長サムスは、技術行政の確立を掲げ、事務官ではなく医師である技官を相手に行政改革を実施しようとした。とはいえ、厚生省の組織や人事は、戦前とのつながりを断ち切って刷新されたわけではない。技官の台頭という新しい動きの一方で、内務省の流れをくむ多くの官僚が戦後も衛生行政を担当した。ＧＨＱは、戦前からの組織を根本的に解体することなく、占領行政にあわせて再編を図ったわけである。

地方でも行政機構の改変が行われた。一九四七年の地方自治法改正で、都道府県に衛生部と民生部《みんせいぶ》を設置することが義務づけられた。また、同年、警察制度の改革によって、警察が所管していた衛生警察事務は、全面的に衛生行政部門に移管された。かわって第一線の衛生行政機関に位置づけられたのは保健所であった。一九四七年に出された覚書「保健所機構の拡充強化に関する件」を受けて、旧保健所法が改正公布され、「地方における公衆衛生の向上および増進」を目的に、全国におよぶ保健所網が形成された。

ＰＨＷは、新しい保健所の整備にあたって、まず東京都に理想的な保健所一ヵ所を設け、これをモデルとして他の保健所に倣わせていくという方法をとった。モデル保健所に指定された東京都の杉並保健所には、全国から関係者が集まり、保健所業務に関する講習を受けた。テキストの編集からデモンストレーションの方法まで、講習はＰＨＷの細かい指導のもとに実施され、受講者はその内容をそれぞれの地域に持ち帰って伝達した。

アメリカは、モデル保健所を設置するにあたって、それまでの日本の公衆衛生は評価に値しない低レベルのものとし、日本の地域社会の状況に関する十分な認識を欠いたままで「理想的」方法を教えるという姿勢をとった。その一方的な評価と強引な手法には問題がある。しかし、講習の内容は、近代的公衆衛生に必要な技術や手法を網羅しており、日本の保健所の改善に大いに役立ったことは否定できない。

医療関連の占領政策実施にあたって、病院の果たす役割は大きい。医療政策上必要であるだけでなく、軍が自ら治療のために使用する医療機関としても重要であり、PHWは、占領開始直後から、全国の病院の実態調査に着手している。一九四五年九月、日本政府に対して、陸海軍病院、民間病院、診療所や療養所を含むすべての医療機関のリストアップを命じ、さらに覚書を出して全国の医療機関についての状況調査、軍以外の医療機関の速やかな再開、施設不足の場合、応急病院として使用可能な学校その他建築物の調査などを指示した。

敗戦直後、日本の病院の大半は、戦災によって破壊され、機能不全に陥っていた。応召《おうしょう》や徴用によって、医師をはじめとする職員が不足していた上に、医薬品や医療機器も払底《ふってい》しており、惨憺《さんたん》たる状況を呈していた。その中から、PHWは、占領軍が使用する「優良病院」を確保し、次いで当面の医療需要に対応する病院の整備にとりかかった。

PHWがまず手を着けたのは、軍関係医療機関の厚生省移管であった。全国一四六の軍施設が国立病院、国立療養所となったが、建物も職員も従来のままで診療が継続された。つまり、病院自体の組織は何ら変わることなく、名称が軍病院から国立病院に変更されたわけである。これらの病院は、立地条件の悪さや設備面の不備が目立ち、十分な医療を提供することはできなかった。とはいえ、医療機関が不足していた戦後の混乱期には、引揚《ひきあ》げ者の治療や災害時の医療救護などに重要な役割を果たした。

戦時体制を支える医療組織として形成された日本医療団は、敗戦時には財政的に行き詰まり経営の危機に直面していた。一九四六年に医療団の解散が決まると、医療制度審議会が設置され、解散後の施設の処理方針および医療機関の整備改善方針が検討された。厚生大臣の諮問《しもん》に対する審議会の答申は、一般医療施設を都道府県または大都市に移管すべきであり、結核《けっかく》療養所とらい療養所は国営に、精神病院は将来国営にすることが望ましいとし、公的医療機関を中心とした整備を提言した。

しかし、国立医療機関の地方移管は、財政上の問題からうまくいかず、結局中止された。人の命と生活を支える医療には、経済的効率性や採算だけでは対応できない多様で複雑な要素がある。とりわけ、慢性疾患、難病、精神病、公害病などに対しては、社会的視点をもった医療が求められる。戦後初期に、公的病院整備計画が挫折した後、日本では私的病院を中心に医療機関が発展し、医療の公共性が担保されにくい状況が今も続いている。

占領期には、医療や福祉に関するさまざまな法規が改正・制定された。日本国憲法（一九四六年公布）第二五条には「国民は、健康で文化的な最低限度の生活を営む権利」を有することが明記され、国民の生存権が保障された。その後、医療法、保健婦・助産婦・看護婦法、生活保護法、児童福祉法、身体障害者福祉法などの諸法規が次々と制定され、戦後日本の医療・保健・福祉のシステムが形成された。

憲法第二五条は一般規定にとどまったために、現実には権利を保障されない事例も少なくなかった。結核患者朝日茂《あさひしげる》が生活保護法の不備を訴えた「朝日訴訟」は、新憲法制定後も貧しい病人の生存権が脅かされている現実を広く社会に示した。

朝日は、実兄からの送金のうち生活保護基準で定められた日用品費六〇〇円を超える金額を国に納めるように指示した福祉事務所の対応を不服として訴訟を起こした。当時六〇〇円で購入できる日用品は、シャツを二年に一枚、パンツを一年に一枚、ちり紙を一月に一束がせいぜいで、人間らしい生活を送るにはほど遠い金額であった。本人は最高裁判所の判決まで生き延びることができなかったが、裁判の過程で生存権に関する議論が深まり、その後の生活保護制度改善につながった。

生存権は、獲得への努力があってはじめて具体化するものであった。しかし、憲法第二五条が、戦後厚生行政に影響を与え、戦後医療発展の基盤となった事実は見逃せない。

占領統治下の沖縄　沖縄は、「太平洋の要石」とも呼ばれ、アメリカ軍にとって軍事的に最も重要な地域であった。アメリカ軍の統合参謀本部は、一九四五（昭和二〇）年、フィリピンとともに沖縄を最重要軍事基地に指定し、日本をアメリカの軍事的戦略拠点として位置づけた。当初、日本全体をアメリカ軍が直接統治する占領形態が構想されていたが、占領を円滑に進めるためには、既存の日本の組織や制度を利用する形が望ましいとの判断から「本土」については、間接統治が採用された。しかし、沖縄ではまず直接軍政が実施された。冷戦の進行とともに、アメリカは沖縄の軍事的政治的重要性を、一層強く認識するようになり、沖縄における施設の長期的保有を企てた。そして一九四八年には、陸軍の要請によって、沖縄は本土から分離され、マッカーサーの極東軍司令部の管轄下におかれることとなった。

アメリカの政策は、本土の非武装政策と沖縄の恒久基地化の組み合せというかたちをとり、沖縄には、本土にみられた非軍事化と民主化という占領政策の基調は存在しなかった。諸島全体がアメリカ軍の軍事基地と化し、日本の新憲法は適用されず、基本的人権も保障されない状態であった。

このように「間接統治」と「直接統治」が併存した事実について、医療政策を考える上でも留意が必要である。沖縄における医療政策では、占領軍による軍事的必要性が優先され、本土とは異なった展開をみせた。これは本土と別の政策が実施されたことを示すものではなく、アメリカ軍による本土と沖縄、そして韓国をも含む総合的な占領政策の一側面と理解すべきであろう。事実GHQ／SCAPのPHW局長であったサムスは、同時に沖縄と韓国における責任者でもあった。

軍隊による占領政策は、どのような形態で実施されても軍政であることに変わりはない。そして、占領軍政である限り、自国軍保護が最優先されることは当為である。ただ、間接統治下の本土では、その「軍隊の論理」が国民の前に剝き出しの形で示されることは少ない。一方、沖縄では、アメリカ軍は、直接住民に対して、自らの軍隊や関係者の保護とアメリカの国益に沿った占領行政を展開した。

沖縄における初期医療政策では、占領軍保全のための伝染病および性病対策に重点がおかれた。沖縄の恒久基地化への動きが顕在化しだす一九四九年年一二月には、サムスが沖縄を訪れ、保健所の設置と性病対策を強調している。基地建設方針の確立した一九五〇年一二月、軍政府は、米国民政府と改称され、基地機能の強化保持を目的に掲げた医療行政が開始された。

アメリカ軍がまず着手したのは、占領軍の戦力維持に深い関わりをもつ性病対策であった。保健所は性病対策のために整備され、どんな僻地でも性病の治療が受けられるように医療制度の拡充・強化が図られた。占領軍を相手にする「売春婦」の検診や治療がまず優先され、一般の人びとへの波及効果は副次的なものにとどまった。

軍隊における医療の機能は①軍事技術（細菌兵器・化学兵器など）②兵力維持（戦闘中の治療・兵士の健康管理など）③占領地対策（衛生管理・治安維持など）に大別される。戦闘中は、主として、①軍事技術と②兵力維持に重点が置かれ、占領期には、②兵力維持と③占領地対策に力点が移行する。性病対策は、②と③の両方に関係するが、沖縄では兵力維持が重視されたのに対して、本土では占領地対策の面が強調され、その結果性病の治療や予防システムが広く国民にも波及していった。

このように、沖縄と本土の性病対策は、別々のものではなく、軍隊の医療機能のうち、どこに重点がおかれていたかによって異なった様相を呈したわけである。一見異なる沖縄と本土の政策は、同じ枠組みの中で実施され、基本的な共通点と実施過程での相違点をあわせもっていた。このことは、他の伝染病対策など医療政策全般に当てはまる。

分野によっては、本土での占領地対策が「民主的」に行われ、占領軍保護が先行する沖縄と大きく異なる例もあった。これは、沖縄を分離して基地化する一方、本土の「非軍事化」と「民主化」を進めた占領統治の二つの側面を示している。戦後の日本の起点である占領期の医療を正確に捉えるためには、軍政の二重構造を念頭に、複眼的視点で検証する必要があろう。

2 高度成長期の医療

医療保障の確立　医療サービスがすべての国民に対して提供されるためには、誰もが必要な時に医療を受けられる医療保障制度の確立が不可欠である。敗戦直後に壊滅状態にあった社会保険の建て直しは一九四五（昭和二〇）年に発足した社会保険制度審議会によって始まり、公的扶助などを統合した社会保障制度の構想が検討された。一九四七年に出された「社会保障制度要綱」には、傷病・廃《はい》疾《しっ》・死亡・出産・育児・老齢・失業のそれぞれに対する手厚い手当金や年金の給付、所得に比例した保険料、使用者および国の一部負担の導入、統一した機関による一元的に運営が提示された。

莫大な国庫負担を必要とするこの案は「夢物語」と酷評され、実現には結びつかなかった。翌一九四八年に来日したアメリカ社会保障調査団は、社会保険制度審議会の要綱を批判・検討した上で、「社会保障制度への勧告」（ワンデル報告書）を作成し、要綱よりも現実的な社会保障制度の再編を提言した。この勧告に基づいて発足した社会保障制度審議会は、一九五〇年には「社会保障制度に関する勧告」をまとめ、社会保険制度を中心とした当面求められる最低限の社会保障制度を示した。

このように、戦後初期に登場したいくつかの構想は、いずれも現実の政策には結びつかなかった。その背景には、経済安定九原則とドッジラインの実施といった、占領政策の転換に伴う経済安定化政策があった。行政整理や企業の合理化の中で国民は耐乏生活を強いられ、社会保障の必要性は増加したものの、それを実現させる財政基盤の確保は困難になっていったのである。

　この間、国民健康保険をはじめ健保組合、政府管掌保険の財政危機が進行し、初診料や保険料率の引き上げなど国民の負担増で急場をしのぐという状態が続いた。医療保障の整備が進まないために、医療保険の不備は公的扶助で補うかたちとなった。政府が総合的社会保障制度に対する明確なビジョンを欠く中で、当面の困窮者救済と治安維持を主眼とした生活保護中心の占領政策が続けられたのである。

　当時、一定規模の企業で働く労働者や公務員、農業従事者などを対象とした医療保険はあったが、商工自営業者とその被用者が加入できる保険はなかった。社会保障制度審議会は、一九五六年に「医療保障制度に関する勧告」を政府に提出し、無保険者が三〇〇〇万人もいることを明らかにした上で、国民皆保険の実現を求めた。

　政府は、一九五七年に「国民皆保険推進本部」を設置し、国民健康保険の拡充を通して、大都市の零細自営業者・労働者の救済を目指した。その背景には、一九五五年頃から始まった高度経済成長期に、技術革新によって生産性を高める大企業と中小企業の格差が拡大し、自営業者とそこで働く労働者にしわ寄せが及んだという事態があった。皆保険は、大都市の貧困層増大という社会問題への対応策としての側面をもち、経済成長を持続させるための方策でもあった。

　一九五八年、国民健康保険法（新法）が制定され、一九六一年、国民皆保険制度が成立した。どのような形であれ、国民すべてが医療保険に加入することは、医療へのアクセスを保障するものとして望ましい。ただ、併存する医療保険はその内容がそれぞれ異なり、国民が平等に医療保障を獲得できたわけではない。発足当時の国民健康保険は、低い給付と重い一部負担金と保険料、医療機関の偏在による利用しにくさなど多くの問題を抱え、大企業の健康保険と比べると大きな格差があった。

病院の急成長　国民皆保険体制が、国民ひとり一人の健康を支える制度として機能するためには、加入できる保険組合があるだけでは十分ではない。保険証を所持していても、必要な時にすぐに診てもらえる医療機関が身近になければ、真の医療保障にはならない。現実には、医療機関の適正配備がされないまま皆保険がスタートしたために、都市部に住む人と地方の過疎地に住む人では、医療保険の給付に大きな格差が生じた。

高度成長期には、医療機関の都市偏在がさらに進行し、医療保障の地域的アンバランスが顕在化した。こうした傾向を促進した要因として見逃せないのは、自由開業医制における私的医療機関の増加である。占領政策転換の過程で、医療の公共性を実現する施策が財政的裏付けを得られないまま消滅した後、政府は、医療機関の整備を民間に委ねた。

戦時下の医療を規定していた国民医療法は、一九四八（昭和二三）年に廃止された。これにかわって、医療従事者の身分法として医師法、歯科医師法、保健婦・助産婦・看護婦法が成立し、医療機関に関する法律としては医療法が制定された。国民に適正な医療を提供するためには、医師や歯科医師などの医療関係者の向上を図るだけでなく、医療者の働く場である医療施設に管理・人的構成・構造設備の面から規制を加える必要が強調され、法規には、病院改善のための多くの事項が盛り込まれた。

病院の認可要件は二〇床以上となり、職員や設備の最低基準が定められ、診療所との区別が明確になった。医療の質の向上や教育・普及を目指して、総合病院制度が新設され、総合病院には、メディカルセンターとしての機能や実地修練（インターン）病院としての役割が期待された。また、公的医療機関という制度が設けられたことも注目される。国は、都道府県立や市町村立あるいは厚生大臣が指定する公共的な病院または診療所に対して、国庫補助をなしうるとともに、設置命令や運営上の指示も出せるようになった。

医療法の制定によって、病院が、国民全体に必要最低限の医療を提供する機関として運営されるための法的基盤は整備された。しかし、日本の病院の実態や社会状況は、新しい法律を具体化する条件を欠いていた。この時期、経済安定九原則に基づいて財政の緊縮政策が実施されており、資本不足のために公的病院の整備は進まなかった。病院の基準が一〇床から二〇床に引き上げられたため、民間の診療所が増床して病院となることも困難であり、体系的医療機関構想は当初から暗礁にのりあげてしまったのである。

政府は、少ない予算で医療機関を整備する方法として、医療法人の創設を提示し、医療法は、制定されて間もない一九五〇年に改正されることになった。医療法人は、「病院又は、医師若しくは歯科医師が常時三人以上勤務する診療所の開設を目的とするものでなければならない」と定められた。これによって、一般開業医が共同出資して病院を設立運営することが容易になった。私的医療機関は、税法上の特典も与えられて急増し、医療制度審議会や社会保障審議会の答申で強調されていた公的医療機関の整備は次第に後退していった。

朝鮮戦争による特需景気や日本経済の復興を反映して、一九五一年頃から病院数は増加傾向をみせ、高度成長期の病院建設ブームへとつながっていく。一九四六年に約三八〇〇であった病院数は、一九五九年には六〇〇〇を超え、一九七一年には約八〇〇〇を数えるまでに増え続けた。戦後四半世紀の間に、病院は倍増したのである。病床数の増加はさらに著しく、一九四六年の約一六万床が、一九七一年には一〇〇万を超え、六倍以上に達している。この間続々と新設された病院の大半は私的医療機関であり、公的医療機関の全体に占める割合は次第に低下していった（表23「病院数の推移（設置主体別）」）。

医療法の改正によって、医療事業の経営主体が、医業の非営利性を損なうことなく法人格を取得する途が開かれたのであれば、私的医療機関は公的医療機関を補って、国民の医療の確保に資することになったはずである。しかし、容易に法人設立が可能で、しかも多大な税法上の優遇が受けられるという環境において、私的医療機関の営利追求を抑制することは困難であった。その結果、病院は都市に集中しがちで、地方では無医地区が発生することになった。また、公的責任で担われるべき救急医療や精神医療の多くが私的医療機関に委ねられ、医療内容に問題が生じることもしばしばであった。

高度成長期には、国民皆保険によって、国民の医療へのアクセスが改善され、医療費の流れを公的に管理する仕組みが成立した。しかし、現実の医療実践の大半は、私的医療機関によって実施されたため、地域差などから、医療サービスが平等に施されない事態が生じた。この問題は、高度成長とともに深刻化し、現在に至るまで続いている。

人口の高齢化と疾病構造の変化　高度成長期には、医療保障制度や医療機関の整備が進む一方で、平均寿命が急激に延び、疾病構造も大きく変化した。敗戦直後に男女ともに五〇歳台であった平均寿命は、四〇年後の一九八五（昭和六〇）年には男性七五歳、女性八〇歳にまで達し、日本は今や世界の最長寿国となっている。

寿命が劇的に延びた要因としては、医療技術のめざましい進歩や医療システムの整備、そして衛生状態や食生活の改善などが挙げられる。長寿は、人類が太古から希求してきた「夢」であるが、長生きは、必ずしも幸福に結びつくわけではない。病気や障害を抱えつつ年を重ねる高齢者の増加によって、本人や家族だけでなく、社会も困難な課題に直面することになった。

手厚い介護を必要とする高齢者が「寝たきり老人」として取り上げられるようになったのは、一九六〇年代後半のことである。社会福祉協議会や厚生省による「寝たきり老人実態調査」が実施され、ケアの必要な高齢者の数や介護状況などが少しずつ明らかにされるようになった。「人生五〇年時代」には、個々の家族によって担われていた高齢者のケアが、「人生七〇年時代」にさしかかったこの時期に、社会問題として浮上してきたわけである。

「寝たきり老人」といっても、その実態は多様である。さまざまな要因によって「寝たきり」となった人それぞれの状況に適切に対応していくためには、医療と福祉の両面からきめ細かな対応が必要となる。しかし、急性期疾患を効果的に「治療」することに焦点を当てて発展してきた戦後初期の医

公			立	その他	
国立		地方公共団体立		病院数	病床数
病院数	病床数	病院数	病床数		
421	127,983	964	102,507	3,394	231,437
425	130,581	1,024	116,984	3,670	265,123
428	132,997	1,051	128,992	3,939	297,260
428	136,373	1,068	138,737	4,152	323,782
430	137,743	1,108	148,879	4,295	344,775
452	145,222	1,113	155,634	4,435	361,377
452	146,284	1,120	161,636	4,522	378,823
449	146,980	1,137	169,092	4,643	400,300
448	148,256	1,151	176,703	4,829	427,755
445	149,233	1,163	184,295	5,013	460,906
450	149,283	1,155	190,078	5,233	494,245
448	150,051	1,154	194,395	5,445	529,206
446	153,289	1,154	206,505	5,708	558,439
453	155,278	1,137	199,695	5,915	608,140
449	155,902	1,108	203,301	6,146	644,435
446	156,950	1,092	205,151	6,281	671,449
444	157,195	1,080	207,464	6,450	697,894
437	158,046	1,067	208,579	6,522	716,022
439	160,834	1,067	210,712	6,637	733,857
438	162,484	1,065	212,593	6,685	750,529

表23　病院数の推移（経営主体別）（昭和29年～昭和48年）

年次		総数		国	
				総数	
		病院数	病床数	病院数	病床数
1954	昭和29	4,779	461,927	1,385	230,490
55	30	5,119	512,668	1,449	247,565
56	31	5,418	559,249	1,479	261,989
57	32	5,648	598,892	1,496	275,110
58	33	5,833	631,397	1,538	286,622
59	34	6,000	662,233	1,565	300,856
1960	35	6,094	686,743	1,572	307,920
61	36	6,229	716,372	1,586	316,072
62	37	6,428	752,714	1,500	324,959
63	38	6,621	794,434	1,608	333,528
64	39	6,838	833,606	1,605	339,361
65	40	7,047	873,652	1,602	344,446
66	41	7,308	918,233	1,600	359,794
67	42	7,505	963,113	1,590	354,973
68	43	7,703	1,003,638	1,557	359,203
69	44	7,819	1,033,550	1,538	362,101
1970	45	7,974	1,062,553	1,524	364,659
71	46	8,026	1,082,647	1,504	366,625
72	47	8,143	1,105,403	1,506	371,546
73	48	8,188	1,125,606	1,503	375,077

（資料）　厚生省「医療施設調査」（昭和29年～昭和48年）
『医制百年史』資料編　厚生省医務局，1976年

療は、高齢者の抱える完治の望めない疾患や慢性化した障害に対して正面から取り組むことができなかった。

治癒の見込み、リハビリ効果がないとして医療機関や専門職から見放された高齢者は、家で家族とともに辛い生活を送るか、いわゆる老人病院で「収容生活」を余儀なくされた。家の中に作られた不潔な部屋で、たれ流した大小便の悪臭に耐えながら過ごす「寝たきり老人」、「座敷牢《ざしきろう》」に閉じ込められた「認知症」のお年寄り、そして家族の負担に苦しんで自殺する高齢者も少なくなかった。

一九六〇年代には、一九六三年に成立した老人福祉法に基づいて、特別養護老人ホームなど入所施設の整備が進んだ。しかし、社会福祉施設として位置づけられたために、医療が欠かせない人や認知症の人が利用しにくく、家庭介護の困難さや老人病院における「収容」の悲惨な実態の解決には結びつかなかった。年々深刻化する高齢者介護の問題に対して、一九八二年には、国民の老後における健康の保持と適切な医療の確保を目指して老人保健法が制定され、疾病の予防、治療、機能訓練等の保健事業が始まった。

高度成長期に発生した高齢者にかかわる諸問題は、その後一層深化し、改善の兆しよりは困難な実態の拡大が目立つ。高齢者介護は、ともすれば避けがたい重い「負担」として否定的に捉えられがちである。だが、この問題には、日本の医療が抱える課題と今後の方向を考える上で多くの示唆が含まれていることを見逃してはならないだろう。

日本人の死因の変遷をたどると、人口構造の動きとともに疾病構造が変わっていることに気づく。

戦後初期に死因の第一位であった結核《けっかく》は、一九五一年に首位の座を脳血管疾患に譲り、一九五四年には、上位三位から姿を消した。一九五八年には、第一位脳血管疾患、第二位悪性新生物《しんせいぶつ》、第三位心疾患となり、その後この三疾患が死因の上位を占める状態が続いている（図84「死因の変化」）。

死因が、結核や肺炎から脳血管疾患・がん・心臓病へと変わっていった期間、日本の人口は、多産多死型から少産少死型へと移行し、子供が少なく高齢者が多い逆三角形の人口構造が形成されていった。少子高齢社会を迎えた現在、日本の医療は、医療技術の高度化と高齢者の増加によって膨らむ医療費をどう賄《まかな》うかという難問に直面している。二〇〇〇（平成一二）年には、介護保険法が施行され医療保険から介護部分の切り離しが試みられたが、現行医療保険制度の運営困難は依然として続いている。

医療費増大の大きな要因となっている「成人病」を減らすために、厚生省は、一九九〇年代から全国民を対象とした健康づくり運動を開始した。二〇〇〇年には、事務次官通知「二一世紀における国民健康づくり運動」によって、個人による健康の実現には社会全体が健康づくりを支援していくことが不可欠であるとして、二〇一〇年度を目途とした具体的な目標が設定された。「健康日本21」と称される取り組みである。

成人病と呼ばれていた疾病は、患者本人の節制不足を強調した「生活習慣病」と言い換えられ、一日あたりの野菜摂取量や平均歩数など細かい目標値を掲げながら、政府が主導する国民の「健康管理」が進められた。この運動をさらに積極的に推進するために作られた法律が健康増進法である（二

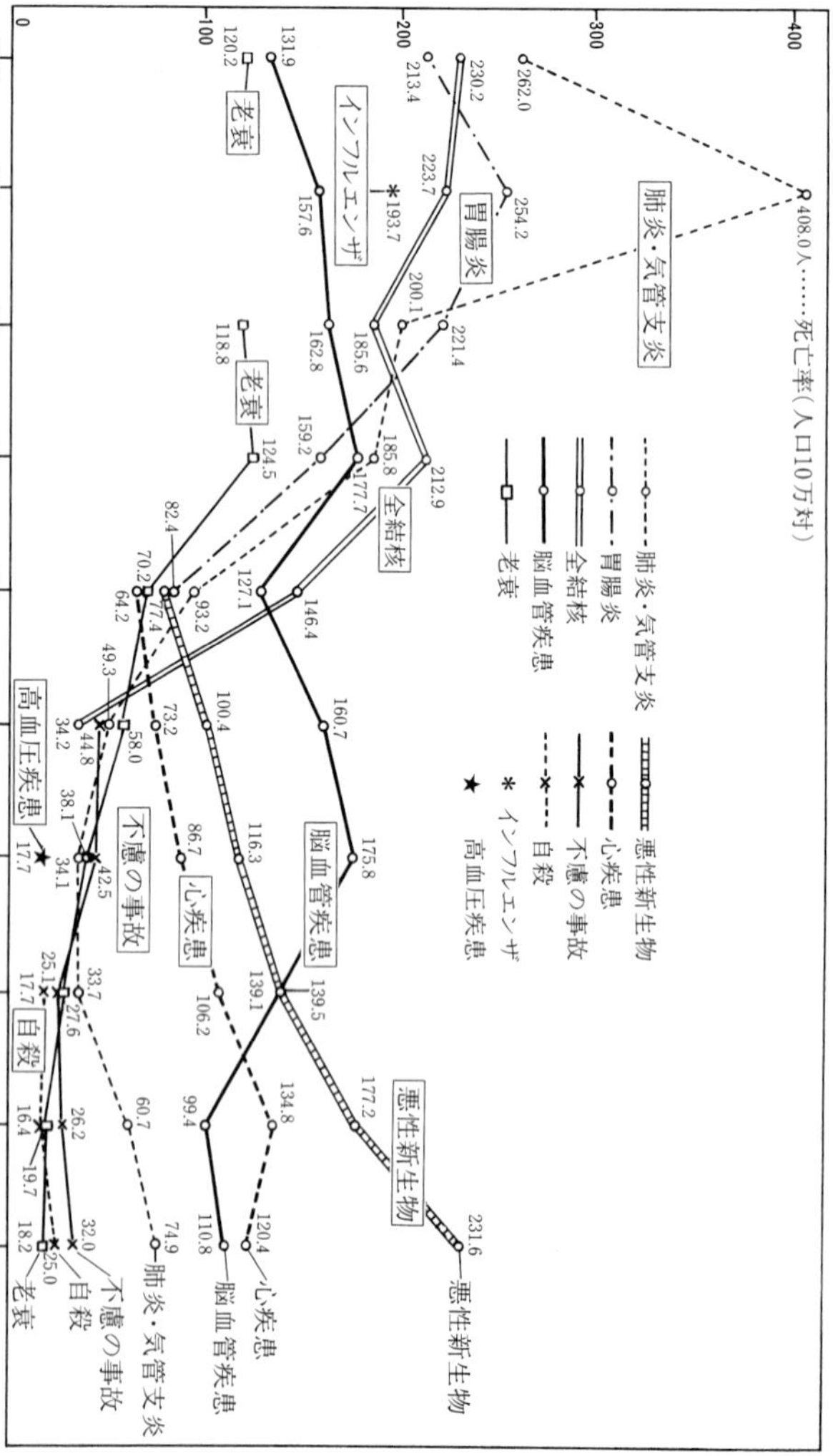
死亡率（人口10万対）
408.0人
肺炎・気管支炎
胃腸炎
全結核
脳血管疾患
老衰
悪性新生物
心疾患
不慮の事故
自殺
インフルエンザ
高血圧疾患
1910
'20
'30
'40
'50
'60
'70
'80
'90
'99
0
100
200
300
400

図84　死因の変化

〇〇二年制定)。第二条には、「国民は、健康な生活習慣の重要性に対する関心と理解を深め、生涯にわたって自らの健康状態を自覚するとともに、健康の増進に努めなければならない」と国民の責務が明記されている。

個人が自分の健康に留意し体を大切にすることは健康づくりの基本である。だが、それぞれ異なる病理をもち、個々の症状も多彩で一括りにはできない脳血管疾患や糖尿病の予防を国の定めた画一的基準に基づいて進めることにはいささか無理がある。罹患後の対応も感染症対策が優先された戦後初期における「治すための治療」では十分とはいえない。

医療技術が進歩し衛生や栄養状態が改善された結果、人びとは治癒困難な病気や障害を抱えて長い人生の最期を過ごすことが多くなった。高齢者介護において求められている医療と福祉の両面からのアプローチは、今や年齢や疾患の種類を問わず医療のあらゆる場面で必要とされている。脳血管疾患の後遺症で機能に障害をもつ高齢者、急速に進むがんの末期を生活者として過ごすことを望む働きざかりの人、重い心臓病を乗り越えて社会参加に挑む若者、これらの人びとに対応するために、医療は、治癒を目指すキュア(cure)だけでなく、一人ひとりの病者の生活あるいは生命の質を高めるケア(care)へと守備範囲の拡大を迫られている。

これからの医療　戦後の医療の歩みをたどると、医療システム、医療技術、人口や疾病の構造などあらゆる面で大きな変化がみられたことがわかる。乳児死亡率が低下し、寿命が延び、長寿社会が実現したことは、医療のめざましい進歩の結果と評価されてきた。しかし、医療の高度化は、多くの疾患を克服する途を開くと同時に、新たな疾患や障害、療養上の問題を生み出した。

死に至る病として恐れられていた結核は、今や治癒可能な感染症のひとつである。脳卒中で倒れた人が亡くなることの多かった戦前と異なり、現在では、医療処置によって命を永らえる例が少なくない。次々と開発される医療機器は、重篤な状態に陥ってもチューブやモニターに囲まれて生き続けることを可能にした。医療が多くの疾患に挑み、一定の「成果」をあげる一方で、医療行為自体が引き起こす薬害・医原病、公害や労働環境が主因となった社会的疾患が増加している事実も見逃せない。

このような状況をふまえて、新しい医療のあり方の探求が始まっている。病因を探し出し、単線的因果関係をもとに診断と治療を進めるだけでなく、疾患によっては、患者を取り巻く社会的環境に目配りして、複数の原因を考慮しながら対応する方法が工夫されるようになった。そして、複線的に疾患を捉えるために、医師を中心とする医療者と患者の関係にも変化がみられる。

疾患は、科学的に解明できるという前提に基づいた生物医学全盛の時代には、患者の抱える問題を主として定義するのは医師であり、医師が、診察や検査によって診断を確定し、それに見合った治療方法を患者に対して施すという医療が一般的であった。ところが、単一の病因の除去や改善によって治癒に導くことができない疾患が増えるに従って、患者自身の自覚的側面に着目し、個別的対応を重視する医療が展開されるようになった。

医師が、客観的・科学的に疾患を診断するのではなく、患者の苦しみ、解釈、期待、感情などを反映した病気を、患者とともに共有し、共通基盤を築きながら診療を進める方法が拡大しつつある。患者の側も、医師のパターナリズムに身を委ねるのではなく、自分自身の問題として病気と向き合い、医療に参加する姿勢が必要となる。

長寿社会となった現代は、誰もが患者すなわち医療の当事者になる時代である。今や医療は、医師を中心とした医療者が主導する専門分野ではなく、すべての人が主体的かかわりを求められる普遍的な領域となったといえよう。

あとがき

「医療はサービスである」といわれても、スーパー・マーケットであれこれと品定めをして商品を買うといった顧客本位のあり方とは違って、サービスを提供する側に主導権が握られている。服ならばその良し悪しもわかるし、好みもはっきりしているから服地や色柄、デザイン、価格などを指定して注文通りのものを手に入れることもできるし、また服は今すぐに買わなくても生命にかかわるわけでもない。気に入らなければ買わずに帰ることもできる。すべては自分本位で動ける。

だが、医療は提供されるモノの質も提供者の質もよくわからない。また緊急を要する場合がほとんどであるため、選んでいる余裕はあまりない。価格も保険診療であれば全国一律となっているのに、実際のところ、その総額は治療が終わって請求書を見るまではわからない。自己決定といわれながらも、決定できるほどの知識も情報も患者は持ち合わせていない。

また風邪《かぜ》の流行期に病院に出かければ、待合室は病人であふれかえり、悪くすれば二時間も待たされる。これも医療経済でよくいわれていることであるが、医療というサービスは、それを提供する場において同時に消費がなされるため、第二次産業が行なっているような、物を生産してから市場に商品を送り出すまでの間の在庫調整ができないという宿命を負っている。そのため需要が増えてもそれにうまく対応ができないのである。電力会社のように最大需要を目安に設備投資をすればいいのだが、たいていは採算の取れる平均的な需要の範囲内におさめておくから、需要の急増期には柔軟性のなさからくる医療サービスの悪さが目立つことになる。

医療が特異なところは、資本主義社会にありながらも統制経済のもとにおかれ、医療提供者には国家資格と高い倫理性が求められている点である。

では、その医療とはなにか。一九四八（昭和二三）年制定の医療法第一条によれば、「生命の尊重と個人の尊厳の保持を旨」とし、疾病《しっぺい》の治療のみならず、疾病の予防や社会復帰のためのリハビリテーションを含めた健康増進の行為となっており、国や地方公共団体は国民に対して良質かつ適切な医療を効率的に提供する体制の確保に努めなければならないと定められている。これは憲法第二五条の「健康で文化的な最低限度の生活を営む権利」にもとづく行為とされており、施行《しこう》までに時間はかかったが、一九六一年にスタートした国民皆保険体制はその生存権・健康権を具体的に保障する仕組みとなっている。

しかし、その仕組みも、ここのところにきて大きく揺らいでいる。国民医療費が三十数兆円にも達していることが問題とされているわけだが、政府は制度維持のために医療費の抑制（適正化）が不可欠といい、需要者（患者）の負担増や供給（病院病床数）の削減、国民の健康の一元的な管理を画策している。はたしてそれらが本当に必要なことなのであろうか、と思う。

どういう医療のあり方が望ましいのか。将来を見すえた対応をしていかなければならないが、そのためには人びとがこれまで医療とどう向き合ってきたのか、一度、いのちを守る闘いの歴史を振りかえってみる必要がある。それは現代の医療を相対化させる作業でもある。

本書はそうした作業のごく一端を担うものである。本書を単著ではなく編著にするということで執筆をお引き受けしたものの、諸事情が重なり出版が遅くなってしまった。その間、吉川弘文館編集部の一寸木紀夫、鎌本亜弓の両氏にはたいへんなご迷惑とご苦労をおかけした。ここにあらためておわびと感謝を申し上げたい。

二〇〇六年六月

新　村　拓

参考・参照文献

全体に関するもの

富士川游『日本医学史』一九〇四年（復刻、形成社、一九七二年）
富士川游『日本疾病史』一九一二年（復刻、平凡社、一九六九年）
山崎　佐『日本疫史及防疫史』克誠堂、一九三一年
富士川游『日本医学史綱要』一九三三年（復刻、平凡社、一九七四年）
清水藤太郎『日本薬学史』南山堂、一九四九年
山崎　佐『江戸期前日本医事法制の研究』中外医学社、一九五三年
日本学士院日本科学史刊行会編『明治前日本医学史』日本学術振興会、一九五五年
日本学士院日本科学史刊行会編『明治前日本薬物学史』日本学術振興会、一九五八年
小川鼎三『医学の歴史』中央公論社、一九六四年
石原　明『日本の医学』至文堂、一九六六年
杉本勲編『科学史』山川出版社、一九六七年
立川昭二『病気の社会史』ＮＨＫブックス、一九七一年
上田三平（三浦三郎編）『改訂増補　日本薬園史の研究』渡辺書店、一九七二年
立川昭二『日本人の病歴』中央公論社、一九七六年
川喜田愛郎『近代医学の史的基盤』岩波書店、一九七七年
日本医史学会編『図録日本医事文化史料集成』三一書房、一九七八年

森谷尅久『京医師の歴史』中央公論社、一九七九年
京都府医師会編『京都の医学史』思文閣出版、一九八〇年
山田重正『典医の歴史』思文閣出版、一九八〇年
酒井シヅ『日本の医療史』東京書籍、一九八二年
波平恵美子『病気と治療の文化人類学』海鳴社、一九八四年
大貫恵美子『日本人の病気観』岩波書店、一九八五年
宗田　一『図説日本医療文化史』思文閣出版、一九八九年

古代・中世医療に関するもの

服部敏良『奈良時代医学の研究』一九四五年（復刻、吉川弘文館、一九八八年）
服部敏良『平安時代医学の研究』一九五五年（復刻、吉川弘文館、一九八八年）
服部敏良『鎌倉時代医学史の研究』吉川弘文館、一九六四年
服部敏良『室町安土桃山時代医学史の研究』吉川弘文館、一九七一年
服部敏良『王朝貴族の病状診断』吉川弘文館、一九七五年
新村　拓『古代医療官人制の研究』法政大学出版局、一九八三年
新村　拓『日本医療社会史の研究』法政大学出版局、一九八五年
新村　拓『死と病と看護の社会史』法政大学出版局、一九八九年
新村　拓『老いと看取りの社会史』法政大学出版局、一九九一年
小曽戸洋『中国医学古典と日本』塙書房、一九九六年
新村　拓『出産と生殖観の歴史』法政大学出版局、一九九六年

丸山裕美子『日本古代の医療制度』名著刊行会、一九九八年
新村　拓『痴呆老人の歴史』法政大学出版局、二〇〇二年

近世医療に関するもの

浅田宗伯『皇国名医伝』(内閣文庫、嘉永四年版本)
高岡高等商業学校編『富山売薬業史史料集』上巻、国書刊行会、一九三五年
富士川游「温恭合田求吾先生」(『中外医事新報』一二三九、一九三七年)
岡村千曳『紅毛文化史話』創元社、一九五三年
海老沢有道『南蛮学統の研究』創文社、一九五八年
丸山清康『群馬の医史』群馬県医師会、一九五八年
板沢武雄『日蘭文化交渉史の研究』吉川弘文館、一九五九年
『徳川禁令考』創文社、一九五九〜六一年
杉本　勲『伊藤圭介』(人物叢書)吉川弘文館、一九六〇年
金城清松『琉球の種痘』琉球史料研究会、一九六三年
『徳川実紀』(新訂増補国史大系)吉川弘文館、一九六四年
三浦孝次『加賀藩の秘薬』石川県薬剤師協会、一九六七年
山本四郎『小石元俊』(人物叢書)吉川弘文館、一九六七年
呉　秀三『シーボルト先生―その生涯と功業』平凡社、一九六八年
筑紫豊校訂『豊国紀行』(『日本庶民生活史料集成』第二巻所収)三一書房、一九六九年
南　和男『江戸の社会構造』塙書房、一九六九年

青木一郎『坪井信道の生涯』杏林温故会、一九七一年
片桐一男『杉田玄白』（人物叢書）吉川弘文館、一九七一年
仲田一信『埼玉県医学校と日習堂蘭学塾』浦和市尾間木史蹟保存会、一九七一年
松木明知『津軽の医史』津軽書房、一九七一年
古賀十二郎『西洋医術伝来史』形成社、復刻版、一九七二年
服部如実編『修験道要典』三密堂書店、一九七二年
山本成之助『川柳医療風俗史』牧野出版、一九七二年
『東京市史稿』救済篇（復刻版）、臨川書店、一九七三年
土屋重朗『静岡県の医師と医家伝』戸田書店、一九七三年
『富山県史』史料編第五・近世下、富山県、一九七四年
宮本義己「稲葉一鉄の医道知識と薬方相伝」（『國學院大学大学院紀要』五輯、一九七四年）
青木一郎『坪井信道詩文及書簡集』岐阜県医師会、一九七五年
松木明・松木明知『続津軽の医史』津軽書房、一九七五年
『御触書寛保集成』岩波書店、一九七六年
杉本つとむ『江戸時代蘭語学の成立とその展開』一～六、早稲田大学出版部、一九七六～八一年
緒方富雄『緒方洪庵伝』増補版、岩波書店、一九七七年
宮本義己「曲直瀬一渓道三と足利義輝」（『日本歴史』三五〇号、一九七七年）
酒井シヅ「『解体新書』出版以前の西洋医学の受容」（『日本学士院紀要』三五巻三号、一九七八年）
高浦照明『大分の医療史』大分合同新聞社、一九七八年
『近世漢方医学書集成』名著出版、一九七九～八一年

岩生成一『近世の洋学と海外交渉』巌南堂、一九七九年
立川昭二『近世病草紙』平凡社、一九七九年
中野　操『大坂蘭学史話』思文閣出版、一九七九年
服部敏良『江戸時代医学史の研究』吉川弘文館、一九七九年
『順天堂史』上巻、学校法人順天堂、一九八〇年
浦上五六『愛の種痘医』恒和出版、一九八〇年
小川鼎三『松本順自伝・長与専斎自伝』平凡社、一九八〇年
宮本義己「曲直瀬道三著述の茶書（一）～（四）」（『茶道雑誌』四一巻一二号、四二巻二・七号、四五巻三号、一九七七～八一年）
桑田忠親『或る蘭方医の生涯』中央公論社、一九八二年
宮本義己『戦国武将の健康法』新人物往来社、一九八二年
『富山県史』通史編第四・近世下、富山県、一九八三年
今村充夫『日本の民間医療』弘文堂、一九八三年
石川謙校訂『養生訓・和俗童子訓』岩波書店、一九八四年
井上　忠『貝原益軒』吉川弘文館、一九八四年
宮本袈裟雄『里修験の研究』吉川弘文館、一九八四年
『香川県史』資料編芸文、香川県、一九八五年
久志本常孝『神宮醫方史』自家版、一九八五年
ヒュー・コータッツイ『英人医師の幕末維新』中央公論社、一九八五年
田﨑哲郎『在村の蘭学』名著出版、一九八五年

伴五十嗣郎「笠原白翁の種痘普及活動（1）（2）」（『実学史研究』二・三、思文閣出版、一九八五・八六年）
宮家　準『修験道儀礼の研究』春秋社、一九八五年
阿知波五郎『近代日本外科学の成立』思文閣出版、一九八六年
村上一郎『蘭医佐藤泰然』佐藤泰然先生顕彰会、一九八六年復刻版
大谷雅彦『埋もれていた近江の医聖　北村宗龍』私家版、一九八六年
添川正夫『日本痘病史序説』近代出版、一九八七年
宮本義己「豊臣政権の医療体制」（『帝京史学』二号、一九八七年）
宮本義己「豊臣政権の番医」（『国史学』一三三号、一九八七年）
宮本義己（樋口清之監修）『史伝健康長寿の知恵5　健康への道養生のすすめ』第一法規、一九八九年
高橋　敏『近世村落生活文化史序説―上野国原之郷村の研究』未来社、一九九〇年
田﨑哲郎『地方知識人の形成』名著出版、一九九〇年
『江戸東京学事典』三省堂、一九九一年
長与健夫「合田求吾の『紅毛医言』について」（『日本医史学雑誌』三八巻三号、一九九一年）
洋学史研究会編『大槻玄沢の研究』思文閣出版、一九九一年
毛呂山町文化財保護委員会『毛呂山町史料集　第二集　安藤文沢』毛呂山町教育委員会、一九九二年
片桐一男『蘭学その江戸と北陸―大槻玄沢と長崎浩斎』思文閣出版、一九九三年
宗田　一『日本の名薬』八坂書房、一九九三年
宗田　一『渡来薬の文化誌』八坂書房、一九九三年
立川昭二『江戸人の生と死』筑摩書房、一九九三年
東野利夫『南蛮医アルメイダ』柏書房、一九九三年

宮本義己「戦国期における毛利氏領国の医療と医術」（米原正義先生古稀記念論文集刊行会編『戦国織豊期の政治と文化』続群書類従完成会、一九九三年）
宮本義己「戦国期毛利氏領国における医療体制刷新の実相」（『帝京史学』八号、一九九三年）
山本亮介『種痘医小山肆成の生涯』時事通信社、一九九四年
金井幸佐久編『高橋景作日記』高橋景作日記刊行会、一九九五年
山脇悌二郎『近世日本の医薬文化』平凡社、一九九五年
石島　弘『水戸藩医学史』ぺりかん社、一九九六年
圭介文書研究会編『錦窠翁日記』名古屋市東山植物園、一九九六年
田中圭一編『柴田収蔵日記』（東洋文庫）一・二、平凡社、一九九六年
福島義一『高良斎とその時代』思文閣出版、一九九六年
胡　　光「紅毛医術の伝播と長崎」（『開国と近代化』吉川弘文館、一九九七年）
小玉順三『幕末・明治の外国人医師たち』大空社、一九九七年
青木歳幸『在村蘭学の研究』思文閣出版、一九九八年
森　幸夫「後北条氏と京下りの医家」（『小田原市郷土文化館研究報告』三三号、一九九七年）
ジョン・Z・バワーズ『日本における西洋医学の先駆者たち』慶應義塾大学出版会、一九九八年
川村純一『病の克服』思文閣出版、一九九九年
正橋剛二「高岡長崎家『折肱録』」（『実学史研究』一一、一九九九年）
片桐一男『江戸の蘭方医学事始』丸善ライブラリー、二〇〇〇年
大島晃一「陸奥国建部清庵塾の診療記」（『一関市博物館研究報告』第四号、二〇〇一年）
金井幸佐久『高野長英門下　吾妻の蘭学者たち』上毛新聞社出版局、二〇〇一年

岸野俊彦編『尾張藩社会の総合研究』清文堂、二〇〇一年
正橋剛二「長崎浩斎稿「未曾欺録」について」(『医譚』七七号、二〇〇一年)
石村澄江『疱瘡長屋の名医―種痘に賭けた長澤理玄の生涯』あさを社、二〇〇二年
酒井シヅ『病が語る日本史』講談社、二〇〇二年
杉本つとむ『江戸の阿蘭陀流医師』早稲田大学出版部、二〇〇二年
高橋　文「日本におけるファン・スウィーテン水の受容」(『日本医史学雑誌』第四十八巻第四号、二〇〇二年)
深瀬泰旦『天然痘根絶史』思文閣出版、二〇〇二年
古西義麿『緒方洪庵と大坂の除痘館』東方出版、二〇〇二年
和気医療史研究会編纂委員会『和気の医療史　資料編』『同・通史編』和気医療史研究会、二〇〇三年
石山禎一ら編『新・シーボルト研究』一・二、八坂書房、二〇〇三年
遠藤正治『本草学と洋学』思文閣出版、二〇〇三年
関宿城博物館『幕末の眼科医　高野敬仲~利根川中流域の医療と文化~』二〇〇四年
青木歳幸・岩淵令治編『地域蘭学の総合的研究』(国立歴史民俗博物館研究報告第一一六集、二〇〇四年)
ヴォルフガング・ミヒェル編『村上玄水資料二』中津市歴史民俗資料館分館村上医家史料館、二〇〇四年
宮本義己「曲直瀬道三の『当流医学』相伝」(二木謙一編『戦国織豊期の社会と儀礼』吉川弘文館、二〇〇六年)

近代・現代医療に関するもの

社会事業研究所『近代医療保護事業発達史』日本評論社、一九四三年
中川米造・丸山博編『日本科学技術史大系(医学一・二)』第一法規、一九六五~六六年
川上　武『現代日本医療史』勁草書房、一九六五年

土曜会歴史部会編『日本近代看護の夜明け』医学書院、一九七三年
厚生省医務局『医制百年史』ぎょうせい、一九七六年
菅谷　章『日本医療制度史』原書房、一九七六年
菅谷　章『日本医療政策史』日本評論社、一九七七年
野村　拓『国民の医療史』三省堂、一九七七年
神谷昭典『日本近代医学のあけぼの』医療図書出版社、一九七九年
菅谷　卓『日本の病院』中央公論社、一九八一年
小栗史朗『地方衛生行政の創設過程』医療図書出版社、一九八一年
岡田靖雄『私説松沢病院史』宮崎学術出版社、一九八一年
川上　武『現代日本病人史』勁草書房、一九八二年
山本俊一『日本コレラ史』東京大学出版会、一九八二年
看護史研究会『派出看護婦の歴史』勁草書房、一九八三年
山下政三『脚気の歴史』東京大学出版会、一九八三年
神谷昭典『日本近代医学の定立』医療図書出版社、一九八四年
小坂富美子『病人哀史』勁草書房、一九八四年
三浦豊彦『労働と健康の戦後史』労働科学研究所、一九八四年
クロフォード・F・サムス（竹前栄治編訳）『ＤＤＴ革命』岩波書店、一九八六年
立川昭二『明治医事往来』新潮社、一九八六年
厚生省五十年史編集委員会編『厚生省五十年史』厚生問題研究会、一九八八年
立川昭二『病いの人間史』新潮社、一九九〇年

山本俊一『日本らい史』東京大学出版会、一九九三年
杉山章子『占領期の医療改革』勁草書房、一九九五年
福田真人『結核の文化史』名古屋大学出版会、一九九五年
藤野　豊『日本ファシズムと医療』岩波書店、一九九六年
新村　拓『医療化社会の文化誌』法政大学出版局、一九九八年
酒井シヅ編『疫病の時代』大修館書店、一九九九年
吉原健二・和田勝『日本医療保険制度史』東洋経済新報社、一九九九年
北沢一利『「健康」の日本史』平凡社、二〇〇〇年
米山公啓『「健康」という病』集英社、二〇〇〇年
鹿野政直『健康観にみる近代』朝日新聞社、二〇〇一年
小林丈広『近代日本と公衆衛生』雄山閣出版、二〇〇一年
新村　拓『在宅死の時代』法政大学出版局、二〇〇一年
川上武編『戦後日本病人史』農文協、二〇〇二年
青木純一『結核の社会史』御茶の水書房、二〇〇四年
福田真人・鈴木則子編『日本梅毒史の研究』思文閣出版、二〇〇五年

三崎裕子（みさき　ゆうこ）　年表

一九五六年広島県生まれ。一九八一年、東京女子大学大学院文学研究科史学専攻修士課程修了。
現在、北里大学一般教育部特別研究員。

〔主要論文〕
東アジアにおける近代女子医学教育の成立と展開―中国・朝鮮を中心として―（『東と西の医療文化』）"Tadako Urata und Ihre Zeit"（alma mater philippina / Marburger Uni.）

執筆者紹介―執筆分担

新村　拓（しんむら　たく）　→別掲　死と病と医・一・二

宮本義己（みやもと　よしみ）　三・四
一九四七年茨城県生まれ。一九七六年、國學院大学大学院文学研究科日本史学専攻博士課程修了（満期退学）。
現在、國學院大学兼任講師。
〔主要著書〕
応仁の乱に生きる　上・下　歴史をつくった人びとの健康法

青木歳幸（あおき　としゆき）　五
一九四八年長野県生まれ。一九七一年、信州大学人文学部卒業。
現在、佐賀大学地域学歴史文化研究センター教授、同センター長、博士（歴史学）。
〔主要著書〕
在村蘭学の研究　地域蘭学の総合的研究（編）　江戸時代の医学

杉山章子（すぎやま　あきこ）　六〜九
一九五三年東京都生まれ。一九九五年、東京都立大学大学院人文科学研究科博士課程修了。
現在、日本福祉大学社会福祉学部教授、博士（史学・医学）。
〔主要著書〕
占領期の医療改革　ＧＨＱ日本占領史　第二二巻公衆衛生（訳・解説）

索　　引

あ 行

か　行

さ　行

た行

な行

は　行

ま　行

や　行

ら　行

わ　行

図版一覧

り　122
図28　伊勢へのお蔭参り　歌川広重筆「伊勢参宮宮川の渡し」 神奈川県立博物館所蔵　128
図29　上野池之端仲町の錦袋円 『江戸名所図会』より　130
図30　大森の和中散 『江戸名所図会』より　130
図31　富山の薬売り行商人(反魂丹商売人)の全国展開図 『富山県史 通史編Ⅳ近世下』より　133
図32　山伏 『人倫訓蒙図彙』より　136
図33　疱瘡除けのお守り　136
図34　西洋医術伝来記念碑　145
図35　栗崎家墓地　146
図36 『阿蘭陀経絡筋脈臓腑図解』 宗田一『図説日本医療文化史』思文閣出版 1989年より　150
図37 『ターフェル・アナトミア』 東京大学総合図書館所蔵　153
図38　清庵塾患者の病例　156
図39 「平次郎臓図」の模写図　竹田市立歴史資料館所蔵　158
図40　豊吉の墓　159
図41 「解体正図」 浜松医科大学附属図書館所蔵　159
図42　小林文素作「解体人形」 小林勝彦氏所蔵　161
図43　シーボルト肖像画　長崎歴史文化博物館所蔵　164
図44　シーボルトの手術の記録　天理大学附属天理図書館所蔵　165
図45　村上玄水写本『失以勃児杜経験集(験方録)』中津市歴史民俗資料館分館村上医家史料館所蔵　167
図46　華岡青洲の独特な手術用具　青洲の里所蔵　170
図47　乳ガン治療の図　青洲の里所蔵　170
図48　適塾　174
図49　高橋景作未定稿『全体新論』 高橋忠夫氏所蔵　181
図50 『(救荒)二物考』 一関博物館所蔵　183
図51　日野鼎哉の除痘所誓約　福井市立郷土歴史博物館所蔵　190
図52　岩崎玄龍種痘宣伝ビラ　坂本和夫氏所蔵　193
図53　ポンペとその門人たち　宗田一『図説日本医療文化史』思文閣出版 1989年より　199
図54　キュンストレーキ　福井市立郷土歴史博物館所蔵　199
図55　帝王切開術発祥の地記念碑　205
図56　眼球模型　シーボルト記念館所蔵　207
図57　柴田収蔵の描いた世界地図　佐渡国小木民俗資料館所蔵　209
図58　顕微鏡　丸山彰彦氏所蔵　213
図59　石坂堅壮『内服同功』『江戸科学古典叢書』29 恒和出版 1980年より　213
図60　蚕当計　伊達市立梁川小学校所蔵　214
図61　ヘボン手術図　揚州周延画　杉立義一氏所蔵　宗田一『図説日本医療文化史』思文閣出版 1989年より　217
図62　ウイリス像　佐藤八郎『英医ウイリアム・ウイリス略伝』1968年より　219
図63　大阪舎密局開講式記念写真　大洲市立博物館所蔵　220
図64　長与専斎　226
図65　特定伝染病患者数・死者数の年次推移 「衛生統計からみた医制百年の歩み」『医制百年史』付録　厚生省医務局 1976年より　229
図66 「完全武装」した伝染病専門の大阪桃山避病院の医療職　毎日新聞社提供　230
図67　虎列刺の奇薬 『図録日本医事文化史料集成1』三一書房 1978年よ

り　*232*
図68　1887(明治 20)年頃の日本赤十字社正門　日本赤十字社提供　*238*
図69　ポンペ　長崎市編『長崎と海外文化』1926 年より　*244*
図70　高木兼寛　高木喜寛『高木兼寛伝』1922 年より　*247*
図71　森鷗外　文京区立鷗外記念本郷図書館提供　*248*
図72　済生会本部　済生会提供　*252*
図73　米騒動　富山の女一揆『東京朝日新聞』1918(大正 7)年 8 月 8 日　*258*
図74　実費診療所大阪支部　『週刊朝日百科　日本の歴史 89』朝日新聞社 2004 年より　*259*
図75　女工哀史　*262*
図76　厚生省誕生『東京朝日新聞』1938(昭和 13)年 1 月 12 日　*268*
図77　産児制限運動のサンガー婦人来日『東京朝日新聞』1922(大正 11)年 2 月 17 日　*269*
図78　乳幼児体力検査施行通知　図録『女性たちの戦中・戦後』埼玉県平和資料館より　*271*
図79　配給を待つ人びと　『女たちの昭和史』大月書店 1986 年より　*279*
図80　衣料切符　図録『女性たちの戦中・戦後』埼玉県平和資料館より　*279*
図81　女子挺身隊　共同通信社提供　*282*
図82　間接統治のしくみ　竹前栄治『ＧＨＱ』岩波書店 1983 年より　*286*
図83　食糧メーデー　(右)共同通信社提供. (左)『朝日新聞』1946 年 5 月 20 日　*288*
図84　死因の変化　鹿野政直『健康観にみる近代』朝日新聞社 2001 年より　*306*

年表

西暦	和暦		事項
414	允恭	3	薬方に通じた金漢紀武を新羅から徴す
552	欽明	13	疫気流行，死者多数．蘇我稲目の仏像礼拝によるとされる
585	敏達	14	疫疾流行．死者多数．蘇我馬子の弥勒像礼拝が原因とされるが，のち馬子は仏法による病気平癒祈願を許される
611	推古	19	天皇，菟田野で薬猟
612		20	天皇，羽田野で薬猟▽冬，百済より面身に斑白，白癩のある者渡来
631	舒明	3	天皇，有間温湯に行幸(温泉治療か)．以後天皇の温湯宮行幸，多数
661	斉明	7	疫癘多発．死者多数
662	天智	元	天下大疾．死者多数．蘇我馬子の霊によるとされる
679	天武	8	老・病の僧尼のための舎屋を親族，篤信者らに建てさせ収容
693	持統	7	近江益須郡都賀山で醴泉涌出，病人が益須寺に宿り治療
698	文武	2	越後・近江・紀伊で疾病，医・薬を給す
700		4	大和で疫病，医・薬を給す
702	大宝	2	越後・上野で疫病，薬を給す
703		3	信濃・上野・相模で疫病，薬を給す
704	慶雲	元	疫病により信濃に薬を，伊賀・伊豆国に医・薬を給す
705		2	20ヵ国で疫病・飢饉，医薬を給し賑恤
706		3	京畿，紀伊・因幡・三河・駿河などで疫病，医薬を給し神祇に祈禱▽諸国，疫病により死者多数．土牛を立て鬼やらいを行う
707		4	諸国で疫病流行のため大祓・奉幣・読経▽伊予で疫病，薬を給す
708	和銅	元	讃岐・山背・備後・備前・但馬・伯耆で疾病，薬を給す
709		2	下総・上総・越中・紀伊で疾病，薬を給す
710		3	信濃で疾病，薬を給す
711		4	尾張で疾病，医・薬を給す
712		5	駿河で疾病，薬を給す
713		6	志摩・大和で疾病，薬を給す

西暦	和　暦	事　　　　項
714	和銅　7	病者を看養した者の課税を免除
723	養老　7	このころ興福寺に施薬院存在
726	神亀　3	長患・重病者のため，医師等を左右京，四畿六道諸国に派遣し救療
730	天平　2	皇后宮職に施薬院・悲田院を設置．諸国，職封・大臣家封戸庸物で薬草を買い毎年進上
733	5	左右京，諸国で飢饉・疫病流行により賑貸
735	7	大宰府管内で疫瘡流行．疫民に賑給し湯薬を与える．管内の諸寺，金剛般若経を読誦．長門以西の国守ら斎戒，道饗祭を祀る▽災変疫病流行により単身者，篤疾で自立不能の人を賑恤▽夏から冬にかけ豌豆瘡(裳瘡)流行．夭死者多数
736	8	大宰府管内で疫瘡，租を免除
737	9	遣新羅使帰国後，大宰府管内諸国，京で疫病(痘瘡)大流行．官人も多く罹患し朝務中止．藤原4兄弟他没す．死者多数．太政官，疫病の治療法を記した官符を下す．大般若経・最勝王経転読・給薬・祈禱・奉幣・免税などの措置
747	19	紀伊で疫病・旱魃，賑給
749	天平勝宝元	石見で疫病，賑給．単身の疾疹・自立不能者に穀を給す
756	8	医師・禅師・官人各1名を左右京・四畿内に派遣，病者救療
758	天平宝字2	京・畿内・七道に，民苦を問い貧病を恤し飢寒を矜救するための問民苦使を派遣
760	4	七道諸国で疫病，高年・単身・廃疾者，疫病罹患者に賑給
761	5	東大寺の薬物を出し，病者に施与
762	6	陸奥国で疫病，賑給
763	7	壱岐・伊賀・摂津・山背で疫病▽左右京・五畿内・七道，飢饉，疫病多発．田租を免じる
764	8	志摩・石見で疫病．美作・阿波で飢饉・疫病．山陽，南海二道諸国で干害・疫病
770	宝亀　元	平城京で飢饉．京の四隅，畿内十堺に疫神を祀らせる▽

西暦	和　暦		事　　項
			疫病流行，災異のため大般若経転読．但馬で疫病，賑給
771	宝亀	2	諸国に疫神を祭る
772		3	持戒者で看病に秀でた僧10人を選び，十禅師の制を設ける▽讃岐で疫病，賑給
773		4	伊賀国で疫病，医を派遣し救療▽諸国に疫神を祭る
774		5	諸国で読経．疫気を払う▽疾疫災除のため，全国民に摩訶般若波羅密を念誦させる
775		6	畿内諸国に疫神を祭る
777		8	五畿内に疫神を祭る
778		9	畿内諸界に疫神を祭る．伊勢神宮に奉幣，疫疾除を祈願
780		11	駿河・伊豆で飢饉・疫病，賑給
782	延暦	元	疫病流行により大赦．自立不能の単身者・貧窮老疾者に賑恤
785		4	周防で飢饉・疫病，賑給
790		9	京畿で飢饉・疾疫により田租を免除▽坂東諸国で疫病，租を免除▽秋冬，京畿内，諸国の30歳以下の者，多数豌豆瘡に罹患．死者多数
791		10	諸国で旱魃・疫病
794		13	安房で疫病
805		24	疫癘の際，病人の放置・遺棄を禁じる
807	大同	2	大宰府管内で疫病▽京で疫病，患者に賑給
808		3	前年の疫病，京で大流行．街路の死骸，埋葬・整理の勅命．京の病人に久木・米・塩・医薬等を給す．明神に祈禱，大般若経，仁王経奉読，左右京，畿内・七道の飢疫言上の国，調を免除．国司が郷邑を巡り医薬営救
809		4	大同2年からの疫病，全国で流行．大赦
812	弘仁	3	寺での治疾・僧の看病，僧綱または講師への届出制となる▽疫旱
813		4	京畿内で病人を路辺に放置することを禁じる
814		5	疱瘡流行
818		9	大疫により，天皇，般若心経を奉写，伊勢神宮に祈願
820		11	太政官，路上の飢病百姓の収養を命じる
822		13	甲斐で疾疫，賑給▽疫病流行▽病者を養活した者に叙位

西暦	和　暦		事　　　　　項
823	弘仁	14	疫病全国で流行，死者多数．左右京・五畿内諸国に賑給，東大寺で百僧，薬師法を修す▽美濃・阿波の飢病百姓に賑給．近江に疾疫料，穀2000斛給す▽旱疫により長門の庸を免除
824	天長	元	美濃で飢疫，賑給▽丹波国の医師に疫料として正税400束を給す▽安芸，旱疾で夭死者多数，賑給▽疫疾流行により五畿七道諸国で大般若経奉読，諸神に奉幣
825		2	近年の疫病のため寺ごとに斎戒，仁祠を修させる▽救病者なく死亡する病者多数．国郡司，病者に穀と薬を配る
829		6	諸国で疫癘，死者多数により100人を得度させる．法華経・最勝王経等を暗誦
830		7	大宰府管内・陸奥・出羽で疫癘，夭死者多数により金剛般若経，大般若経転読
831		8	疫癘のため大般若経転読．京中の飢病の百姓に賑給
832		9	疫旱，夭死者多数により金光明最勝王経転読，明神に奉幣．左右京の病者に賑給
833		10	諸国で疫癘，死者多数により寺社の修理，金剛般若経転読，薬師悔過▽武蔵国，多摩・入間両郡界に悲田処を設け行路病者を救療
834	承和	元	加賀で疫癘により賑給▽疫癘頻発により大般若経・金剛般若経転読
835		2	諸国で疫病．病気は鬼神に従うとして鬼神を祈禱，大般若経転読
836		3	東西両京の人民に病苦により賑給．諸国で疫癘．夭死者多数により大般若経転読，名神に奉幣
837		4	疫病蔓延により金剛般若経転読，薬師悔過．五畿内，伊賀・丹波の境を鎮祭し時気を防ぐ
839	承和	6	諸国疾疫により国分寺で般若経転読．僧医を遣わし疫民を治養．郷邑で疫神を祭らせる
840		7	諸国飢疫，死者多数
842		9	悲田院に河原に散乱する髑髏を集め，葬らせる．五畿七道諸国，大宰府に疫神を祭らせる．伊勢神宮に奉幣
843		10	疫癘間発．夭死者多数により仁王般若経講じる▽義倉の

西暦	和　暦	事　　　　項
		品で東西悲田院の病者・貧窮者に賑給
849	嘉祥　2	疫病流行，夭死者多数により名神に奉幣
853	仁寿　3	京・畿外で疱瘡流行．死者多数．調庸未進を許し給薬．穀倉院の籾・塩を京師の患者に給す．長吏，巡視し医薬を給す．美濃の2100斛を疱瘡罹患者に給す．大宰府管内の患者に穀3万8700余石を出穀．大般若経転読，伊勢神宮参拝
859	貞観　元	藤原良相，藤原氏の病者を収容する延命院建立
860	2	長門で疫癘，死者多数．賑給
861	3	赤痢流行．10歳以下の幼児，多数罹患．赤痢の名称初出
862	4	前年末より新春,咳逆流行.死者多数.常陸5郡,頻年疫疾.七道諸国の名神に奉幣
863	5	陰陽寮，疫疾流行を予告▽伯耆で疫病頻発，写経等を国分寺に奉ず▽京畿，諸国疫病(咳逆)流行．神泉苑で怨霊鎮めの御霊会を行う．咳逆流行の宿禱とする
864	6	加賀・出雲で疾疫．五畿内・山陽・南海道で疫癘により般若大乗を転読．神祇官，天行による疫癘とする．京師の飢病者に賑給▽駿河，年来疫旱
865	7	天行による疫気封じとして般若経等転読，疫神祭を修し災疫を防ぐ
866	8	阿蘇大神の怒気とされる疫癘が隣境の兵に発生．金剛般若経・般若心経等転読，神心に謝す▽美作・伊勢・因幡・志摩で飢疫，備前・備中2郡で旱疫，賑給
867	9	京邑，病苦，死喪者多数により大祓．病人・小児の遺棄，放置した町長などの処罰，病人の施薬院移送を命ず
871	13	陰陽寮，翌年の大疫を占い諸国寺社に奉幣，転経を指示
872	14	京都で咳逆流行，死者多数．渤海の異土毒気とされる
876	18	丹波・美作で飢疫
879	元慶　3	疱瘡流行
896	寛平　8	左右看督近衛等に，毎旬施薬院・悲田院等の病者巡検を命ず
898	昌泰　元	疫癘流行．金剛般若経を転読，京の8社に奉幣
901	延喜　元	疾病流行・旱魃・水害が続く

西暦	和　暦		事　　　　項
904	延喜	4	疫癘を防ぐため諸社に奉幣
908		8	諸国で疾病流行
909		9	疫疾流行により仁王経を読経，仁王会を修す
915		15	疱瘡流行により読経，大祓，大赦▽赤痢流行
920		20	春から夏，諸国で咳逆流行
923	延長	元	咳逆流行により臨時の読経，改元
928		6	疾疫蔓延．五位以上の官人，多数死亡，大般若経転読
929		7	疫癘流行．死者多数．疫死を除く真言法を修す
930		8	疫病流行．京中の路頭に病人溢れ，左右京職官人に巡検と収容を命じる．疫死を除く真言法，不動法，臨時の仁王会を修す．諸社に奉幣
932	承平	2	疫病流行により，賑給，奉幣，読経
942	天慶	5	疫疾流行．死骸が街衢に満ちる．京中，飢病の者多数
943		6	疫癘流行
947	天暦	元	疱瘡流行，天皇，上皇も罹患▽赤痢流行．悲田院・施薬院・曲殿に窮人を収容．五畿七道諸国の諸寺社で読経奉幣
949		3	疫病，疫癘流行により仁王経転読，奉幣
955		9	疫癘流行
957	天徳	元	三合年により水旱疫疾絶えず．仁王経を読経
958		2	疾疫多発，死者多数により仁王経，般若経を転読
959		3	頸が腫れる病気(福来病)流行
960		4	疫疾流行により大般若経転読
961		5	疫疾流行により五畿七道諸国で奉幣・祈禱・転経
966	康保	3	疾疫流行により畿内七道で奉幣・転経・読経
973	天延	元	京都で疱瘡流行
974		2	疱瘡流行，死者多数により大祓
993	正暦	4	疱瘡・咳逆病流行により大赦・大祓・大般若経転読
994		5	疫癘大流行．九州から畿内に及び，京都では春から夏にかけ路傍に病死者多数，人口半減．五位以上の官人70余人死亡．病人は薬王寺に送置．京中の病人に賑給．伊勢神宮他諸社に奉幣，大般若経転読，疫神を船岡に安置
995	長徳	元	疫癘流行，死者多数により六観音書写，大般若経写経
998		4	疫疹流行．天皇始め罹患者多数．京中，死者多数．赤斑瘡・

西暦	和　暦		事　　　　項
			稲斑瘡，または赤疱瘡と呼ばれる．麻疹流行の初見
1000	長保	2	疫病流行，死者多数．九州から京都に及ぶ
1001		3	疫疾流行．死屍が道に満ちる．疫神を紫野に祀り今宮とする．御霊会・仁王会を行う．21社で祈禱，大般若経，最勝王経仁王経，金剛般若経等書写・転読・講読
1008	寛弘	5	疫癘流行
1015	長和	4	咳逆・疫病流行，死者多数．路頭に死骸連なる．臨時仁王会，大赦を行い神殿を建立
1017	寛仁	元	疫癘流行．仁王般若経，寿命経，仁王経を修す
1020		4	疱瘡流行により大赦，調庸傜役を免除
1021	治安	元	疾疫流行により臨時仁王会．奉幣，寿命経，仁王般若経を修す
1025	万寿	2	赤斑瘡．赤痢流行
1028	長元	元	疾疫により大般若経転読，改元
1029		2	福来病流行
1030		3	疾疫により寿命経・観音経転読，臨時仁王会を修す
1036		9	疱瘡流行．京中病悩
1040	長久	元	京師で暴死者多数．痢病祭を修す
1044	寛徳	元	疫癘流行．死者道路に満ちる
1051	永承	6	疫疾，翌年まで諸国で流行
1052		7	疫疾により観音経・金剛寿命経転読，御霊会を修す
1072	延久	4	疱瘡流行．薬師法を修す
1076	承保	3	疱瘡(赤皰瘡)流行
1077	承暦	元	疱瘡(赤斑瘡)流行．死者多数．22社で奉幣
1085	応徳	2	疱瘡流行
1090	寛治	4	疫疾流行により非常の赦を行う
1093		7	疱瘡(赤疱瘡)大流行により仁王講，大般若経転読．京中路頭，川原に骸骨積まれる．翌年まで続く
1096	嘉保	3	疾疫流行により赦，22社に奉幣．百座仁王会を修す
1099	康和	元	疾疫流行
1106	嘉承	元	疫疾流行，死者多数．四角四境祭を修す
1110	天永	元	咳病大流行
1113	永久	元	赤斑瘡流行により伊勢神宮に奉幣

西暦	和暦		事項
1118	元永	元	疾疫により大神宮に宸筆宣命を奉じる
1119		2	疾疫により千僧による読経
1125	天治	2	疱瘡流行
1126	大治	元	疱瘡流行により大赦，改元
1127		2	夏，赤斑瘡流行
1132	長承	元	疫癘蔓延により 22 社に奉幣
1133		2	睡眠病の初見
1134		3	咳病流行により千僧による読経，祈禱
1135	保延	元	諸国で疫疾
1136		2	天変風水飢疫．大神宮に宸筆宣命を奉じる
1143	康治	2	疱瘡(赤斑瘡)流行により赦，臨時の御祈，大般若経転読
1145	久安	元	虚子病，京都で流行
1150		6	咳逆病大流行により仁王会を修す
1161	応保	元	疱瘡流行により改元
1163	長寛	元	赤疱瘡流行により改元
1170	嘉応	2	堅根流行
1171	承安	元	羊(痒)病流行
1172		2	京中の諸人，疫疾を逃れるため六角堂・因幡堂で諷誦．二禁という病気流行
1175	安元	元	疱瘡流行▽瘧病流行，俗に施行病と称される
1177	治承	元	疱瘡流行により 9 社に奉幣
1179		3	銭病流行
1180		4	ヘナモ(水痘)流行
1181	養和	元	諸国で飢饉．疫癘．京中の街路に死者多数．和気定方ら名医 5 人，方書を撰述
1182		2	京都で悪疫，飢饉のため改元．餓死者数万人．捨児多数．道に死屍あふれる
1185	文治	元	京都で入梅病流行
1188		4	疱瘡流行により 12 社に奉幣，大祓
1192	建久	3	疱瘡流行
1197		8	疫疾流行
1199	正治	元	京都で瘧疾流行
1200		2	京都でヘナモ(水痘)流行

西暦	和　暦		事　　　　項
1206	建永	元	皰瘡(赤斑瘡)により改元，12 社に奉幣
1207	承元	元	皰瘡流行により改元．洛中の街路に死屍多数遺棄
1219	承久	元	疾疫流行により 22 社に奉幣
1224	元仁	元	小児赤斑瘡流行．疫病流行．幕府，四角四境祭を修す
1225	嘉禄	元	疱瘡，疫癘流行．幕府，鶴岡八幡宮で千二百僧供養，各国一宮に納経
1227	安貞	元	赤斑瘡流行．死者多数
1228		2	咳病流行
1231	寛喜	3	疫癘流行．幕府，大般若経読誦させる．京の内外，疾疫により死者多数
1232	貞永	元	疫病流行
1233	天福	元	京都で咳嗽流行．この年，夷狄入京により夷病と呼ばれる
1235	嘉禎	元	京都で疱瘡流行により祈禱，招魂祭，23 社に奉幣
1236		2	押領使と呼ばれる病気流行
1242	仁治	3	咳病流行
1243	寛元	元	京都で疱瘡流行
1244		2	咳病，三日病(内竹房)，温気の流行(鬱陀鬼)．貴賤上下なく罹患
1248	宝治	2	咳病流行
1256	康元	元	赤斑瘡流行により，将軍家，祈禱・百座仁王講・薬師護摩を修す．当年星・呪詛の祭を行う
1258	正嘉	2	疫癘流行
1259	正元	元	疫癘流行により仁王経転読
1260	文応	元	大飢饉，疫疾流行により諸国諸寺で疾疫退治の祈禱
1261		2	幕府，病者・孤児・死屍の路辺遺棄を禁じる
1262	弘長	2	疱瘡流行
1264	文永	元	咳病，疫癘(特に安房・上総)流行．五大虚空蔵金輪法を修す．以後咳病の祈禱として用いられる
1267		4	僧忍性,この年から鎌倉極楽寺に止まり,病宿・癩宿・薬室・療病院等の施療施設を設ける
1270		7	房総諸国で疫病流行
1277	建治	3	病患流布により仁王経，仁王般若経を転読

西暦	和　暦		事　　　　項
1278	弘安	元	疾疫流行により22社に奉幣，祈禱．十一面観音・薬師仏修造
1282		5	病事流布
1283		6	世間病事により奉幣，大般若経，仁王経転読▽僧忍性，悪疫流行により救療活動を行う
1287		10	僧忍性，鎌倉桑ヶ谷に癩病院を建てる
1288	正応	元	天下病事により祈禱，金剛般若経転読，22社に奉幣．孔雀経法を修す
1289		2	病事流布
1299	正安	元	疾疫流行
1300		2	世間病事流布により奉幣
1307	徳治	2	麻疹流行，赤斑瘡流行により仁王般若経転読
1310	延慶	3	世間病事流布により四角四境祭を修す
1311	応長	元	諸国で三日病流行▽疾病流行により奉幣
1314	正和	3	疱瘡流行により四角四境祭を修す
1315		4	疾疫流行
1316		5	諸国で三日病流行により諸社寺で祈禱
1319	元応	元	疾疫流行
1320		2	赤斑瘡流行
1326	嘉暦	元	疾疫流行により改元，四角四境祭を修す
1329	元徳	元	咳疾流行により改元
1331	元弘	元	疾疫流行
1343	康永	2	疱瘡流行により改元▽勅旨により京都に東悲田院を建立
1345	貞和	元	咳病，疫癘流行
1360	延文	5	疫病流行．京では10万の死屍，路径に放置
1361	康安	元	疾疫・疱瘡流行，疫癘蔓延により法華経転読
1362	貞治	元	京都で赤斑瘡流行
1363		2	京都，疾疫流行
1365		4	京都で疱瘡流行▽疫病，大咳病，全国に流行
1366		5	疫病流行▽京都で疾疫流行
1367		6	疾疫流行▽足利幕府，療養院を京都に建て，医師但馬道直に管掌させる
1368	応安	元	病患多数

西暦	和　暦		事　　　　　項
1371	応安	4	咳嗽流行
1372		5	京都，疾疫流行
1374		7	疱瘡流行
1378	永和	4	三日病流行
1379	康暦	元	疾疫流行により改元
1380		2	赤斑瘡流行
1381	永徳	元	疱瘡流行により大般若経転読
1387	嘉慶	元	疫病流行，死者多数により大赦，改元
1390	明徳	元	疾疫流行により改元，大赦
1391		2	飢饉，疫病流行
1399	応永	6	赤斑瘡流行
1406		13	咳病流行
1407		14	咳病流行
1408		15	諸国で三日病流行
1410		17	疫病大流行
1420		27	疫病興盛し死者多数．天竜寺，相国寺に死者を収容
1421		28	飢饉・疫癘蔓延し死者多数．洛中に無数の死骸
1424		31	疫病大流行．死者多数
1428	正長	元	三日病，全国に流行．鎌倉では2万人罹患．諸社寺で祈禱
1429	永享	元	疫疾流行
1434		6	疫疾流行．死者多数
1435		7	陸奥・会津の4郡で疫病大流行．死者多数
1438		10	飢饉・疫癘により洛中に死骸山積
1441	嘉吉	元	赤斑瘡流行
1447	文安	4	三日病・咳逆流行
1448		5	疫疾流行
1449	宝徳	元	疫疾流行
1450		2	疫癘大流行．京都の死者は1日に1000人を数える
1451		3	疫病流行
1452	享徳	元	京洛の小児，イモヤミにより死者多数．北陸道は翌年まで流行
1453		2	京洛の小児，イモヤミにより死者多数

西暦	和　暦		事　　　　　項
1454	享徳	3	疱瘡流行
1457	長禄	元	疫病流行により諸国神社で祈禱
1460	寛正	元	飢饉，疫病のため人口3分の1になる
1461		2	飢饉・悪疫流行．京都の死者，8万2000人に及ぶ
1463		4	三日病流行
1470	文明	2	麻疹(赤疹)流行．死者多数
1471		3	痘瘡流行．痘瘡の悪神を送る囃物，京内で流行▽赤疹流行．死者多数
1477		9	小児に疱瘡流行
1479		11	疫病大流行
1481		13	疫病(痘瘡)流行．死者多数
1483		15	疫病流行
1484		16	痘瘡，麻疹流行．小児から老人まで罹患．死者多数
1486		18	疫病流行．死者多数
1487	長享	元	疫病流行．死者多数
1489	延徳	元	赤斑瘡流行．死者多数▽山陰山陽で疫病流行．改元
1492	明応	元	疫病流行により諸社寺で祈禱
1495		4	諸国，疱瘡流行
1500		9	疫癘流行
1501	文亀	元	京都で疾疫流行
1502		2	京都で麻疹流行．京都の薬屋，療病院を建てる
1504	永正	元	疫病流行
1505		2	疫病流行
1506		3	痘瘡流行．麻疹流行
1511		8	口痺(1日で頓死する病)流行．死者多数．病封じの「痺の鳥」を作り，送ること流行
1512		9	浸淫瘡に似た瘡(梅毒)流行．唐瘡，琉球瘡と俗称
1513		10	麻疹大流行▽タウモ(大成瘡)流行
1523	大永	3	小童に痘・イナスリ(麻疹)流行．罹患者多くは死す
1525		5	痘瘡流行
1530	享禄	3	病気流行．死者多数
1531		4	少童疱流行．死者多数
1534	天文	3	諸国疫病流行

西暦	和　暦		事　　　　　項
1535	天文	4	咳病流行．死者多数
1537		6	小児，疸瘡罹患者多数．疫癘流行死者多数
1540		9	疫疾流行．京都では飢疫による死者数万
1550		19	京都で疱瘡大流行．小児が多く罹患し死者多数
1555	弘治	元	ポルトガル人外科医，アルメイダ来日(2度目)．豊後府内に育児院建設．秋に日本初の洋式病院，慈善病院完成．大友宗麟の庇護下，京都，堺，関東からも患者が集まる
1556		2	小児で咳逆に罹患，死亡するもの多数▽京都で疱瘡流行
1559	永禄	2	豊後府内の病院，増築▽疫疾流行，死者多数．1561(元禄4)年に至るまで続く▽キリスト教慈善活動(ミゼリコルジャ)による病者・貧者の救済活動，豊後府内で始まる
1560		3	疫病流行▽イエズス会本部より宣教師の医療禁止命令
1561		4	疾疫流行
1563		6	疾疫流行
1570	元亀	元	耶蘇会(スペイン宣教会)，長崎開港に伴いミゼリコルジャを同地に設立．医療・救癩・救貧施設を設置，1620(元和6)年まで存続
1578	天正	6	麻疹流行
1580		8	疫病大流行．死者多数
1585		13	疾疫流行
1586		14	小西行長，大坂に癩病院(聖ファン病院)を創設
1587		15	疸瘡流行．麻疹流行
1588		16	疫疾流行
1591		19	豊臣秀吉，上奏して施薬院を禁闕の南門外に建て，丹波全宗を施薬院使とする．施薬院の一時的な復興
1593	文禄	2	悪疫流行
1594		3	疾疫流行
1595		4	フランシスコ会，京都に療養所(女子のためのサンタ・アンナ病院)設立▽フランシスコ会のペドロ・バウティスク，長崎に癩病院(サン・ラザロ病院)を設立
1596	慶長	元	フランシスコ会，京都にサン・ヨゼフ病院(男子のための病院)設立
1600		5	フランシスコ会，江戸に前年設立した教会に病院を付設

西暦	和　暦		事　　　　　項
1601	慶長	6	山陽・東海で疫病大流行
1602		7	フランシスコ会士，江戸に修道院と施療院を設立．後，浅草癩病院も設立
1607		12	春夏，疱瘡流行
1608		13	疱瘡流行▽大坂に4ヵ所のキリスト教系癩病院が設置される．約400人の患者を収容
1610		15	有馬直純，肥前有馬にキリスト教系病院を寄進
1612		17	イエズス会士，京の5,6ヵ所に癩病院設置．1614(慶長19)年のキリスト教弾圧により破壊▽聖チャゴ病院，長崎酒屋町付近に設立
1614		19	畿内近畿で風疾流行▽イエズス会士，広島に癩病院設立
1616	元和	2	痘瘡，麻疹流行
1619		5	痘瘡，疾疫流行．死者多数
1627	寛永	4	麻疹流行
1631		8	痒病(肥前瘡)流行
1633		10	この頃より町医・市医の幕府よりの召し出しが増える
1636		13	朝鮮将来の薬草数種を小石川薬園に移植
1638		15	幕府，江戸の品川・牛込に薬園を設置．医官池田重次，山下宗琢に漢薬を栽培させる(幕府薬園制度の確立)
1640		17	諸国で疫病流行
1642		19	諸国疫疾流行．死者多数
1649	慶安	2	麻疹流行
1650		3	幕府，疱瘡・麻疹・藪いも(水痘)の療養法を発布
1654	承応	3	痘瘡流行
1667	寛文	7	幕府，堕胎業を禁じる
1671		11	水痘流行
1674	延宝	2	湿疫流行．翌年にわたる
1680		8	対馬で疾病流行▽幕府，疱瘡疹・水痘について療養法を発布▽幕府，堕胎禁止
1681	天和	元	幕府の薬園，護国寺創建のため廃園．薬草木は品川，後小石川白山御殿に移転
1682		2	京畿で疫疾流行
1684	貞享	元	長崎で疫疾流行．死者7000余人．九州・中国から京都に

西暦	和暦		事項
			及ぶ．泉南の死者多く堺では数千人死亡．秋に東海・関東に波及
1690	元禄	3	痘瘡翌年まで流行．▽麻疹流行．罹患者多数．眼病の後遺症あり
1691		4	麻疹流行．疫邪(湿温の症)流行
1693		6	疫邪(伏暑の症)流行．黄連香薷飲に青朮を加えた薬が流布▽水戸藩，山野の薬草を収集し，『救民妙薬集』(病門別漢方集・穂積甫庵著)として民間の利用のために公開
1698		11	麻布薬園成る
1699		12	江戸でコロリ流行．人々，南天の実と梅干しを煎じ服す
1702		15	春夏，対馬で痘瘡流行
1704	宝永	元	春，疫病流行
1707		4	咳喇，三日病流行
1708		5	疱瘡，疫痢流行．所々で疫神を送る▽麻疹流行．死者多数
1709		6	疱瘡流行．夭死者多数
1711	正徳	元	疱瘡大流行
1712		2	疫疾流行．死者多数
1714		4	幕府，疱瘡・水痘流行により登城心得等を発布▽長崎港で疫疾流行．死者多数．九州，四国，中国，難波，京師，関東に及ぶ．長崎死者7000人，堺数千人．関東では死者はなく三日疫病とされる．京では人形を作り疫を送る▽風疾流行．長崎地方は患者7，8万中2万人が死亡
1716	享保	元	風病流行．老幼の死者多数▽夏，熱を患う人多数(天行病)．江戸，武蔵で死者8万余人．火葬できない死骸は品川沖に水葬▽尾張の南熱田海辺で疫癘により死者100人，5月末患者1090余人
1717		2	風病流行
1720		5	疱瘡流行▽幕府，1万坪の駒場薬園を創設
1722		7	幕府，小石川町医小川笙舟の建議により，小石川薬園内に養生所を設け窮民療恤を認可
1723		8	疫癘，種痘流行▽丹波正伯，幕命により諸国で採薬．阿部将翁，関東諸州で採薬▽幕府，養生所養病令を発布

西暦	和　暦		事　　　　　項
1724	享保	9	京都で疫痢大流行．小児の死者多数
1726		11	医官丹羽正伯，幕命により奥羽諸国で採薬▽江戸城中で西洋薬品の製煉始まる
1729		14	幕府，薬種栽培の奨励▽薬種問屋の制を制定
1730		15	風病流行．異国から来り長崎から流行という▽畿内諸国で麻疹が流行▽鍋かぶり病流行▽幕府，山野の薬草等を選び，僻郷の医療救済を図る．『普及類方』（林良適，丹羽正伯著，1729年刊）を諸国に頒布
1731		16	麻疹，風邪流行
1732		17	飢饉，疫癘大流行．西日本中心に翌年正月までの餓死者7400人余，飢人97万人近く▽西国・中国に狂犬病流行．1735(享保20)年に至り畿内東海に及ぶ
1733		18	風邪大流行．幕府，疫方を集め町奉行に都鄙に頒布させる．藁で疫神を作り送る「風神送り」流行▽望月三英・丹羽正伯，『救民薬方』（一般民衆の簡便療法を記す）著す
1734		19	疫癘流行
1735		20	畿内，山陽，西海，諸国で疫流行．死者多数▽幕府，唐人参座を設置，薬用の中国産人参の販売を規制
1743	寛保	3	幕府，諸国に薬種栽培を奨励
1744	延享	元	畿内，諸国で風邪，疫疾流行▽清の李仁山，長崎に渡来．種痘を伝える．長崎鎮台，医師柳隆・堀江道元に種痘法を学ばせる
1746		3	疱瘡，痢疾流行．老人小児，多く罹患
1747		4	風病流行
1748	寛延	元	疱瘡流行
1752	宝暦	2	麻疹流行
1753	宝暦	3	麻疹流行
1763		13	疫邪（風湿）江戸で大流行．五苓散の煎じ薬，服用される▽幕府，日光で栽培した朝鮮人参を製薬署で精製
1764	明和	元	幕府，人参座を神田紺屋町に置き，庶民の療養に資す
1766		3	疫風（雲助風）流行
1769		6	疫病流行▽風病流行．死者多数
1770		7	疾病流行．死者多数．流行は翌年に及び小児の死亡多数

西暦	和　暦		事　　　　項
1772	安永	元	疫病流行．死者多数
1773		2	関東・東海中心に疫病流行．江戸では死者約 19 万人
1774		3	疫疾流行，江戸で死者 19 万人
1776		5	京畿で風疫流行．当時流行の浄瑠璃より，お駒風邪と呼称▽3月末より麻疹流行，死者多数
1779		8	三日病(麻疹)流行
1780		9	お世話風邪流行
1781	天明	元	風邪流行
1784		4	諸国で飢疫．死者多数▽谷風邪流行
1788		8	京師，大火後瘟疫流行
1791	寛政	3	お世話風邪流行
1792		4	この年以降，江戸7ヵ所の火除地に薬草植場設置
1793		5	幕府堕胎を厳禁
1795		7	風病流行▽黒疱瘡，江戸で流行
1798		10	幕府医学館内に痘科を創設
1799		11	京都で三日病流行▽疫痢流行
1801	享和	元	疫邪流行▽小野蘭山，幕命により常陸・下野・甲斐・駿河・伊豆・相模で採薬
1802		2	疫邪(微疫)流行．長崎から京畿・東海に及ぶ．オランダ人より伝染とされ，体毛が抜けたり脱色する症状▽風邪流行のため市井貧民に米・鵞眼を給す
1803		3	江戸市中で痘疹流行．死者多数．幕府，町会所に命じて窮民を救わせる
1804	文化	元	江戸付近でお七風邪流行
1805		2	紀州の華岡青洲，麻酔薬通仙散を用い初めて乳癌切除術を行う
1808		5	京畿，東海，関東に風邪が大流行．流行の小唄により，ねんころ風邪とされる
1810		7	水谷豊文，信州美濃木曾諸山で採薬，『木曾採薬記』を著す
1811		8	江戸風邪，傷風流行．市民，風鬼をつくって街の外に送る
1812		9	元エトロフ島番人小頭中川五郎治，シベリアより還送．

西暦	和　暦		事　　　　　項
			1807（文化 4）年に捉われ，同地でジェンナー種痘法修得
1816	文化	13	江戸で疫病流行．死者多数
1817		14	長崎，火災後疫病流行，猖獗を窮める▽広島で痢疾大流行．死者多数
1819	文政	2	江戸で疫痢大流行，死者多数
1820		3	疫病流行．丸料に蒼朮を用いる▽西国で感冒流行
1821		4	だんぼう風(風邪)流行，江戸を始め諸国に蔓延
1822		5	長門で防瀉病(コロリ)流行．死者多数．中国・近畿・東海に及ぶ▽西国から麻疹流行．翌年に及ぶ
1823		6	オランダ商館医シーボルト長崎に渡来．以後の医療に多大な影響を与える
1824		7	麻疹流行▽薩摩風邪大流行
1827		10	津軽風邪流行
1828		11	おたふく風邪流行
1829		12	赤病流行．身体赤くなり，2, 3 日で狂死
1830	天保	元	南伊勢で霍乱流行．大吐，大瀉し高い死亡率．患者多数
1831		2	感冒流行
1832		3	南伊勢に急性劇症の霍乱流行▽江戸府内に感冒(琉球風邪)流行．窮民 30 万 6000 人に施米．西国，東武，奥州に拡大
1835		6	風疹流行
1836		7	麻疹流行，湿疫流行
1837		8	疫病流行．死者多数．幕府，1733（享保 18）年の簡易救済(薬・食忌)の処方書を再公布
1838		9	大坂で一般痘流行
1841		12	痢疾，疾疫，瘧疾流行
1842		13	水野忠邦，医薬料に窮する貧民を医学館で療養させる▽堕胎禁止令発布
1843		14	幕府，医術に通じる者の姓名を調べ，町奉行所に布告させる
1847	弘化	4	痘瘡流行．佐賀藩医伊東玄朴，藩主にオランダからの牛痘苗取り寄せを依頼

西暦	和　暦	事　　　　　項
1848	嘉永　元	オランダ商館医モーニッケ，聴診器，牛痘苗を将来．通詞の2児に接種，善感せず
1849	2	幕府，外科，眼科以外の蘭方医登用厳禁▽オランダ船牛痘痂を将来，種痘に成功．全国に牛痘による種痘法普及
1850	3	風邪流行▽福井藩，福井下江戸町に種痘館を置く
1851	4	江戸，感冒大流行．疫病流行
1852	5	前年の感冒，引き続き流行．お救米支給▽江戸で暑疫流行，幕府医官浅田宗伯等治療にあたる
1854	安政　元	風邪大流行．前年のペリー浦賀入港により「あめりか風邪」と呼ばれる
1857	4	風邪流行▽江戸市中の蘭方医伊東玄朴ら83名，種痘館設置を幕府に要請．翌年，神田お玉が池に開設▽松前藩下で種痘・痘瘡大流行．幕府，種痘心得のある町医を求めて牛痘を接種
1858	5	中国より渡来のアメリカ軍艦の船員により，長崎にコレラ発生，全国に拡大．1861(文久元)年まで続く．8月の江戸の患者数1万500人．以後3年，コレラでの死者30万人に達す．俗にコロリと称す．幕府，暴瀉病(コレラ)救済方を諸国に発布▽大坂町奉行戸田伊豆守，古手町除痘館における種痘を官許(種痘官許の始まり)
1859	6	4月頃から麻疹に類する病気流行▽7月下旬より暴瀉病再流行▽種痘館，下谷に移転▽アメリカの医師兼宣教師ヘボン来日．神奈川に施療所を開く
1860	万延　元	風邪流行▽ロシア鑑長崎に入航．ポンペの提言により松本良順ら検梅を実施▽幕府，種痘館を官に収め種痘所と改称．同所で種痘接種を江戸府内一般に触令
1861	文久　元	傷寒，熱病，眼病流行．多数罹患▽江戸で痘瘡流行，窮民に施米▽海軍伝習所付属病院として長崎養生所を開院▽幕府，種痘所を西洋医学所と改称▽箱館医学所兼病院設立
1860	2	麻疹大流行▽暴瀉病流行▽加賀藩，種痘所を設置
1863	3	コレラ流行．死亡率は前年に比べ半減▽幕府，西洋医学所を医学所と改称▽町医，陪臣で医術に優れたものに御

西暦	和　暦	事　　　　項
		目見得，扶持，奥御用を仰せつける▽蝦夷地掛，蝦夷の風土病(脹病)治療のため，片脳送付を幕府勘定方に要請
1867	慶応　3	風邪，熱病流行▽横浜吉原町に遊女病院を設け，翌年4月から検梅駆梅を実施▽金沢藩，卯辰山に養生所を設立▽佐倉藩，長崎養生所を範とした養生所設置
1868	明治　元	明治政府，横浜に仮軍事病院を設置．傷病兵を治療．院長ウィリス，女性看護人採用▽明治政府，旧幕府医学所を復興▽横浜仮軍事病院を東京下谷に移し東京府大病院とする▽産婆に堕胎を禁じる▽松本良順，種痘所を陸海軍病院に改編
1869	2	医学所を大病院と合併し，医学校兼病院と改称．医学校・病院・種痘館・黴毒院・薬園の5局に改める▽大阪府，浪華仮病院を設立．蘭医ボードインを教師に迎える▽昌平校に大学を設け，医学校兼病院を大学東校と改称
1870	3	岡山藩医学館，大病院を創設▽売薬取締規則発布▽大学に皇漢医道御用掛を置く▽松本良順，早稲田に蘭疇医院を設置(私立医院の魁)▽金沢藩，医学館内に病院設立．貧困者の施療も行う．高岡・魚津・小松に貧病院を開設
1871	4	種痘館を廃し東校に種痘局を設け，種痘医の免許，痘苗分与について定める
1872	5	京都，青蓮院内に京都府療病院設立▽佐藤尚中，日本橋に博愛社を設立（近代的私立病院の魁）
1874	7	天然痘大流行▽医制を東京府，のち大阪府，京都府に達(近代的衛生行政制度のはじまり)▽東京試薬所を設立．輸入薬品の真贋などを調査▽東京馬喰町に文部省所轄の牛痘種継所を設立▽千葉本町に三井組らの醵金で共立病院設立▽医療・服薬を妨害する禁厭・祈禱の取締命令
1875	8	文部省，医術開業試験実施について東京・大阪・京都の3府に布告▽文部省医務局を内務省に移管
1876	9	天然痘予防規則制定．強制種痘を定める
1877	10	コレラ大流行．特に長崎，熊本，鹿児島，兵庫，大阪，神奈川で多く罹患▽売薬規則を制定▽佐野常民ら西南戦争の負傷兵の治療から，博愛社(のちの日本赤十字社)を

西暦	和　暦	事　　　項
		設立▽内務省，各府県に脚気の実態調査報告を命ず
1878	明治　11	ジフテリア流行．ジフテリア流行心得を公布▽内務省，東京神田一ツ橋に脚気病院を設け，漢洋両医の治療成績を比較検討▽ベルツ，日本で初めて鉤虫の成虫を発見
1879	12	コレラ，全国で流行．患者16万2637人，死者10万5784人．各地で消毒，強制隔離に反対の騒動発生．虎列刺病予防仮規則を公布．コレラ流行を受け，内務省に医事審議機関として中央衛生会，各府県に地方衛生会を置く▽海港コレラ病伝染予防規則を定める▽上野公園養育院跡に癲狂室設立（精神科医療の魁）
1880	13	▽伝染病予防規則制定▽日本最初の精神病隔離室，愛知県病院に設置▽大分県病院兼医学校設立
1881	14	▽東京府病院，経営困難のため廃止▽菅之芳ら岡山で肺ジストマ虫を発見
1882	15	東京でコレラ流行．東京に検疫局を設置．死者3万3784人▽脚気病院廃止▽医療服薬なしの禁厭祈禱治療禁止
1883	16	長与専斎ら大日本私立衛生会を興し，衛生思想の普及を図る▽医師免許規則，医術開業試験規則を制定．翌年1月1日より施行．開業医の医籍登録制度発足
1884	17	全国の医籍調査，編成始まる▽有志共立東京病院，米人ミス・リードを招き看護婦教育を開始．翌年看護婦教育所を設置（日本近代看護教育の始まり）
1885	18	赤痢・コレラ・腸チフス等流行▽荻野吟子，医術開業試験に合格（女性医師による近代的医療の始まり）
1886	19	コレラ大流行，患者15万5923人，死者10万8405人．天然痘，腸チフスも大流行▽万国赤十字条約に加入
1887	20	長井長義，麻黄よりエフェドリンを分離▽大日本婦人衛生会設立
1888	21	磐梯山噴火，医科大学，赤十字社から医師らを派遣
1889	22	兵庫県須磨に初の結核療養所設立
1890	23	コレラ，長崎より全国に流行．死者3万5227人▽流行性感冒，全国に流行▽足尾鉱毒事件問題化▽北里柴三郎ジフテリア及び破傷風の血清療法を発見

西暦	和　暦	事　　　　項
1891	明治　24	ツベルクリン，7医科大学に到着．新結核治療薬として入院患者に試用▽日本薬局方改正．本草関係薬品の大幅減少▽濃尾大地震(死者7200人)に各地から救護斑出動
1892	25	発疹チフス東京で流行▽赤痢流行．原因論争が起こる．関東で天然痘流行▽大日本私立衛生会，伝染病研究所を創立▽京都看病婦学校，無料巡回看護を開始
1894	27	2,3年前よりの痘瘡，前年からの赤痢が大流行．死者10万人を超える▽香港でペスト流行．政府，青山胤通，北里柴三郎を派遣▽日清戦争に日本赤十字社から看護婦派遣(従軍看護婦のはじまり)▽北里柴三郎，ペスト菌を発見
1895	28	軍隊でコレラ発生．全国に流行．死者4万145人▽腸チフス流行(死者8401人)▽赤痢流行(死者1万2959人)▽日清戦争帰還兵から回帰熱発生．翌年関西に流行
1896	29	赤痢流行(死者2万2356人)▽腸チフス流行(死者9174人)▽痘苗製造所官制・血清薬院官制を公布▽X線放射装置初輸入
1897	30	赤痢,天然痘,腸チフス流行▽伝染病予防法公布．コレラ，赤痢，腸チフス，痘瘡，発疹チフス，猩紅熱，ジフテリア，ペストの8種伝染病を指定▽船舶検疫規則，汽車検疫規則制定▽志賀潔赤痢の病原体を発見▽内務省，東京麹町に官設施療病院永楽病院を設置
1898	31	公立学校に学校医を置く制度公布▽文部省，学校の伝染病予防及消毒法を公布▽仏人宣教師，熊本に徒労院を設立，癩患者を収容
1899	32	日本初のペスト患者発生▽海港検疫法を公布
1900	33	ペスト，大阪で流行▽精神病者監護法公布
1901	34	呉秀三，東京府巣鴨病院での精神病患者拘禁具の強制使用を禁止
1902	35	国産ジフテリア血清を頒布．初めて欧州製に準じる
1903	36	前年末から東京でペスト大流行
1904	37	内務省，肺結核予防令公布
1905	38	神戸・大阪でペスト流行(患者2163人，死者981人)▽桂田富士郎，風土病の日本住血吸虫を発見

西暦	和暦	事項
1906	明治 39	医師法・歯科医師法公布
1907	40	法律第11号(癩予防法)公布▽堕胎に関する法律を公布
1908	41	癌研究会発会式▽田原淳，田原結節を発見▽大阪慈善看護婦会設立(貧困家庭への看護婦の無料派遣開始)
1909	42	陸軍軍医団創立▽種痘法(新生児の種痘義務化)を公布▽秦佐八郎,エーリッヒとともにサルバルサンを発見▽「予防ニ関スル法律」施行により全国5ヵ所に療養所開所(翌年沖縄県に1ヵ所追加)
1910	43	娼妓病院を道府県費で設立する勅令▽鈴木梅太郎，ビタミンB_1発見
1911	44	天皇，窮民施薬救療基金を下賜．恩賜財団済生会設立▽工場法公布▽救世軍病院を下谷仲徒町に設立▽按摩術・鍼術の営業取締規則を制定▽野口英世，梅毒スピロヘータ純粋培養に成功▽民間結核予防団体，白十字会創設▽パラチフスを指定伝染病とする
1912	45 大正 元	恩賜財団済生会，施療開始．1914(大正3)年から巡回診療開始
1913	2	日本結核予防協会設立▽宮入慶之助・鈴木稔，日本住血吸虫病の中間宿主である貝を発見，宮入貝と命名
1914	3	発疹チフス大流行．7309人罹患，1234人死亡．医療従事者の殉職多発▽ペスト流行▽売薬法公布▽肺結核療養所設置及び国庫補助に関する法律を公布▽内務省，防疫評議員会の警視庁設置を告示▽第1次世界大戦により輸入医薬品不足▽稲田竜吉，ワイル病原体の発見
1915	4	内務大臣，東京・大阪・神戸に市立肺結核療養所設置命令▽伝染病研究所痘苗血清等販売規則決定▽麻疹・流行性感冒・流行性脳脊髄膜炎・再帰熱患者とその疑似症を届出伝染病に指定
1916	5	横浜でコレラ大流行(死者7482人)▽伝染病研究所，東京帝国大学に付設▽恩賜財団済生会病院，東京赤羽に新築▽救世軍結核療養所開院▽山極勝三郎・市川厚一，人工癌の発生実験に成功．ウィルヒョー説を確証
1917	6	大阪に最初の公立結核療養所設立．以後，東京市など各

西暦	和　暦	事　　　　項
		地に設置
1918	大正　7	スペイン風邪，大流行．翌年にかけて死者11万1810人
1919	8	流行性感冒流行▽初めて流行性脳炎出現．長野・新潟県下で小流行後，翌年春より東京・大阪で流行▽精神病院法公布▽トラホーム予防法施行▽学校伝染病予防規程施行▽結核予防法公布・施行
1920	9	流行性感冒，コレラ流行．流行性感冒予防につき，内務大臣より訓令
1921	10	京都市社会課，西陣託児所内に無料診療所を開設▽財団法人日本性病予防協会，設立認可▽パラチフス，流行性脳脊髄膜炎を法定伝染病に指定
1922	11	健康保険法公布
1923	12	関東大震災により大震災罹災者簡易診療所を東京市内15ヵ所に設置．患者収容所3ヵ所，公衆浴場4ヵ所設置．仮設病院，産院取締規則発布．関東大震災の傷病者収容所を各大病院内に設置▽済生会，巡回・訪問看護婦事業開始(保健婦の始まり)
1924	13	済生会，有償実費診療開始
1926	15 昭和　元	日本中央結核予防会創立
1927	2	流感，大流行．翌年にかけ37万人罹患▽健康保険法全面実施▽花柳病予防法公布．翌年より一部実施．全面実施は1938(昭和13)年
1928	3	大阪から東京で天然痘流行
1929	4	香川県，岡山県で嗜眠性脳炎流行▽救護法公布．1932(昭和7)年より施行
1930	5	浜口雄幸首相狙撃事件を契機に輸血が普及▽岡山県に最初の国立癩療養所設立
1931	6	流感蔓延．東京で83万人が罹患▽癩予防法公布．寄生虫予防法公布．翌年より施行
1932	7	佐々木隆興・吉田富三肝臓癌の人工発生に成功
1933	8	内務省，診療所取締規則・歯科診療所取締規則公布．10人以上の患者収容施設を病院とする

西暦	和 暦	事 項
1934	昭和 9	癌研究所および病院設立
1935	10	神奈川県川崎市で赤痢大流行▽国際衛生条約批准
1936	11	静岡県浜松市で大福餅中毒事件(サルモネラ菌中毒)発生．2000余名罹患▽警視庁，救急車による救急活動開始▽X線間接撮影法発見
1937	12	福岡県大牟田市で水道汚染による赤痢大流行▽保健所法公布▽国立結核療養所官制公布．茨城県のサナトリウム晴嵐荘を最初の国立結核療養所とする
1938	13	厚生省設置▽公衆衛生院官制公布▽社会事業法，国民健康保険法公布
1941	16	医療保護法公布．救護法，母子保護法の医療扶助，助産を統合▽医薬品及衛生材料生産配給統制規則公布．7月より医薬品購入券制実施▽医療関係者徴用令を公布
1942	17	長崎でデング熱流行▽国民医療法公布．病院の開設等が許可制となる▽日本医療団令公布(結核療養所，農村医療施設等の医療機関の全国的整備と一元的運営)▽東京に肢体不自由児のための整肢療護園開設▽国民保健指導方策要項決定．保健所を中心とする保健指導を実施▽結核検診の徹底のため，結核予防対策を閣議決定▽国民医療令施行．従来の医師法・歯科医師法・保健婦・産婆・看護婦諸規定廃止▽国立結核療養所を傷痍軍人療養所とする．傷痍軍人療養所は全国で33ヵ所
1943	18	結核死亡率最高となる
1944	19	ペニシリンについて初めて朝日新聞で報道▽吉田富三，吉田肉腫作成に成功
1945	20	天然痘流行▽戦時医療措置要綱，閣議決定．主要都市の医療機関は医療団の運営となる▽戦時医療関係諸法令の廃止▽軍部医療施設を厚生省に移管，一般国民に解放
1946	21	引き揚げ者による天然痘，ジフテリア・発疹チフス・コレラ流行．ＤＤＴ強制散布．発疹チフス，3万2366人罹患．3351人死亡▽日本脳炎流行▽国民医療法施行令改正
1947	22	性病蔓延▽日本医療団解散のため結核療養所を国に移管
1948	23	ジフテリア注射禍，百日咳ワクチン禍，起こる▽予防接

西暦	和　暦	事　　　　項
		種法公布．痘瘡・ジフテリア・腸チフス・パラチフス・百日咳・結核・発疹チフス・コレラ・ペスト・猩紅熱・インフルエンザ・ワイルス氏病を予防接種対象疾病とする▽国民健康保険法改正．保険組合を市町村単位に設ける▽性病予防法公布．薬事法医師法，医療法等公布▽原子爆弾の影響研究のため国立予防衛生所支所を広島・長崎に設置▽保健婦助産婦看護婦法制定
1949	昭和　24	共同浴場などでの性病感染問題化▽ストレプト・マイシン初めて米国から輸入▽ワクチンの国家買い上げ開始
1950	25	狂犬病多発▽精神衛生法公布▽狂犬病予防法公布▽ストレプトマイシン国内製造許可▽厚生省，病院等の看護を完全看護方式とする
1951	26	結核，死因2位となる(1位，脳溢血)▽結核予防法公布▽ＷＨＯに正式加入
1952	27	日本赤十字社，血液銀行開設▽全国無医村調査で1038町村が無医村と判明▽地方国立病院を各地方自治体に移譲
1953	28	熊本県水俣市で水俣病公式認定患者第1号の初発症例▽改正らい予防法公布，隔離政策を強化
1954	29	ビキニ水爆実験で第2福竜丸被爆▽国立東京第1病院に初の人間ドック発足
1955	30	インフルエンザ流行．患者総数2万8058人，死者79人▽小児マヒワクチン(ソークワクチン)，米政府，使用を許可▽森永粉ミルク中毒事件起こる▽国立癩研究所設置
1956	31	狂犬病終焉▽へき地医療対策実施▽医薬分業制度実施▽売春防止法公布▽採血及び供血あっせん業取締法公布▽ペニシリンショック事件起こる▽水俣病の工場排水との関係問題化▽厚生省，成人病予防対策開始
1957	32	インフルエンザ(アジア風邪)全国で流行．学童のみで75万人罹患
1958	33	小児マヒ患者，全国で2000人を超し，厚生省，対策を指示▽角膜移植に関する法律公布▽国民健康保険法を全面改正公布．これにより国民皆保険制度の基礎確立▽猩

西暦	和　暦	事　　　　項
		紅熱を予防接種法上より削除▽厚生省，病院等の看護要員を規定する看護基準を初めて定める
1959	昭和　34	青森県八戸市で小児マヒ集団発生．厚生省，小児マヒを指定伝染病に指定▽赤痢大流行．厚生省は強権発動を含む防疫対策を全国に指示▽水俣病研究班，原因を有機水銀に特定
1960	35	北海道で小児マヒ大流行▽この年より，脳卒中予防特別対策実施▽看護婦らの待遇改善を求め各地で病院スト▽日本初，小児マヒ治療センター(武蔵野日赤)落成▽この年より3年間，脳卒中予防特別対策を実施
1961	36	小児マヒ大流行．生ワクチン緊急輸入▽年末よりジフテリア流行▽イタイイタイ病，カドミウム原因説発表▽三重県四日市でぜんそく患者多発▽日本医師会・日本歯科医師会医療費値上げ要求で全国一斉1日休診▽国民皆保険達成▽日本赤十字社「愛の献血運動」開始
1962	37	東京で流感大流行．患者47万人，死者5868人▽国立がんセンター発足▽サリドマイドを主成分とする睡眠薬，副作用により製造販売中止勧告▽医療法一部改正により公的病院の開設・病床数規制▽看護婦不足深刻化
1963	38	サリドマイド禍により，中央薬事審議会に医薬品安全特別対策部会を設置．サリドマイド被害者家族，国と製薬会社を初提訴▽ジフテリア・百日咳・破傷風3種混合ワクチン完成▽慶應大学・順天堂大学にアイバンク設置
1964	39	救急病院等を定める厚生省省令公布▽国産小児マヒワクチン完成．全国に配布▽ライシャワー米大使刺傷事件に関連し，輸血・精神障害者対策が問題化▽四日市ぜんそく患者初の死亡例
1965	40	新潟水俣病(阿賀野川水銀中毒事件)発生報告▽公害防止事業団法公布．公害審議会令公布▽母子保健法公布▽国立小児病院開院▽サリドマイド禍の家族，国・製薬会社を提訴
1967	42	日本血液銀行協会，買血を止め預血制度を採用▽公害対策基本法公布▽厚生省，初の原爆被爆者実態調査結果発

西暦	和　暦	事　　　　　項
		表(昭和40年現在の生存被爆者29万8500人)▽阿賀野川流域の有機水銀中毒の原因を昭和電工鹿瀬工場廃水と結論．阿賀野川流域水銀中毒事件被害者，昭和電工を提訴▽四日市ぜんそく患者，石油コンビナート企業を提訴
1968	昭和　43	大気汚染防止法公布▽札幌医科大学で心臓移植手術実施．患者死亡により，心臓移植手術に批判続出▽カネミ油症事件(米ぬか油中毒)発生▽政府，一連の水銀中毒事件を公害と認定▽厚生省，富山県イタイイタイ病を公害と認定▽厚生大臣，サリドマイド禍は国と製薬会社の責任と認める
1969	44	▽公害に関わる健康被害の救済に関する特別措置法公布．政府，初の『公害白書』発表▽熊本水俣病患者，チッソを提訴▽6公害病を決定，公害病対象地域を決定
1970	45	光化学スモッグ発生．問題化▽予防接種事故審査会発足▽水質汚濁防止法等，公害関係14法律公布▽スモン病の原因特定．厚生省スモン調査研究協議会患者数2669人と発表▽WHO，日本の幼児死亡率減少を激賞▽検疫伝染病から発疹チフス，回帰熱を削除．腸チフス・パラチフスを予防接種法より削除
1971	46	スモン患者，製薬会社・国に損害賠償を求め初提訴▽環境庁発足▽ニセ医師，各地で摘発
1972	47	森永ヒ素ミルク中毒事件被害者，国・森永乳業に損害賠償を求め提訴▽東京都養育院付属病院，我が国初の本格的老人病院として開院▽光化学スモッグの原因は自動車と発表▽夜間・救急当番医制度実施▽老人医療法改正公布(70歳以上の医療費無料化)
1973	48	公害健康補償法成立▽新潟水俣病，補償交渉解決▽魚介類の残留水銀による健康被害，問題化▽熊本地裁，水俣病第1次訴訟でチッソの過失責任を認定
1974	49	国立公害研究所発足▽全国サリドマイド訴訟，63家族・厚生省・大日本製薬，和解確認
1975	50	六価クロム汚染による健康被害問題化
1976	51	風疹大流行．患者数105万人▽患者たらい回し事件によ

西暦	和　暦	事　　　　　項
		り，救急医療懇談会発足▽最高裁，予防接種死亡事件で医師の過失を認める．このため各地医師会，予防接種を見合わせ▽制ガン剤丸山ワクチンの新薬認可申請▽24時間診療体制の救命救急センター整備開始
1977	昭和　52	風疹大流行▽インフルエンザ流行▽国立循環器病センター開院
1978	53	戦後の混乱期以来，初めて国内感染のコレラ発生▽インフルエンザ流行．患者297万人に達す▽予防接種に麻疹を追加▽医療の問題点として，脳卒中患者のリハビリ，へき地医療，救急医療，ガン・心臓病などの専門医療機能の強化が提言される▽東京スモン訴訟で原告団勝訴
1979	54	国立身障者リハビリテーションセンター開設▽角膜及腎臓の移植に関する法律成立
1980	55	風疹流行▽埼玉県所沢市で無免許診療．健康な子宮摘出により摘発，逮捕される
1981	56	風疹流行▽インフルエンザ流行▽ガン治療薬，丸山ワクチンの有効性を巡り，中央薬事審議会批判が国会論争となる▽静岡県浜松市で末期ガン患者を収容するホスピス棟開設▽ガン，脳卒中に代わり死因第1位となる
1982	57	川崎病流行▽老人保健法公布．70歳以上の医療無料制廃止
1983	58	ゴミ焼却場残灰から猛毒性ダイオキシン検出，健康被害問題化▽輸入血液製剤によるエイズ感染の可能性が報告され社会問題化．厚生省，エイズ（ＡＩＤＳ）研究班発足
1984	昭和　59	福岡高裁，カネミ油症裁判で国の責任を認める▽東京地裁予防接種禍で国に保証責任を認定▽辛子蓮根によるボツリヌス菌Ａ型食中毒発生，死者11名▽腎臓移植のための臓器売買，社会問題化▽日本人平均寿命，男女とも世界一（男性74.2歳，女性79.78歳）となる
1985	60	厚生省，日本初のエイズ患者認定
1986	61	厚生省，チェルノブイリ原発（旧ソ連）事故に伴い輸入生鮮食品について放射能検査を実施▽インターフェロン，Ｂ型慢性肝炎治療薬として承認

西暦	和　暦		事　　　　　　項
1987	昭和	62	熊本地裁，水俣病訴訟で国と県の責任を認める初の判決▽日本人初のラッサ熱感染者確認▽インフルエンザ予防注射学童集団予防接種から任意接種となる
1988		63	エイズ予防法成立
1989	平成	64 元	戦後最大規模の集団コレラ発生▽島根医科大学，国内初の生体部分肝移植手術成功▽臨時脳死及び臓器移植調査会設置法案成立
1990		2	幼稚園の飲料用井戸水で園児，病原性大腸菌O157に集団感染
1991		3	日本消化器外科学会総会，ＭＲＳＡによる院内感染で死亡する患者の急増を報告▽救急救命士法成立．ＤＯＡ(来院時心配停止)患者の救命率向上のため，救急隊員の医療行為を一部認める▽公的骨髄バンク始動▽国内初の成人間生体肝移植手術成功
1992		4	脳死臨調が臓器移植を認める答申▽小中学校での結核X線集団検診廃止▽老人訪問看護制度始動
1993		5	老人医療費が7兆円(国民医療費の70%)を突破
1994		6	第10回国際エイズ会議，日本で開催▽人工透析によりB型肝炎ウイルスに感染，4人死亡▽「がん克服新10カ年総合戦略」スタート
1995		7	阪神大震災で6308人死亡．災害医療見直し▽北海道大学で国内初の遺伝子治療開始▽水俣病被害者・弁護団全国連絡会議，政府解決案受け入れ決定
1996		8	国内初，生体小腸移植実施▽堺市で学校給食が原因の病原性大腸菌O157に集団感染．9200名以上の患者，死者11名▽らい予防法廃止▽新潟水俣病第一陣原告と会社で和解成立▽薬害エイズ問題で厚生大臣，原告団に謝罪．薬害エイズ訴訟決着
1997		9	日本精神神経学会，性同一性障害治療の最終手段として，性転換手術を認める答申を承認▽臓器移植法成立．大学病院等92の臓器提供施設を指定▽日本臓器移植ネットワーク発足▽テレビアニメ視聴の子供1万人以上，光や音によりけいれん等の症状▽介護保険法公布

西暦	和　暦	事　　　　項
1999	平成　11	臓器移植法に基づく初の臓器移植実施．高知赤十字病院で脳死判定の患者の臓器，15人に移植▽厚生省，結核患者数増加につき「結核緊急事態宣言」発表▽生体ドミノ分割肝移植実施▽茨城県東海村の核燃料加工会社で国内初の臨界事故．69人被爆，2名死亡▽感染症予防法改正公布(感染症新法)
2000	12	雪印乳業大阪工場で低脂肪乳などによる集団食中毒発生，1万3000人以上に被害▽小児の臓器移植希望患者の海外渡航増加
2001	13	省庁再編により厚生省は厚生労働省となる▽文部科学省・厚生労働省，ヒトゲノム・遺伝子解析研究に関する倫理指針告示▽ハンセン病補償法成立▽国内初の狂牛病発生▽日本産科婦人科学会，ＥＳ細胞作成に受精卵の利用を容認
2002	14	肺ガン治療薬イレッサの副作用死100人以上．厚生労働省，使用規制▽文部科学省，ヒトＥＳ細胞を用いての再生医療に関する政府方針を告示
2003	15	新型肺炎(ＳＡＲＳ)のアジア地域での流行により，厚生労働省で対策▽京都大学，ヒトＥＳ細胞の作成に国内で始めて成功▽次年度からの新医師臨床研修制度の影響で，地域医療機関から大学病院による医師の引き上げ問題発生
2004	16	ヒトＥＳ細胞研究を文科省が承認▽79年ぶりに鳥インフルエンザ発生，人への感染を確認
2005	17	アスベスト(石綿)による健康被害，問題化

〔付記〕

本年表は富士川游『日本医学史』，酒井シヅ『日本の医療史』および服部敏良の一連の研究をはじめとする関係文献，加藤友康他（編）『日本史総合年表』等の年表類，六国史およびその周辺史料，『古事類苑』方技部等から医療関係の記事を摘記したものである．また現代史関係は新聞諸紙のデータベースから抽出した．古代から現代に至る膨大な「医」に関わる史料から「医学」関係記事等は除き，編者，年表作成者の考える「医療」に限定した年表であることを記しておく．

編者略歴

一九四六年　静岡県生まれ

一九八一年　早稲田大学大学院文学研究科博士課程修了

現在　北里大学名誉教授、文学博士（早稲田大学）

〔主要著書〕

日本医療社会史の研究　在宅死の時代

日本医療史

二〇〇六年（平成十八）八月十日　第一刷発行

二〇二二年（令和四）三月二十日　第六刷発行

編者　新《しん》村《むら》拓《たく》

発行者　吉川道郎

発行所　株式会社吉川弘文館

郵便番号一一三―〇〇三三

東京都文京区本郷七丁目二番八号

電話〇三―三八一三―九一五一〈代表〉

振替口座〇〇一〇〇―五―二四四番

http://www.yoshikawa-k.co.jp/

印刷＝株式会社 平文社

製本＝誠製本株式会社

装幀＝清水良洋

ISBN978-4-642-07960-0

古代の食を再現する　みえてきた食事と生活習慣病

三舟隆之・馬場　基編　A5判・三一六頁／三二〇〇円

古代の日本人は食べ物をどう加工し、調理していたのか。「正倉院文書」、さらに土器や木簡まで総動員して古代食の再現に挑戦。そこから意外な病気との関係も明らかに。学際的な研究からみえてきた知られざる食生活とは。

王朝貴族の病状診断〈新装版〉

服部敏良著　四六判・二七二頁／一九〇〇円

平安時代の文学・日記に記されている病気を詳細に解説。さらに、冷泉・花山・三条などの天皇、藤原道長・実資など多くの公卿の病状を現代医学にあてはめて的確に診断する。王朝貴族の実生活を解明した比類なき名著。

江戸時代の医学　名医たちの三〇〇年

青木歳幸著　四六判・三〇四頁／三二〇〇円

日本医学の制度や思想の源流は江戸時代にあった。曲直瀬道三・杉田玄白・華岡青洲・シーボルト・緒方洪庵ら名医から、無名の在村蘭方医まで。新視点を交えつつ江戸時代医学史を通観。日本医学の特質と課題を解明する。

（価格は税別）

吉川弘文館

◇歴史文化ライブラリー　　＊はオンデマンド版

江戸時代の医師修業 学問・学統・遊学

海原　亮著　　四六判・二七二頁／一八〇〇円

医師免許がなかった江戸時代。医師として必要な「学問」をいかに習得したのか。当時の医界を支えた「学統」や、医学の先進地への「遊学」など、就学プロセスを素材に実態を描く。医療の近代化を促した原動力にも迫る。

薬と日本人 ＊

山崎幹夫著　　四六判・二四〇頁／二三〇〇円

日本の近代医学は、ドイツ医学の導入とともに誕生し著しい発展を遂げた。しかし導入された薬学が、長い間医療現場への参加を許されなかったのはなぜか。その経緯と経過から、今後の医療と薬学のあるべき姿をさぐる。

バイオロジー事始《ことはじめ》 異文化と出会った明治人たち ＊

鈴木善次著　　四六判・二〇八頁／二三〇〇円

進化論などの生物学＝バイオロジーは、明治の日本にどう受け入れられたのか。「神経」などの訳語の作成、教育や医学の西洋化、禁じられていた肉食の普及に奮闘した人びとの姿から、バイオロジーと近代化の関係を考える。

（価格は税別）　　吉川弘文館